新编检验医学思维与实践

主编 王文花 邢晓阳 王 睿 孙振霞

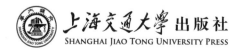

上海交通大学出版社
SHANGHAI JIAO TONG UNIVERSITY PRESS

内容提要

本书是通过参考国内外大量检验医学相关书籍和文献，同时结合编者多年的临床经验编写而成，主要介绍了临床检验常用技术、血液检验、体液及排泄物检验、免疫检验、病毒学检验的内容。本书以培养检验医师严谨的医学检验思维和实践能力为目的，增加了对新理论、新方法、新技术的描写，直观形象地反映了现阶段医学检验技术的最新进展，具有内容翔实、条理清晰、指导性和操作性强的特点，可以为广大医学检验工作者、其他相关专业医师及医科院校学生参考使用。

图书在版编目（CIP）数据

新编检验医学思维与实践 / 王文花等主编. --上海：
上海交通大学出版社，2023.10
ISBN 978-7-313-27825-8

Ⅰ. ①新… Ⅱ. ①王… Ⅲ. ①医学检验 Ⅳ.
①R446

中国版本图书馆CIP数据核字（2022）第214713号

新编检验医学思维与实践
XINBIAN JIANYAN YIXUE SIWEI YU SHIJIAN

主　　编：王文花　邢晓阳　王　睿　孙振霞
出版发行：上海交通大学出版社　　　　　　　地　　址：上海市番禺路951号
邮政编码：200030　　　　　　　　　　　　　电　　话：021-64071208
印　　制：广东虎彩云印刷有限公司
开　　本：710mm×1000mm　1/16　　　　　　经　　销：全国新华书店
字　　数：235千字　　　　　　　　　　　　　印　　张：13.5
版　　次：2023年10月第1版　　　　　　　　　插　　页：2
书　　号：ISBN 978-7-313-27825-8　　　　　　印　　次：2023年10月第1次印刷
定　　价：158.00元

主编简介

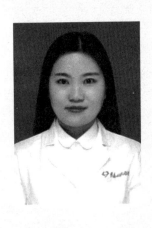

◎ 王文花

　　副主任技师，毕业于长治医学院医学检验专业，现就职于北京大学人民医院青岛医院检验科，兼任青岛市抗癌协会肿瘤实验诊断分会委员。擅长临床免疫学检验、临床生化检验、临床微生物检验等。曾多次获"先进个人""工人先锋号"等荣誉称号。发表论文7篇，出版著作2部。

前 言
FOREWORD

  检验医学是生物医学与现代科学实验技术相结合的一门医学应用技术学科。它通过对取自人体的材料进行微生物学、免疫学、生物化学、遗传学、血液学、生物物理学、细胞学等方面检验,从而为预防、诊断、治疗人体疾病和评估人体健康状况提供信息,涉及临床医学、基础医学、医学物理学等多学科的内容。一直以来,检验医学作为"古老"而又"新兴"的边缘学科,在疾病的诊断、治疗、预防和康复中发挥着不可替代的重要作用。

  随着医学科学的飞速发展和高新技术在医学领域的广泛应用,检验医学的新技术、新理论、新方法层出不穷,使得检验质量和水平不断提高,最终使临床医学对其依赖和需求日益增强。为了适应临床医学和检验医学的需要,让广大医学工作者赶上现代医学发展的步伐,全面了解检验医学的最新进展,关注新知识,更新旧观念,更好地协助临床医师诊断和鉴别各种疾病,我们邀请了众多具有丰富经验的临床检验方面的专家,编写了《新编检验医学思维与实践》一书。

  在编撰过程中,本书以培养医师检验医学思维和实践能力为目的,结合了检验医师丰富的实践经验,系统地阐述了临床检验常用技术、血液检验、体液及排泄物检验、免疫检验、病毒学检验的内容,反映了最新的检验诊断理念和诊断标准,全书内容丰富、结构严谨、条理清晰,注重先进性、科学性、实用性的有机统一。此外,本书还增加了对新技术、新理论、新进展的介绍,有助于临床医师选择适当的检验技术,了解检验各项指标分别代表的意义,在临床诊疗过程中迅速做出正确判断,制订合适的治疗方案。本书可以为广大医学检验工作者、其他专业临床医师、实验医学科研人员、医学院校师生等从不同层次、不同角度学习和参考使用。

本书在编写过程中,参阅了大量的国内外检验医学相关文献、指南。但由于编者编写经验不足,加之编写时间有限,书中存在的疏漏与错误之处,还望广大读者不吝指正,以期再版时予以修订、完善。

《新编检验医学思维与实践》编委会

2022 年 12 月

目 录
CONTENTS

第一章　临床常用检验技术 …………………………………………… （1）

　　第一节　电解质检测技术 ……………………………………… （1）

　　第二节　血气酸碱分析技术 …………………………………… （6）

　　第三节　离心技术 ……………………………………………… （15）

　　第四节　层析技术 ……………………………………………… （16）

　　第五节　自动生化分析技术 …………………………………… （24）

第二章　血液检验 …………………………………………………… （30）

　　第一节　标本采集与染色技术 ………………………………… （30）

　　第二节　红细胞检验技术 ……………………………………… （40）

　　第三节　白细胞检验技术 ……………………………………… （63）

　　第四节　血小板检验技术 ……………………………………… （71）

第三章　体液及排泄物检验 ………………………………………… （77）

　　第一节　脑脊液检验 …………………………………………… （77）

　　第二节　浆膜腔和关节腔积液检验 …………………………… （91）

　　第三节　尿液检验 ……………………………………………… （111）

　　第四节　粪便检验 ……………………………………………… （135）

第四章　免疫检验 …………………………………………………… （146）

　　第一节　免疫增殖性疾病与免疫检验 ………………………… （146）

　　第二节　免疫缺陷病与免疫检验 ……………………………… （157）

第三节　自身免疫性疾病与免疫检验 …………………………………（169）

第五章　病毒学检验 ……………………………………………………（186）

第一节　流行性感冒病毒检验 …………………………………………（186）

第二节　肠道病毒检验 …………………………………………………（190）

第三节　轮状病毒检验 …………………………………………………（196）

第四节　疱疹病毒检验 …………………………………………………（198）

参考文献 …………………………………………………………………（208）

第一章 临床常用检验技术

第一节 电解质检测技术

一、电解质检测技术的发展概况

临床实验室电解质检测范围主要是 K^+、Na^+、Ca^{2+}、Cl^-、Mg^{2+} 等离子,个别时候也需要检测铜、锌等微量元素。更多人接受的说法是,电解质就是指 K^+、Na^+、Cl^- 和 HCO_3^- 这些在体液中含量大且对电解质紊乱及酸碱平衡失调起决定作用的离子。

最早是化学法:钾钠比浊法、钠比色法。除钾、钠外,常规检测多采用化学法,如测氯的硫氰酸汞比色法,测钙的偶氮砷等。化学法也在发展,如冠醚化合物比色测定钾、钠。

原子吸收分光光度法是 20 世纪 50 年代发展起来的技术,在临床实验室曾被广泛应用于金属阳离子的检测。其原理是被测物质在火焰原子化器中热解离为原子蒸气,即基态原子蒸气,由该物质阴极灯发射的特征光谱线被基态原子蒸气吸收,光吸收量与该物质的浓度成正比。本方法准确度、精密度极高,常作为钾、钠、钙、镁、铜、锌等的决定性方法或参考方法。但因仪器复杂,技术要求高,做常规试验有困难。

同位素稀释质谱法在 20 世纪 60 年代以后才开始在临床上应用,它是在样品中加入已知量被测物质的同位素,分离后通过质谱仪检测这两种物质的比率计算出其浓度。由于仪器复杂,技术要求更高,一般只用于某些参考实验室,作为检测氯、钙、镁等物质的决定性方法。

火焰原子发射光谱法(flame atomic emission spectrometry,FAES)简称火焰光度法,自 20 世纪 60 年代出现以来,至今仍在普遍应用。这是钾、钠测定的参考方法,其原理是溶液经汽化后在火焰中获得电子生成基态原子 K、Na,基态原子在火焰中继续吸收能量生成激发态原子 K^+ 和 Na^+。激发态原子瞬间衰变成基态原子,同时发射出特征性光谱,其光谱强度与 K、Na 浓度成正比。钾发射光谱在 766 nm,钠在 589 nm。火焰光度法又分非内标法和内标法两种。后者是以锂或铯作为内标,类似于分光光度法的双波长比色,由于被测物质与参比物质的比例不变,故可避免因空气压力和燃料压力发生变化时引起的检测误差。锂的发射光谱 671 nm,而铯为 852 nm。

电量分析法,用于氯的测定。本法是在恒定电流下,以银丝为阳极产生的 Ag^+,与标本中的 Cl^- 生成不溶性 AgCl 沉淀,当达到滴定终点时,溶液中出现游离的 Ag^+ 而使电流增大。根据电化学原理,每消耗 96 487 C 的电量,从阳极放出 1 mol 的 Ag^+,因此在恒定电流下,电极通电时间与产生 Ag^+ 的摩尔数成正比,亦即与标本中 Cl^- 浓度成正比。实际测定无须测量电流大小,只需与标准液比较即可换算出标本的 Cl^- 浓度。此法高度精密、准确而又不受光学干扰,是美国国家标准与技术研究院指定的参考方法。

离子选择电极(ion selective electrode,ISE)是 20 世纪 70 年代发展起来的技术,至今仍在发展,新的电极不断出现。这是一类化学传感器,其电位与溶液中给定的离子活度的对数呈线性关系。核心在于其敏感膜,如缬氨霉素中性载体膜对 K^+ 有专一性,对 K^+ 的响应速度比 Na^+ 快 1 000 倍;而硅酸锂铝玻璃膜对 Na^+ 的响应速度比 K^+ 快 300 倍,具有高度的选择性。现可检测大部分电解质的离子,如 K^+、Na^+、Cl^-、Ca^{2+} 等。离子选择电极法又分直接法和间接法。前者是指血清不经稀释直接由电极测量,后者是血清经一定离子强度缓冲液稀释后由电极测量。但两者测定的都是溶液中的离子活度。间接 ISE 法测定的结果与 FAES 相同。

酶法是 20 世纪 80 年代末发展起来的新技术,它是精心设计的一个酶联反应系统,被测离子作为其中的激活剂或成分,反应速度与被测离子浓度成正比。如 Cl^- 的酶学方法测定原理,是无活性 α-淀粉酶在 Cl^- 作用下恢复活性,酶活力大小与 Cl^- 浓度在一定范围内成正比,通过测定淀粉酶活力而计算出 Cl^- 浓度。使用酶法测定离子,特异性、精密度、准确度均好,可以在自动生化分析仪上进行,但因对技术要求较高、成本高、试剂有效期短等因素,使其推广应用有一定困难。

二、电解质分析仪的主要型号

无机磷、镁一般采用化学法在全自动生化分析仪上检测,不在本文叙述范围,通常我们所说的电解质分析仪检测的离子为 K^+、Na^+、Cl^-,部分还可检测 Ca^{2+}。

目前检测电解质的仪器很多,主要分为以下几种。

(一)火焰光度计

火焰光度计通常由雾化燃烧系统、气路系统、光学系统、信号处理系统、点火装置、光控装置等部分组成。工作原理:雾化器将样品变成雾状,然后经混合器、燃烧嘴送入火焰中。样品中的碱金属元素受火焰能量激发,便发出自身特有的光谱。利用光学系统将待测元素的光谱分离出来,由光电检测器转换成电信号,经放大、处理后在显示装置上显示出测量结果。早期的仪器采用直接测定法;20世纪80年代以后生产的机型多采用内标准法,即以锂或铯作为内标准。

现在国内主要应用的机型:国产的 HG3、HG4、6400 型等;美国康宁公司的480 型;日本分光医疗的 FLAME-30C 型;丹麦的 FLM3 型等。这些仪器都具有结构紧凑、操作简单、灵敏度高、样品耗量少等优点,一般都有电子打火装置、火焰监视装置和先进的信号处理系统,技术上比较成熟。更先进的型号具备自动进样、自动稀释、微机控制和处理等功能。

(二)离子选择电极

离子选择电极可自成体系组成电解质分析仪,或作为血气分析仪、自动生化分析仪的配套组件,其中前者又称离子计。两者都是利用离子选择电极测定样品溶液中的离子含量。与其他方法相比,它具有设备简单、操作方便、灵敏度和选择性高、成本低,以及快速、准确、重复性好等优点,特别是它可以做到微量测定,并且可以连续自动测定,因而在现代临床实验室中,基本取代火焰光度计等成为电解质检测的主要仪器。不过,离子计取代火焰光度计,并不是因为后者方法落后,更重要的是出于实验室的安全性考虑,而且离子选择电极还可以安装在大型生化分析仪上进行联合检测。离子计的关键部件是检测电极,当今生产检测电极的厂家为数不多,各种仪器多使用电极制造。前面提到离子选择电极法有两种,即直接法和间接法,但工作原理都是一样的。①直接法:常与血气分析仪配套,或组成专用电解质分析仪。②间接法:多数装备在大、中型自动生化分析仪上。部分生化分析仪则作为选件,由用户决定是否安装。

(三)自动生化分析仪

20世纪80年代以来,任选分立式自动生化分析仪日趋成熟,精密度、准确度相当高,形成几大系列,而近几年推出的产品速度更高、功能更强。此外,还有许多小型自动生化分析仪,如法国的猎豹等,功能很强,性能也不俗。而酶法、冠醚比色法等方法的发展,使没有配备离子选择电极的自动生化分析仪检测电解质成为现实。

三、电解质分析技术的临床应用

体液平衡是内环境稳定的重要因素,主要是由水、电解质、酸碱平衡决定的。水和电解质的代谢不是独立的,往往继发于其他生理过程紊乱,即水和电解质的正常调节机制被疾病过程打乱,或在疾病过程中水和电解质的丢失或增加超过了调节机制的限度。值得注意的是,临床观察电解质紊乱,还得分别从影响其代谢及其平衡失调后代谢变化的多方面进行检查,如肾功能指标、血浆醛固酮及肾素水平、酸碱平衡指标以及尿酸碱度和电解质浓度,以便综合分析紊乱的原因及对机体代谢失调的影响程度。

(一)钠异常的临床意义

(1)低钠血症:①胃肠道失钠幽门梗阻,呕吐,腹泻,胃肠道、胆道、胰腺手术后造瘘,引流等都可因丢失大量消化液而发生缺钠。②尿钠排出增多见于严重肾盂肾炎、肾小管严重损害、肾上腺皮质功能不全、糖尿病、应用利尿剂治疗等。③皮肤失钠大量出汗时,如只补充水分而不补充钠;大面积烧伤、创伤,体液及钠从创口大量丢失,亦可引起低血钠。

(2)高钠血症:①肾上腺皮质功能亢进如库欣综合征、原发性醛固酮增多症,由于皮质激素的排钾保钠作用,使肾小管对钠的重吸收增加,出现高血钠。②严重脱水体内水分丢失比钠丢失多时发生高渗性脱水。③中枢性尿崩症抗利尿激素分泌量减少,尿量大增,如供水不足,血钠升高。

(二)钾异常的临床意义

(1)血清钾增高:肾上腺皮质功能减退症、急性或慢性肾衰竭、休克、组织挤压伤、重度溶血、口服或注射含钾液过多等。

(2)血清钾降低:严重腹泻、呕吐、肾上腺皮质功能亢进、服用利尿剂、应用胰岛素、钡盐与棉籽油中毒。家族性周期性麻痹发作时血清钾下降,可低至2.5 mmol/L左右,但在发作间歇期血清钾正常。大剂量注射青霉素钠盐时,肾小管会大量失钾。

(三)氯异常的临床意义

(1)血清氯化物增高:常见于高钠血症、失水大于失盐、氯化物相对浓度增高;高氯血性代谢性酸中毒;过量注射生理盐水等。

(2)血清氯化物减低:临床上低氯血症常见。原因有氯化钠的异常丢失或摄入减少,如严重呕吐、腹泻,胃液、胰液或胆汁大量丢失,长期限制氯化钠的摄入,艾迪生病,抗利尿激素分泌增多的稀释性低钠、低氯血症。

四、电解质分析技术的应用展望

最近10年电解质检测技术日趋成熟,但研究基本集中在ISE法和酶法。从目前的趋势看,ISE法仍是各专业厂商的重点发展对象,不断有新电极问世,其技术特点如下。

(一)传统电极的改良及微型化

传统电极指的是玻璃膜电极、离子交换液膜电极、中性载体(液膜)电极、晶膜电极等。经过20多年的改进,产品已非常成熟,特别是K^+、Na^+、Cl^-电极,一般寿命可达半年以上,测试样品1.5万以上,并且对样品的需求量很小,仅需数十微升,有些间接ISE法仅需15 μL就能同时检测K^+、Na^+、Cl^- 3种离子。于传统电极而言,最重要的是延长使用寿命,减少保养步骤甚至做到"免保养"。

(二)非传统电极的发展

非传统电极与传统电极的区别在于其原理、结构或者电极本身不同,主要有离子敏感场效应管、生物敏感场效应管、涂丝电极、涂膜电极、聚合物基质电极、微电极、薄膜电极等。这些电极各有特性,如敏感场效应管具有完全固态、结构小型化、仿生等特点;聚合物基质电极简单易制、寿命长;微电极尽管与传统电极作用机制相同,但高度微型化,其敏感元件部分直径可小至0.5 μm,能很容易插入生物体甚至细胞膜测定其中的离子浓度;而薄膜电极则是由多层电极材料叠合成的薄膜式电极,全固态,干式操作、干式保存。

目前已有部分产品推向市场,以美国I-STAT公司的手掌式血气+电解质分析仪为例,大致能够了解电解质检测技术的最新进展及发展趋势。该仪器使用微流体和生物传感器芯片技术设计的微型传感器,与定标液一起封装在一次性试剂片中,在测试过程中,分析仪自动按试剂片的前方,使一个倒钩插入定标袋中,定标液就流入测量传感器阵列;当定标完成后,分析仪再按一下试剂片的气囊,将定标液推入贮液池,然后将血液样本送入测量传感器阵列。测试完成后,所有的血液和定标液都贮存在试剂片里,可做安全的生物处理。这种独特的技术使仪器做到手掌式大小,真正实现自动定标、免维护、便携,可以通过IR红外传输装置将结果传送至打印机或中心数据处理器中保存。这种一次性试剂片有不同规格,每种规格测试的项目不同,可以根据需要选择。标本需要量少,仅需全血 2～3 滴,非常适合各种监护室(尤其是新生儿监护室)、手术室及急诊室的床边测试,很有发展前景。

其他检测方法也在继续发展,如化学方法的采取冠醚结合后比色测定、酶法测定等,并有相应的产品问世。

第二节 血气酸碱分析技术

一、血气酸碱分析技术发展概况

该技术最早可追溯到 Henderson(1908 年)和 Hassel Balch(1916 年)关于碳酸离解的研究。当时临床上应用化学方法对血气酸碱进行分析,即 van Slyke-Neill 法、Scholander-Roughton 法、Riley 法,但这些化学分析方法操作麻烦,测定时间长,准确性差,已基本被淘汰。

20 世纪 50 年代中期,丹麦哥本哈根传染病院检验科主任 Astrup 与 Radiometer 公司的工程师合作研制出酸碱平衡仪,其后血气分析仪发展非常迅速,其发展过程大致分 3 个阶段。

第一阶段:血液 pH 平衡仪。采用毛细管 pH 电极,分别测量样品及样品与两种含不同浓度 CO_2 气体平衡后的 pH,通过计算或查诺模图得到 PCO_2、SB、BE、BB 等四个参数。代表性产品为 Radiometer 公司的 AME-1 型酸碱平衡仪。

第二阶段:酸碱血气分析仪。1956 年 Clark 发明覆膜极谱电极,1957 年 Siggaard Andersen 等改进毛细管 pH 电极,1967 年 Severinghaus 研制出测量 PCO_2 的气敏电极,奠定了目前所有血气分析仪传感器的基础。随后,采用电极直接测定血液中 pH、PCO_2、PO_2 的仪器大量涌现,经查表或用特殊计算尺除可获得 SB、BE、BB 外,还可换算出 AB、TCO_2、SBE、Sat、O_2 等。

第三阶段:全自动酸碱血气分析仪。20 世纪 70 年代以来计算机技术的发展,微机和集成电路制造技术的提高,使血气分析仪向自动化和智能化方向迈进,仪器可自动校正、自动进样、自动清洗、自动计算并发报告、自动检测故障和报警,甚至可提供临床诊断参考意见。

由于近年来电极没有突破性进展,虽然出现了点状电极和溶液标定等新技术,但因其寿命短、稳定性欠佳而影响了应用,不过血气分析仪产品在系列化、功能提高、增加电解质测量等方面还是取得很大进步。

值得一提的是,在过去的几年里,"接近患者"或"床边检测"观念激发了临床医疗服务机构的极大兴趣,相应的血气电解质分析仪应运而生。这些设备快速提供符合检验标准的结果,有效、可靠和精确,卓有成效地促进了临床医疗服务工作。

二、血气酸碱分析仪的工作原理、基本结构与主要机型

(一)血气酸碱分析仪的工作原理与基本结构

测量管的管壁上开有 4 个孔,孔里面插有 pH、PCO_2 和 PO_2 3 支测量电极和一支参比电极。待测样品在管路系统的抽吸下,入样品室的测量管,同时被四个电极所感测。电极产生对应于 pH、PCO_2 和 PO_2 的电信号。这些电信号分别经放大、处理后送到微处理机,微处理机再进行显示和打印。测量系统的所有部件包括温度控制、管道系统动作等均由微机或计算机芯片控制。

血气分析仪虽然种类、型号很多,但基本结构可分电极、管路和电路三大部分。实际上,血气分析仪的发展与分析电极的发展进步息息相关,新的生物传感器技术的发明和改进带动了血气分析仪的发展。因此,了解分析电极的原理和基本结构对更好地使用血气分析仪有帮助。下面简单介绍 pH 电极、PCO_2 电极、PO_2 电极的基本结构。

1.电极的基本结构

(1)pH 电极与 pH 计类似,但精度较高,由玻璃电极和参比电极组成。参比电极为甘汞电极或 Ag/AgCl 电极。玻璃电极的毛细管由钠玻璃或锂玻璃吹制而成,与内电极 Ag/AgCl 一起被封装在充满磷酸盐氯化钾缓冲液的铅玻璃电极支持管中。整个电极与测量室均保持恒温 37 ℃。当样品进入测量室时,玻璃电极和参比电极形成一个原电池,其电极电位仅随样品 pH 值的变化而变化。

(2)PCO_2 电极是一种气敏电极。玻璃电极和参比电极被封装在充满碳酸氢钠、蒸馏水和氯化钠的外电极壳里。前端为半透膜(CO_2 膜),多用聚四氟乙烯、硅橡胶或聚乙烯等材料。远端具有一薄层对 pH 敏感的玻璃膜,电极内溶液是含有 KCl 的磷酸盐缓冲液,其中浸有 Ag/AgCl 电极。参比电极也是 Ag/AgCl 电极,通常为环状,位于玻璃电极管的近侧端。玻璃电极膜与其有机玻璃外端的 CO_2 膜之间放一片尼龙网,使两者之间保证有一层碳酸氢钠溶液间隔。CO_2 膜将测量室的血液与玻璃电极及外面的碳酸氢钠溶液分隔开,它可以让血中的

CO_2 和 O_2 通过,但不让 H^+ 和其他离子进入膜内。测量室体积可小至 $50 \sim 70~\mu L$,现代仪器中与 PO_2 电极共用。整个电极与测量室均控制恒温37 ℃。当血液中的 CO_2 透过 CO_2 膜引起玻璃电极外碳酸氢钠溶液的 pH 改变时,根据 Henderson-Hasselbalch 方程式,可知 pH 改变为 PCO_2 的负对数函数。所以,测得 pH 后,只要接一反对数放大电路,便可求出样品的 PCO_2。

(3)PO_2 电极是一种 Clark 极化电极,O_2 半透膜为聚丙烯、聚乙烯或聚四氟乙烯。由铂阴极与 Ag/AgCl 阳极组成,铂丝封装在玻璃柱中,暴露的一端为阴极,Ag/AgCl 电极围绕玻璃柱近侧端,将此玻璃柱装在一有机玻璃套内,套的远端覆盖着 O_2 膜,套内充满磷酸盐氯化钾缓冲液。玻璃柱远端磨砂,使铂阴极与 O_2 膜间保持一薄层缓冲液。膜外为测量室。电极与测量室保持恒温37 ℃。血液中的 O_2 借膜内外的 PO_2 梯度而进入电极,铂阴极和 Ag/AgCl 阳极间加有稳定的极化电压($0.6 \sim 0.8$ V,一般选 0.65 V),使 O_2 在阴极表面被还原,产生电流。其电流大小决定于渗透到阴极表面的 O_2 的多少,后者又决定于膜外的 PO_2。

无论是哪种电极,它们对温度都非常敏感。为了保证电极的转换精度,温度的变化应控制在 ± 0.1 ℃。各种血气分析仪的恒温器结构不尽相同,恒温介质和恒温精度也不一样。恒温介质有水、空气、金属块等,其中水介质以循环泵、空气、风扇、金属块、加热片来保证各处温度均衡,以热敏电阻做感温元件,通过控制电路精细调节温度。

2.体表 PO_2 与 PCO_2 测定原理

(1)经皮 PO_2(PtO_2)测定用极谱法的 Clark 电极测量。通过皮肤加温装置,使皮肤组织的毛细血管充分动脉化,变化角质与颗粒层的气体通透性,在皮肤表面测定推算动脉血的气体分压。结果比动脉 O_2 低,原因是皮肤组织和电极本身需要消耗 O_2。

(2)经皮 PCO_2($PtCO_2$)测定电极是通过皮肤加温装置来测定向皮肤表面弥散的 CO_2 分压。结果一般比动脉 CO_2 高,原因是皮肤组织产生 CO_2、循环有障碍组织内有 CO_2 蓄积、CO_2 解离曲线因温度上升而向下方移位等因素比因温度升高造成测量结果偏低的作用更大。

(3)结膜电极:微小的电极装在眼睑结膜进行监测,毛细血管在眼睑结膜数层细胞的表浅结膜上皮下走行,不用加温就能测定上皮表面气体,能反映脑的 O_2 分压状况。

当前,绝大多数仪器可自动吸样,从而减少手工加样造成的误差,也不必过于考虑样品体积。现在大家的注意力集中在怎样才能不再需要采集血标本的技术上，如使用无损伤仪器测 PO_2 和 PCO_2。经皮测定血气，在低血压、灌注问题（如在休克、水肿、感染、烧伤及药物）不理想的电极放置、血气标本吸取方面问题（如患者焦虑），以及出生不足 24 小时的婴儿等情况下可能与离体仪器测定的相关性不够理想。但不管怎样，减少患者痛苦、能获得连续的动态信息还是相当吸引人的。

为了把局部血流对测定的影响减至最小，血管扩张是必要的。由于每个人对血管扩张药物如尼古丁和咖啡因等的反应不同，很难将其作为常规方法使用，因此加热扩散几乎是目前唯一使用的方法。通常加热的温度为 42～45 ℃，高于 45 ℃ 的温度偶尔可能造成 Ⅱ 度烫伤。实际测定时，每 4 小时应将电极移开一次，一方面可以避免烫伤，另一方面仪器存在一定的漂移，需要校正以减小误差扩大。

(二)血气酸碱分析仪应用的主要机型

1.ABL 系列

丹麦 Radiometer 公司制造的血气分析仪，在 20 世纪 70 年代独领风骚，随后才有其他厂家的产品。该系列血气分析仪在国内使用广泛，其中 ABL3 是国内使用较多的型号，可认为是代表性产品。近年该公司推出的 ABL4 和 ABL500 系列带有电解质测定功能。

2.AVL 系列

瑞士 AVL 公司从 20 世纪 60 年代起就开始研制生产血气分析仪，多年来形成自己的系列产品，其中有 939 型、995 型等，以及 90 年代初推出 COMPACT 型。代表性产品为 995 型，有以下特点。①样品用量少，仅需 25～40 μL。②试剂消耗量少，电极、试剂等消耗品均可互换，电极寿命长。③管路系统较简单，进样口和转换盘系统可与测量室分开，维修、保养方便。

3.CIBA-CORNING 系列

美国汽巴-康宁公司在 1973 年推出第一台自动血气分析仪。早期产品有 165、168、170、175、178 等型号。近年来生产的 200 系列，包括 238、278、280、288 等型号。该公司现被 BAYER 公司收购，最新的型号是 800 系列血气分析系统。

4.IL 系列

美国实验仪器公司是世界上生产血气分析仪的主要厂家，早期产品有 413、613、813 等手工操作仪器。20 世纪70 年代末开始研制的 IL-1300 系列血气分析仪，因设计灵活，性能良好、可靠而广受欢迎。BG3 实际上也属于 IL-1300 系列。

该公司推出的新型血气分析仪有 BGE145、BGE1400 等,性能上的改进主要是增加了电解质测定,这是大多数血气分析仪的发展趋势。

IL-1300 系列血气分析仪特点如下。

(1)固体恒温装置 IL-1300 系列以金属块为电极的恒温介质,没有运动部件(空气恒温需风扇循环,水恒温需搅拌或循环),结构紧凑,升温快。同时片式加热器和比例积分温控电路确保较好的恒温精度(0.1 ℃)。

(2)微型切换阀特殊设计的微型切换阀在测量管道的中间,在校正时将 pH 测量电极(pH、Ref)和气体电极(PCO_2、PO_2)分成两个通道,同时用 H 标准缓冲液(7.384、6.840)和标准气体(Cal1、Cal2)分别校正。这使管路系统大大简化,减少了许多泵阀等控制部件,易于维护检修。

(3)测量结果可溯源至国家标准 IL-1300 系列采用的两种 pH 缓冲液和两种标准混合气均符合标准法规定,可逐级由上一级计量部门检定。经此校正,pH 电极和气体电极的结果具有溯源性,即测定结果符合标准传递。

5.NOVA 系列

NOVA 系列血气分析仪是美国 NOVA BIOMEDICAL 公司的产品,该公司 1981 年在中国登记注册为美中互利公司。从 20 世纪 70 年代以来该公司积极开发急诊分析仪系列产品,就血气分析仪而论,有 SPPI-12 等型号,多数型号还能随机组合葡萄糖、乳酸、尿素氮、钾、钠、氯、钙等项目,可在一台仪器上利用全血测定所有急诊生化项目。

其代表产品为 NOVA SP-5,仪器特点如下。

(1)管道系统以一个旋转泵提供动力,可同时完成正反两个方向的吸液和充液动作;用止流阀和试剂分隔器代替传统的液体电磁阀;所有管路暴露在外等。不仅大大降低了故障率,还容易查明故障原因和维修。

(2)测量单元采用微型离子选择电极,各种电极均应用表面接触技术,拆卸方便,节约样品,并且这些电极安装在特制的有机玻璃流动槽上,可直接观察整个测试过程中的气体-液体交替的流动过程;采用特殊设计的自动恒温测量单元。

(3)血细胞比容(hematocrit,Hct)测定电极在 S 形通道内设有两个电极作为 Hct 的测定电极,同时还可作为空气探测器电极。它是根据红细胞和离子都能阻碍电流通过,其阻值大小与红细胞的百分比减去由离子浓度所得到的阻值成正比,从而达到测定 Hct 的目的。电极内有温度调节热敏电阻,使样品通过该电极时,能迅速达到 37 ℃并恒定,以减小测定误差。

（4）仪器校正由仪器本身根据运行状态自动进行校正间隔时间可设置。

6.DH 系列

DH 系列由南京分析仪器厂研制。其技术性能基本与 ABL 系列相近。该厂的最新型号为 DH-1332 型,具有强大的数据处理功能,可将指定患者的多次报告进行动态图分析;尤其是其特有的专家诊断系统,可在每次测定后的测试报告上标出测量结果的酸碱平衡区域图,并根据国际通用的临床应用分析得到参考诊断意见。这样,临床医师可不用再对测量数据进行分析,从而可以迅速、有效地进行治疗。

7.医疗点检测用的仪器

医疗点检测或床边检测用的仪器,以便携、小型化为特点。这类仪器分两类:一为手提式、便携的单一用途电极仪器,提供各种检测用途的便携式电极,包括 I-STAT 型和 IRMA 型仪器。二为手提式、含有所有必需电极的液体试剂包的仪器,包括 GEM 系列分析仪和 NOVA 系列分析仪。这类利用便携式微电极的仪器能检测电解质、PCO_2、PO_2、pH、葡萄糖、尿素氮和 Hct,仅用少量的未稀释全血样品即可,能为临床提供有效、可靠、精密、准确的结果。其最明显的优点是能快速地从少量的全血中提供生化试验结果。

三、血气酸碱分析技术的临床应用

血液酸碱度的相对恒定是机体进行正常生理活动的基本条件之一。正常人血液中的 pH 极为稳定,其变化范围很小,即使在疾病过程中,也始终维持在 pH 7.35～7.45。这是因为机体有一整套调节酸碱平衡的机制,通过体液中的缓冲体系及肺、肾等脏器的调节作用来保证体内酸碱度保持相对平衡。疾病严重时,机体内产生或丢失的酸碱超过机体调节能力,或机体酸碱调节机制出现障碍时,容易发生酸碱平衡失调。酸碱平衡紊乱是临床常见的一种症状,各种疾病均有可能出现。

（一）低氧血症

可分为动脉低氧血症与静脉低氧血症,这里只讨论前者。

（1）呼吸中枢功能减退:特发性肺泡通气不足综合征、脑炎、脑出血、脑外伤、甲状腺功能减退、CO_2 麻醉、麻醉和镇静药过量或中毒。

（2）神经肌肉疾病:颈椎损伤、急性感染性多发性神经根综合征、多发性硬化症、脊髓灰质炎、重症肌无力、肌萎缩、药物及毒物中毒。

（3）胸廓及横膈疾病。

（4）通气血流比例失调。

（5）肺内分流。

（6）弥散障碍。

（二）低二氧化碳血症

（1）中枢神经系统疾病。

（2）某些肺部疾病:间质性肺纤维化或肺炎、肺梗死,以及呼吸困难综合征、哮喘、左心衰竭时肺部淤血、肺水肿等。

（3）代谢性酸中毒。

（4）特发性过度通气综合征。

（5）高热。

（6）机械过度通气。

（7）其他,如甲亢、严重贫血、肝昏迷、水杨酸盐中毒、缺氧、疼痛刺激等。

（三）高二氧化碳血症

（1）上呼吸道阻塞:气管异物、喉头痉挛或水肿、溺水窒息通气受阻、羊水或其他分泌物堵塞气管、肿瘤压迫等。

（2）肺部疾病:慢性阻塞性肺病、广泛肺结核、大面积肺不张、严重哮喘发作、肺泡肺水肿等。

（3）胸廓、胸膜疾病:严重胸部畸形、胸廓成形术、张力性气胸、大量液气胸等。

（4）神经肌肉疾病:脊髓灰质炎、感染性多发性神经根炎、重症肌无力、进行性肌萎缩等。

（5）呼吸中枢抑制:应用呼吸抑制剂如麻醉剂、止痛剂,中枢神经系统缺血、损伤,特别是脑干伤等病变。

（6）原因不明的高 CO_2 血症:心肺性肥厚综合征、原发性肺泡通气不足等。

（7）代谢性碱中毒。

（8）呼吸机使用不当。

（四）代谢性酸中毒

（1）分解性代谢亢进(高热、感染、休克等)酮症酸中毒、乳酸性酸中毒。

（2）急慢性肾衰竭、肾小管性酸中毒、高钾饮食。

（3）服用氯化氨、水杨酸盐、磷酸盐等酸性药物过多。

（4）重度腹泻、肠吸引术、肠胆胰瘘、大面积灼伤、大量血浆渗出。

(五)代谢性碱中毒

(1)易引起 Cl^- 反应的代谢性碱中毒(尿 $Cl^- < 10\ mmol/L$),包括挛缩性代谢性碱中毒,如长期呕吐或鼻胃吸引、幽门或上十二指肠梗阻、长期或滥用利尿剂及绒毛腺瘤等所引起、囊性纤维化(系统性 Cl^- 重吸收无效)。

(2) Cl^- 恒定性的代谢性碱中毒,包括盐皮质醇过量,如原发性高醛固酮血症、双侧肾上腺增生、继发性高醛固酮血症、高血压性蛋白原酶性高醛固酮血症、先天性肾上腺增生等;糖皮质醇过量,如原发性肾上腺瘤、垂体瘤分泌促肾上腺皮质激素、外源性可的松治疗等;Bartter 综合征。

(3)外源性代谢性碱中毒,包括医源性的,如含碳酸盐性的静脉补液,大量输血(枸橼酸钠过量),透析患者使用抗酸剂和阳离子交换树脂,用大剂量的青霉素等,乳类综合征。

四、血气酸碱分析技术应用展望

经过 50 年的发展,血气分析仪已经非常成熟,能满足精确、快速、微量的要求,并且已达到较高的自动化程度。从发展趋势来看,大体上有以下几方面。

(1)发展系列产品,满足不同级别医疗单位的要求大量采用通用部件,如电极、测量室、电路板、控制软件,生产厂家只需对某一部件或某项功能进行小的改进就可以推出新的型号。如 IL 的 1300 系列。也有的厂家采用积木式结构,将不同的部件组合起来成为不同型号。如 NOVA SP 系列。同一系列的产品功能不同,价格有时相去甚远。因此,用户应根据本单位的实际情况选择合适的型号,不能盲目追求新的型号,造成不必要的浪费。

(2)功能不断增强这些功能的拓展是与计算机技术的发展分不开的,主要体现在两个方面。①自动化程度越来越高,向智能化方向发展当今的血气分析仪都能自动校正、自动测量、自动清洗、自动计算并输出打印,有的可以自动进样。多数具备自动监测功能(包括电极监测、故障报警等)。有些仪器在设定时间内无标本测定时会自动转入节省方式运行。②数据处理功能加强除存储大量的检查报告外,还可将某一患者的多次结果做出动态图进行连续监测。专家诊断系统已在部分仪器上采用,避免了误诊,特别是对于血气分析技术不熟悉的临床医师。通过数据发送,使联网的计算机迅速获取检查报告。

(3)增加检验项目,形成"急诊室系统"具备电解质检测功能的血气分析仪是今后发展的主流,临床医师可以通过一次检查掌握全面的数据。此外,葡萄糖、尿素氮、肌酐、乳酸、Hct、血氧含量测定也在发展,有的已装备仪器。

（4）免保养技术的广泛使用目前的血气分析仪基本上采用敏感玻璃膜电极，由于测量室结构复杂，电极需要大量日常维护工作。据估计，电检故障约占仪器总故障的80%左右。采用块状电极，在寿命期内基本不用维护，成为"免维护"或准确说来是"少维护"电极，这是今后血气电极发展的主流。更新的技术是点状电极，即在一块印刷电路板上的一个个金属点上，滴上电极液并覆盖不同的电极膜而形成电极，由沟槽状测量管通道相连，插入仪器后与仪器的管道、电路相接成为完整的检测系统。这是真正意义上的"免维护"电极，有广阔的发展前景。

（5）为实现小型化、便携式的目的，有几种发展趋势：①密闭含气标准液将被广泛使用，从而摆脱笨重的钢瓶，仪器可以真正做到小型化，能随时在床边、手术室进行检查。②把测量室、管路系统高度集成，构成一次性使用的测量块，测量后，测量块即作废，免除了排液、清洗等烦琐的工作，简化了机械结构，减小了仪器体积。③彻底抛弃电极法测量原理，采用光电法测量，使其成为真正免维护保养、操作简便可靠的仪器。即发光二极管发出的光经透镜和激发滤光片后，照射到半透半反镜上，反射光再经一个透镜照射到测量小室的传感片上，根据测量参数不同（如 pH 大小不同），激发出来的光强度也不同，发射光经透镜及发射滤光片，到达光电二极管，完成光信号到电信号的转换。由于这一改革采用了光电法测量，无须外部试剂（只需测量块即可），大大降低了对外部工作环境的要求，同时也使操作变得简单易行。如 AVL 公司生产的 AVL OPTI，采用后两种技术，总重量仅为 5 kg，可以在任何情况和环境下运送，提高了仪器的便携性，使其成为面向医师、护士，而不是面向工程技术人员和实验技术人员的免维护仪器。该仪器十分适于在各种紧急情况下快速、准确地对患者进行检查，指导医师进行治疗。

（6）非损伤性检查血气分析仪已经做到经皮测定血液 PO_2、PCO_2，尽管结果与动脉血的结果有一定差异，但基本能满足病情监测的需要。从理论上说，测定 pH 实行非损伤性检查是不可能的。现在研究的方向是如何在微小损伤的情况下，用毛细管电极插入血管来测定血液 pH，甚至进行连续监测。由于不会造成出血，患者没有什么痛苦，适合危重患者特别是血气酸碱平衡紊乱患者的诊断抢救。

第三节 离心技术

离心技术是根据颗粒在做匀速圆周运动时受到一个外向的离心力的行为而发展起来的一种分离技术。这项技术应用很广,诸如分离出化学反应后的沉淀物,天然的生物大分子、无机物、有机物,在生物化学以及其他的生物学领域常用来收集细胞、细胞器及生物大分子物质。

离心方式多样,目前使用得比较多的有沉淀离心、差速离心、密度梯度离心、分析型超速离心等。

一、沉淀离心

沉淀离心技术是目前应用最广的一种离心方法,一般是指介质密度约 1 g/mL,选用一种离心速度,使悬浮溶液中的悬浮颗粒在离心力的作用下完全沉淀下来的方法。沉降速度与离心力和颗粒大小有关。

二、差速离心法

它利用不同的粒子在离心力场中沉降的差别,在同一离心条件下,沉降速度不同,通过不断增加相对离心力,使一个非均匀混合液内的大小、形状不同的粒子分步沉淀的方法。操作过程中一般是在离心后用倾倒的办法把上清液与沉淀分开,然后将上清液加高转速离心,分离出第二部分沉淀,如此往复加高转速,逐级分离出所需要的物质。主要是利用颗粒的大小、密度和形状差异进行分离。

三、密度梯度离心

凡使用密度梯度介质离心的方法均称为密度梯度离心,或称区带离心。密度梯度离心主要有两种类型,即速度区带离心和等密度区带离心。

(一)速率区带离心法

根据大小不同、形状不同的颗粒在梯度液中沉降速度不同建立起来的分离方法。在离心前于离心管内先装入密度梯度介质,待分离的样品位于梯度液的上面,同梯度液一起离心。梯度液在离心过程中以及离心完毕后,取样时起着支持介质和稳定剂的作用,避免因机械振动而引起已分层的粒子再混合。

由于此法是一种不完全的沉降,沉降受物质本身大小的影响较大,一般是应用在物质大小相异而密度相同的情况。

(二)等密度区带离心法

根据颗粒密度的差异进行分离的方法。离心时,选择相应的密度介质和使用合适的密度范围是非常重要的。在等密度介质中的密度范围正好包括所有待分离颗粒的密度。样品可以加在密度梯度介质的上面,也可以与密度介质混合在一起,待离心后形成自成型的梯度。颗粒在这两种梯度介质中,经过离心,最终都停留在与其浮力密度相等的区域中,形成一个区带。等密度区带离心法只与样品颗粒的密度有关,而与颗粒的大小和其他参数无关,因此只要转速、温度不变,则延长离心时间也不能改变这些颗粒的成带位置。

此法一般应用于物质的大小相近,而密度差异较大时。

四、分析性超速离心

与制备性超速离心不同,分析性超速离心主要是为了研究生物大分子的沉降特性和结构,而不是专门收集某一特定组分。因此它使用了特殊的转子和检测手段,以便连续监视物质在一个离心场中的沉降过程。分析性超速离心机主要由一个椭圆形的转子、一套真空系统和一套光学系统所组成。该转子通过一个柔性的轴连接成一个高速的驱动装置,此轴可使转子在旋转时形成自己的轴。转子在一个冷冻的真空腔中旋转,其容纳两个小室:分析室和配衡室。配衡室是一个经过精密加工的金属块,作为分析室的平衡用。分析室的容量一般为1 mL,呈扇形排列在转子中,其工作原理与一个普遍水平转子相同。分析室有上下两个平面的石英窗,离心机中装有的光学系统可保证在整个离心期间都能观察小室中正在沉降的物质,可以通过对紫外光的吸收(如对蛋白质和 DNA)或折射率的不同对沉降物进行监视。

分析性超速离心一般应用于测定生物大分子的相对分子重量、研究生物大分子的纯度和分析生物大分子中的构象变化。

第四节　层　析　技　术

一、层析技术的原理和分类

层析技术是目前广泛应用的一种分离技术,是生物化学、分子生物学及其他学科领域有效的分离、分析工具之一。

层析技术又称为色谱技术，始创于 20 世纪初。1906 年俄国植物学家 M. Tswett 将碳酸钙放在直立的玻璃管中，从顶端倒入植物色素的石油醚提取液，然后用石油醚冲洗。植物提取液中不同颜色的色素在管中迁移速率不同，形成不同颜色的条带，因而这种方法被命名为色谱法。英文名称 chromatography 由 chroma（色彩）和 graphy（图谱）复合而成。随着这种技术的不断发展，色谱法大量应用于无色物质的分离，"色谱"已经失去了原来的意义，但色谱法名称却一直应用下来。

Tswett 的工作在 20 世纪初并没有引起足够的重视。直到 1931 年，有人应用 Tswett 的装置分离 β-胡萝卜素异构体获得了成功，这种分离技术才得到重视，并在理论、仪器和技术上发展起来。20 世纪 40 年代，层析技术迅速发展，两位英国科学家 Martin 和 Synge 发明了分配色谱，他们获得了 1952 年的诺贝尔化学奖。由此，层析技术成为分离生化物质的关键技术。20 世纪 60 年代，层析和电泳技术又有了重大的进展，在 1968－1972 年，Anfinsen 创建了亲和层析技术，开辟了层析技术的新领域。

二、层析技术的原理

层析技术就是利用样品中各组成成分的物理化学性质的差异，使各组分以不同程度分布在固定相和流动相两相中，由于各组分随流动相前进的速率不同，从而把它们分离开来的技术。这些物理特性包括分子的大小、形状、所带电荷、挥发性、溶解性及吸附性质等。

所有的层析系统都由两相组成：一个是固定相，它可以是固体物质或者是固定于固体物质上的成分；另一个是流动相，即可以流动的物质，如水和各种溶媒。当待分离的混合物随溶媒（流动相）通过固定相时，由于各组分的理化性质存在差异，与两相发生相互作用（吸附、溶解、结合等）的能力不同，在两相中的分配（含量对比）不同，而且随溶媒向前移动，各组分不断地在两相中进行再分配。与固定相相互作用力越弱的组分，随流动相移动时受到的阻滞作用越小，向前移动的速度越快。反之，与固定相相互作用越强的组分，向前移动速度越慢。分别收集流出液，可得到样品中所含的各单一组分，从而达到将各组分分离的目的。例如，吸附层析过程中，把含有 A、B 两组分的样品加到层析柱的顶端，样品组分被吸附到固定相上。用适当的流动相冲洗，当流动相通过时，被吸附在固定相上的组分溶解于流动相中，称为解吸。已解吸的组分随着流动相向前移行，遇到新的吸附剂颗粒,又再次被吸附。如此在吸附柱上不断地发生吸附、解吸、再吸附、再解吸……的过程。若两种组分的极性不同,则吸附剂表面对组分吸附能力也存在差异,其结果就使吸附能力弱的组分先从层析柱中流出,吸附能力强的组分后流出层析柱,从而使 A、B 两组分得到分离。层析系统的必要组分有以下几种。

(一)固定相

固定相可以是一种固体、凝胶或固定化的液体,由某种支持基质所支撑。

(二)层析床

层析床是把固定相填入一个玻璃或金属柱中,或者涂布一薄层于玻璃或塑料片上或者吸附在醋酸纤维纸上。

(三)流动相

流动相是起溶剂作用的液体或气体,用于协助样品平铺在固定相表面及将其从层析床中洗脱下来。

(四)运送系统

运送系统主要用来促使流动相通过层析床。

(五)检测系统

检测系统主要用于检测试管中的物质。

由于不同物质与固定相相互作用的强弱不同,从而使得分离目的得以实现。

三、层析技术的分类

层析技术可以按以下原则进行分类,从而形成各种变体。对同一层析过程,可以冠以不同的名称。

(一)按固定相和流动相的物质状态不同分类

以气体为流动相的,称为气相层析;以液体为流动相的,称为液相层析。再按固定相的状态,气相层析又可分为气-固层析(固定相为固体吸附剂)和气-液层析(固定相为涂在载体或毛细管内壁的液体)。同理液相也可以分为液-液层析和液-固层析。

(二)按固定相所处的外形不同分类

固定相装于柱内的,称为柱层析;于滤纸上,称为纸层析;固定相涂于平板上的称为薄层层析等。

(三)按组分在两相的分离原理分类

利用吸附剂表面对不同组分的吸附性能差异而达到分离的,称为吸附层析法;利用不同组分在两相中分配系数不同而达到分离的,称为分配层析法;利用不同组分在离子交换树脂上的亲和力不同而达到分离的,称为离子交换层析法;利用大小不同的分子在多孔固定相中选择性渗透而达到分离的,称为凝胶层析或分子排阻层析。

(四)按层析的操作方式不同分类

分为以试样气体作流动相的前沿法,以吸附能力或其他作用能力比被分离组分强的组分做流动相的置换法,以吸附能力或其他作用能力比被分离组分弱的组分做流动相的淋洗法。

此外,还可以按组分在两相间的浓度关系,分为线性或非线性层析。

以下将重点介绍临床生化检验中常用的几种层析方法:凝胶层析法、离子交换层析法、高效液相色谱法、亲和层析法、聚焦层析法。

四、凝胶层析

凝胶层析又称为凝胶排阻层析、分子筛层析、凝胶过滤等,是指以各种多孔凝胶为固定相,利用流动相中所含各种组分的相对分子质量不同而达到物质分离的一种层析技术。

凝胶层析是20世纪50年代末发展起来的一种快速而又简便的分离技术,是生物化学中一种常用的分离手段,它具有设备简单、操作方便、样品回收率高、实验重复性好,特别是不改变样品生物学活性等优点,因此广泛用于蛋白质(包括酶)、核酸、多糖等生物分子的分离纯化,同时还应用于蛋白质相对分子质量的测定、脱盐、样品浓缩等。

(一)凝胶层析的基本原理

凝胶层析柱中装有多孔凝胶,当含有各组分的混合溶液流经凝胶层析柱时,各组分在层析柱内同时进行两种不同的运动:一种是随着溶液流动而进行的垂直向下的移动,另一种是无定向的分子扩散运动(布朗运动)。大分子物质由于分子直径较大,不能进入凝胶的微孔,只能分布于凝胶颗粒的间隙中,以较快的速度流过凝胶柱。较小的分子能进入凝胶的微孔内,不断地进出于一个个颗粒的微孔内外,这就使小分子物质向下移动的速度比大分子的速度慢,从而使混合溶液中各组分按照相对分子质量由大到小的顺序先后流出层析柱,达到分离的目的。在凝胶层析中,相对分子质量并不是唯一的分离依据,有些物质的相对分子质量相同,但由于分子的形状不同,再加上各种物质与凝胶之间存在着非特异性的吸附作用,故仍然可以分离。

(二)凝胶层析操作过程

凝胶层析的操作过程一般包括装柱、上柱、洗脱等过程。

1.装柱

装柱时首先选择好粗细均匀、一定直径和一定高度的层析柱。在柱的底部放置一层玻璃纤维或者棉花,柱内先填充满洗脱剂(一般是水或缓冲液作洗脱剂),然后一边搅拌一边缓慢而连续地加入浓稠的凝胶悬浮液,让其自然沉降,直到达到所需的高度。要注意凝胶分布均匀,不能有裂纹存在。柱装好以后,不管使用与否,都应有洗脱液浸过凝胶表面,以免混入空气而影响分离效果。

2.上柱

上柱是将欲分离的混合溶液加入凝胶层析柱的过程。要在洗脱液的液面恰好与凝胶床的表面相平时加入混合液,使组分能够均匀地进入凝胶床。上柱的混合液体积不能过大,通常为凝胶体积的 10% 左右,最大不能超过 30%。混合液的浓度可以高些,但是黏度宜低。

3.洗脱

上柱完毕后,加进洗脱液进行洗脱。洗脱液应与干燥凝胶溶胀时及装柱平衡时所使用的液体完全一致,否则会影响分离效果。

所使用的洗脱液体积一般为凝胶床体积的 120% 左右,收集部分洗脱流出液。

洗脱完毕后,凝胶柱已经恢复上柱前的状态,不用经过再生处理,就可以重复用于下一批溶液的分离纯化。

(三)凝胶层析的应用

1.生物大分子的纯化

凝胶层析是依据相对分子质量的不同来进行分离的,由于它的这一分离特性,以及它具有简单、方便、不改变样品生物学活性等优点,使得凝胶层析成为分离纯化生物大分子的一种重要手段,尤其是对于一些大小不同,但理化性质相似的分子,用其他方法较难分开,用凝胶层析无疑是一种合适的方法。例如,对于不同聚合程度的多聚体的分离等。

2.相对分子质量测定

用一系列已知相对分子质量的标准品放入同一凝胶柱内,在同一条件下层析,记录每一分钟成分的洗脱体积,并以洗脱体积对相对分子质量的对数作图,在一定相对分子质量范围内可得一直线,即相对分子质量的标准曲线。测定未知物质的相对分子质量时,可将此样品加在测定了标准曲线的凝胶柱内洗脱后,根据物质的洗脱体积,在校正曲线上查出它的相对分子质量。

3.脱盐及去除小分子杂质

利用凝胶层析进行脱盐及去除小分子杂质是一种简便、有效、快速的方法,它比一般用透析的方法脱盐要快得多,而且一般不会造成样品较大的稀释,生物分子不易变性。一般常用的是 Sephadex G-25,另外还有 Bio-Gel-P-6-DG 等排阻极限较小的凝胶类型。目前已有多种脱盐柱成品出售,使用方便,但价格较贵。

4.去热源物质

热源物质是指微生物产生的某些多糖蛋白复合物等使人体发热的物质。它们是一类相对分子质量很大的物质,所以可以利用凝胶层析的排阻效应将这些大分子热源物质与其他相对分子质量较小的物质分开。例如,对于去除水、氨基酸、一些注射液中的热源物质,凝胶层析是一种简单而有效的方法。

5.溶液的浓缩

利用凝胶颗粒的吸水性可以对大分子样品溶液进行浓缩。例如,将干燥的 Sephadex(粗颗粒)加入溶液中,Sephadex 可以吸收大量的水,溶液中的小分子物质也会渗透进入凝胶孔穴内部,而大分子物质则被排阻在外。通过离心或过滤去除凝胶颗粒,即可得到浓缩的样品溶液。这种浓缩方法一般不改变溶液的离子强度和 pH。

五、离子交换层析

离子交换层析,是利用离子交换剂上的可解离基团(活性基团)对各种离子的亲和力不同而达到分离目的的一种层析分离方法。

离子交换剂是含有若干活性基团的不溶性高分子物质,通过在不溶性高分子物质(母体)上引入若干可解离基团(活性基团)而制成。

按活性基团的性质不同,离子交换剂可以分为阳离子交换剂和阴离子交换剂。例如,酶分子具有两性性质,所以可用阳离子交换剂,也可用阴离子交换剂进行酶的分离纯化。在溶液的 pH 大于酶的等电点时,酶分子带负电荷,可用阴离子交换剂进行层析分离;而当溶液的 pH 小于酶的等电点时,酶分子带正电荷,则要采用阳离子交换剂进行层析分离。

按母体物质种类的不同,离子交换剂有离子交换树脂、离子交换纤维素、离子交换凝胶等,其中某些大孔径的离子交换树脂、离子交换纤维素和离子交换凝胶可用于酶的分离纯化。

Sober 和 Peterson 于 1956 年首次将离子交换基团结合到纤维素上,制成了离子交换纤维素,成功地应用于蛋白质的分离,从此使得生物大分子的分级分离方法得到迅速的发展。离子交换基团不但可结合到纤维素上,还可结合到交联葡聚糖和琼脂糖凝胶上。近年来离子交换层析技术已经广泛应用于蛋白质、酶、核酸、肽、寡核苷酸、病毒、噬菌体和多糖的分离和纯化。它们的优点是:①具有开放性支持骨架,大分子可以自由进入和迅速扩散,故吸附容量大;②具有亲水性,对大分子的吸附不太牢固,用温和条件可以洗脱,不致引起蛋白质变性或酶的失活;③多孔性,表面积大、交换容量大,回收率高,可用于分离和制备。

(一)离子交换的原理

1.离子交换的交换作用

当溶液中存在着 A、B 两种或两种以上的离子,通过离子交换层析柱时,原来吸附在离子交换介质上的离子与溶液中高浓度的 A、B 离子发生交换作用,脱离离子交换介质,游离于流动相中,并随流动相流出来。由于 A、B 两种离子在同一溶液中的解离度不同,它们所带的净电荷有差异。因此,两者在层析柱内洗脱时的迁移速率不同,从上柱的起始点(原点)至 A、B 两离子间的层析峰间的距离逐渐加大,最终完全分离。

在一定情况下,吸附在离子交换介质上离子的量与溶液中游离离子的量达到平衡时两者物质的量之比,称为分配系数或平衡常数,以 K_d 表示。

$$K_d = M_s / M_l$$

式中 M_s 为单位质量的离子交换介质交换溶质的摩尔数量,M_l 为单位体积溶液中溶质的摩尔数量。

从理论上讲只要溶液中离子间的 K_d 有差异,通过离子交换层析均可分开,但实际工作要受到诸多因素的影响,离子交换的分配系数不仅与电荷有关,而且受到其他因素的制约。分离的条件与样品和介质的基本性质及缓冲液的组成有密切的关系。

2.离子交换介质的排斥和阻滞作用

离子交换介质的排斥和阻滞作用是指离子交换介质排斥电离物质或电离程度不同的物质,将带有不同电荷的离子或离子化合物分离。如在层析柱内装有阳离子交换介质,当一种含有阳离子的缓冲液通过该层析柱时,使该层析柱处于完全离子化的溶液中,然后将一种含有不同阳离子 B^+ 溶液通过层析柱时,那么介质上有一部分 A^+ 就会被 B^+ 所取代,直至两种离子达到平衡。

两种离子达到平衡时,相对组成取决于介质——$O\text{-}A^+$ 的浓度、溶液中 B^+ 离子的浓度以及离子交换介质对 A^+ 和 B^+ 的相对亲和力。随着含 B^+ 的溶液从层析柱上流出来,B^+ 完全有可能结合到离子交换介质上。如果在缓冲液的 pH、离子强度、柱温流速等条件很合适的情况下,结合在层析介质上的组分就会以一个很窄的区带流出,得到高浓度的洗脱峰。

从柱上洗脱阳离子 B^+,需要采用不同的缓冲液,开始用氢离子浓度较低的缓冲液,然后在该缓冲液中逐渐增加氢离子浓度以取代吸附在柱上的 B^+ 离子。或在同一 pH 的缓冲液中增加离子强度。另一种情况,在相同 pH 和离子强度的缓冲液中加入一种比离子交换层析介质亲和力更强的阳离子来取代吸附在柱上的 B^+ 离子。

如果要分离纯化一种具有兼性离子特性的生物大分子,其离子化的程度取决于它所在溶液中的净电荷。生物分子带电荷与否,或带何种电荷,主要决定于溶液 pH。当溶液的 pH 高于生物大分子的等电点时,就带负电荷,解离成阴离子;低于生物大分子的等电点时,就带正电荷,解离成阳离子。因此,分离具有兼性离子的生物大分子,要对溶液的 pH、生物大分子的等电点和离子交换层析介质三种条件同时进行考虑。

(二)离子交换层析的应用

离子交换层析的应用范围很广,主要有以下几个方面。

1.水处理

离子交换层析是一种简单而有效地去除水中杂质及各种离子的方法,聚苯乙烯树脂广泛地应用于高纯水的制备、硬水软化以及污水处理等方面。纯水的制备可以用蒸馏的方法,但要消耗大量的能源,而且制备量小、速度慢,也得不到高纯度。用离子交换层析方法可以大量、快速制备高纯水。一般是将水依次通过 H^+ 型强阳离子交换剂,去除各种阳离子及与阳离子交换剂吸附的杂质;再通过 OH^- 型强阴离子交换剂,去除各种阴离子及与阴离子交换剂吸附的杂质,即可得到纯水。再通过弱型阳离子和阴离子交换剂进一步纯化,就可以得到纯度较高的纯水。离子交换剂使用一段时间后可以通过再生处理重复使用。

2.分离纯化小分子物质

离子交换层析也广泛地应用于无机离子、有机酸、核苷酸、氨基酸、抗生素等小分子物质的分离纯化。例如,对氨基酸的分析,使用强酸型阳离子聚苯乙烯树脂,将氨基酸混合液在 pH 2~3 上柱。这时氨基酸都结合在树脂上,再逐步提高洗脱液的离子强度和 pH,这样各种氨基酸将以不同的速度被洗脱下来,可以进行分离鉴定。目前已有全自动的氨基酸分析仪。

3.分离纯化生物大分子物质

离子交换层析是依据物质带电性质的不同来进行分离纯化的,是分离纯化蛋白质等生物大分子的一种重要手段。由于生物样品中蛋白质的复杂性,一般很难经过一次离子交换层析就达到高纯度,往往要与其他分离方法配合使用。使用离子交换层析分离样品要充分利用其按带电性质来分离的特性,只要选择合适的条件,通过离子交换层析可以得到较满意的分离效果。

第五节　自动生化分析技术

生化分析仪是目前医院检验科最常用也是最大型的分析设备之一,主要用于肝功能、肾功能、心肌酶、血糖、血脂、性激素、肿瘤标志物、特定蛋白等常规生化指标的检测。同时结合其他临床资料,进行综合分析,可以帮助医务人员诊断疾病,并可鉴别并发因子以及决定今后的治疗方案等。

一、自动生化分析仪的光学测定原理

许多化学物质具有颜色,有些无色的化合物也可以和显色剂作用而生成有色物质。事实证明,当有色溶液的浓度改变时,颜色的深浅也随着改变。浓度越大,颜色越深;浓度越小,颜色越浅。因此,可以通过比较溶液颜色深浅的方法来确定有色溶液的浓度,对溶液中所含的物质进行定量分析、生化分析即利用光电比色法来分析样本中的生化指标。

(一)光的性质

从物理学中我们知道,光具有波动和微粒两种性质,通称光的波粒二象性。在一些场合,光的波动性比较明显;在另一些场合,光则主要表现为微粒性。首先,光是种电磁波。可以用描述电磁波的术语,如振动频率(ν)、波长(λ)、速度(c)、周期(T)来描述它。我们日常所见到的白光,便是波长在 $400\sim760$ nm 的电磁波,它是由红、橙、黄、绿、青、蓝、紫等色按照一定比例混合而成的复合光。不同波长的光被人眼所感受到的颜色是不同的。在可见光之外是红外线和紫外线。

除了波动性外,光还具有微粒性。在辐射能量时,光是以单个的、一份一份的能量的形式辐射的。同样,光被吸收时,其能量也是一份一份地被吸收的。因此,我们可以说,光是由具有能量的微粒所组成的,这种微粒被称为光子。不同波长的光子具有不同的能量。波长越短,即频率越高,能量越大。反之亦然,光子的存在可以从光电效应中得到充分的证明。

(二)光的互补及有色物质的显色原理

若把某两种颜色的光按照一定的比例混合,能够得到白色光的话,则这两种颜色的光就叫作互补色,如绿光和紫光为互补色、黄光和蓝光为互补色等。

物质的颜色与光的吸收、透过、反射有关。由于物质的性质和形态不同,所以呈现出不同的颜色。透明物质的颜色就是它透过光波的颜色。不透明物质的颜色是其反射光波的颜色。有色溶液对光的吸收是有选择性的。各种溶液之所以会呈现不同的颜色,其原因是因为溶液中的有色质点(分子或离子)选择性地吸收某种颜色的光所致。实践证明,溶液所呈现的颜色是其主要吸收光的互补色。如一束白光通过高锰酸钾溶液时,绿光大部分被选择吸收,其他的光透过溶液。从互补色示意图可以看出,透过光中除紫色外,其他颜色的光两两互补。透过光中只剩下紫色光,所以高锰酸钾呈紫色。

通常用吸收曲线来描述溶液对各种波长的光的吸收情况。让不同波长的光通过一定浓度的有色溶液,分别测出它对各种波长的光的吸收程度(用吸光度 A 表示),以波长为横坐标,吸光度为纵坐标作图,所得到的曲线称为溶液的吸收曲线或吸收光谱图。

对于任何一种有色溶液,都可以测绘出它的吸收曲线。光吸收最大处所对应的波长称为最大吸收波长。浓度不同的同一种溶液,其吸收光谱的形状和最大吸收波长是一样的,也就是说,不同的物质都具有其特定的吸收光谱。如同根据指纹可以辨认一个人一样,在光谱分析中,可以根据吸收光谱的不同来鉴别物质。

溶液的浓度越大,对(绿)光的吸收程度越大。因此,可以利用这部分光线通过溶液后被吸收的程度来确定溶液的浓度。如可用绿色光来对高锰酸钾溶液进行比色测定。

由于有色物质对光的吸收具有选择性,因此,在进行比色测定时,只能用光波中能被有色溶液吸收的那部分光线,即应该用单色光进行比色测定。至于不被有色溶液吸收的光线,则应设法在未透过有色溶液之前或之后将其消除掉。滤光片就起这个作用。根据前面所叙述的理由可知,选择滤光片的原则应是:滤光片的颜色应与待测溶液的颜色为互补色。

(三)朗伯-比尔定律

溶液颜色的深浅与浓度之间的数量关系可以用吸收定律来描述,它是由朗伯定律和比尔定律相结合而成的,所以又称朗伯-比尔(Lambert-Beer)定律。

当一束平行单色光照射到均匀、非散射的溶液时,光的一部分被吸收,一部分透过溶液,一部分被比色皿的表面所反射。设入射光的强度为 I_0,吸收光的强度为 I_a,反射光的强度为 I_r,透过光的强度为 I_t。则它们之间有如下关系。

$$I_0 = I_a + I_r + I_t$$

在实际比色分析时,所用的比色皿都是同质料、同规格的,因此反射光的强度为一定值,不会引起误差,即反射光的影响可以不加考虑。这样,上式可简化为。

$$I_0 = I_a + I_t$$

当入射光的强度一定时,被吸收的光的强度越大,透过光的强度就越小。这就是说,光的减弱仅仅与有色溶液对光的吸收有关。

在比色分析中,常把透过光的强度占入射光的强度的百分比$[(I_t/I_0)\%]$称为透过率或透射比,用 T 表示,即 $T = [(I_t/I_0)\%]$。T 越大,表明有色溶液的透光程度越大。

当一束平行单色光通过有色溶液时,由于溶液吸收了一部分光线,光线的强度就要减弱。溶液的浓度越大、透过的液层越厚、入射的光线越强,则对光线的吸收越多。如果入射光的强度不变,则光的吸收仅与液层厚度及溶液的浓度有关。它们之间的关系可以用下式表示。

$$A = K \times C \times L$$

式中,A 为吸光度;K 为吸(消)光系数;C 为溶液的浓度;L 为液层厚度。此公式说明:在入射光一定时,溶液的吸光度与溶液的浓度及液层厚度成正比。此式就是光的吸收定律的数学表达式,又称朗伯-比尔定律。这一定律是比色分析和其他吸收光谱分析的理论基础。

吸光系数 $K = A/(C \times L)$ 表示有色溶液在单位浓度和单位厚度时的吸光度。在入射光的波长、溶液的种类和温度一定的条件下,K 为定值。K 值越大,说明比色分析时的灵敏度越高。

吸光度 A 与透射比 T 的关系如下。

$$A = -\lg T$$

即吸光度 A 与透射比 T 的负对数成正比。

二、自动生化分析仪的常用分析方法

临床生物化学分析仪主要采用分光光度法,分光光度法按检测类型可以分为终点法和连续监测法两种,固定时间法可以看成终点法或连续监测法的特殊形式。

(一)终点法

1.概念

参与反应的物质包括被测物质在反应过程中完全被转换成另一种物质或被消耗掉,便达到反应的终点,此时吸光度将不再改变。通过检测吸光度的改变大小来求出被测物质含量的方法称为终点法。实际上很多时候被测物质并没有完全被消耗,如酶法测定代谢物,仅能达到一个动态平衡,但是表观上吸光度已不再改变,所以我们也把这种酶法看成终点法。

分析仪通常在反应终点附近连续选择两个吸光度值,求出其平均值计算结果,并可根据两点的吸光度差来判断反应是否到达反应终点。终点法参数设置简单,反应时间一般较长,精密度较好。

终点时间的确定:①根据时间-吸光度曲线来确定,如 Trinder 反应测定尿酸,反应曲线上3~5分钟时其吸光度已趋向稳定,因而可将 5 分钟作为反应终点。②根据被测物反应终点,结合干扰物的反应情况来确定,如在血清蛋白的溴甲酚绿法测定中,白蛋白与溴甲酚绿在 10 秒内很快完成反应,之后 α 球蛋白和 β 球蛋白与溴甲酚绿发生"慢反应",使反应曲线上吸光度在10 秒后仍继续缓慢上升,持续约达 10 分钟,因此终点时间应采用10~30 秒,而不应选择10 分钟。

2.分析仪的检测方式

不同分析仪对终点法的设置略有差别,分为减去试剂空白和不减空白的终点法;有的分为正向(吸光度上升)和负向(吸光度下降)终点法,但多数分为一点终点和二点终点法。

(1)一点终点法:是指在时间-吸光度曲线上吸光度不再改变时,选择一个时间点测定吸光度值。计算公式:待测物浓度 $C = (A_m - A_B) \times K$。公式中 A_m 为终点读数点的吸光度;A_B 为试剂空白吸光度;K 为校正系数。

(2)两点终点法:在第二试剂加入以前,选择某一点(m)读取吸光度 A_m,它主要由样品本身或第一试剂与样品的非特异反应引起,相当于样品空白。经过一定时间后反应到达终点(平衡)后选择第二个点读取吸光度 A_n,此两点吸光度之差用于计算结果,称为两点终点法。计算公式:待测物浓度 $C = (A_n - K_0 \times$

$A_m) \times K, K_0 = (S_v + R_1)/(S_v + R_1 + R_2)$。

公式中 S_v、R_1、R_2 分别表示样品、试剂一、试剂二的体积；A_m 为第一读数点的吸光度，A_n 为第二读数点的吸光度，是在总反应体积$(S_v + R_1 + R_2)$中的吸光度；若在第二试剂加入以前读数，由于体积不同需要校正，K_0 就是体积校正因子；K 为校正系数。

在单试剂分析加入试剂的初期或双试剂分析中第二试剂加入之初，若指示反应吸光度尚未明显变化，则可在此时选择第一个吸光度，在指示反应终点时选择第二个吸光度，从而设置成两点终点法。但指示反应初期吸光度无明显变化的化学反应较少，如单试剂方式测定总蛋白、清蛋白、钙、磷、镁等的终点法分析项目，及双试剂方式测定葡萄糖、总胆固醇、三酰甘油等的终点法分析项目，因反应初期吸光度已有明显变化，因而均难以用上述方式设置两点终点法。但在双试剂分析中，如果将第一吸光度选择在第二试剂加入前，此时指示反应一般尚未开始，则能容易设置两点终点法。在此要注意，必须将两次读吸光度时不同比色液体积进行校正。

目前全自动生化分析仪除 Dade dimension 需要用户设定 K_0 外，其他型号仪器均具有此自动校正功能，不必手工进行校正。

两点终点法能有效地消除在测定波长样品自身的吸光度，如溶血、黄疸和浑浊等原因造成的干扰。

(二)固定时间法

固定时间法指在时间-吸光度曲线上选择两个测光点，此两点既非反应初始吸光度亦非终点吸光度，这两点的吸光度差值用于结果计算，称为固定时间法，以前也称为两点法，但与两点终点法容易混淆，故建议称为固定时间法。

计算公式：$C = (A_2 - A_1) \times K$，其中 K 为校正系数。

固定时间法有助于解决某些反应的非特异性问题。如苦味酸法测定肌酐，反应的最初 30 秒内，血清中快反应干扰物（丙酮酸、乙酰乙酸等）能与碱性苦味酸反应；在接着的 50 秒内碱性苦味酸主要与肌酐反应，且此段时间-吸光度曲线的线性较好（故也可用连续监测法测定肌酐）；在 80～120 秒及以后，碱性苦味酸可与蛋白质以及其他慢反应干扰物反应，故选择反应的 50～80 秒为测定时间。

(三)连续监测法

连续监测法（又称速率法、动力学法）是根据反应速度与待测物的浓度成正比，通过测定一段时间内吸光度的变化速率（$\Delta A/\min$）来计算待测物的浓度。酶活性测定常用连续监测法。自动生物化学分析仪能记录整个反应过程的吸光度变化,并自动判断线性度。

(四)带样品空白的速率法

带样品空白的速率法是利用同一反应杯在一个反应周期10(或 8)分钟内进行 2 个项目的测定以除去副反应造成的 $\Delta A/min$。

第二章 血液检验

第一节 标本采集与染色技术

一、血液标本采集

(一)标本采集准备

常规静脉采血时要求保证患者安全,并有利于静脉定位和标本采集。目前,大多数静脉采血是采用双向多重采样针,能通过负压方式将血液分配到盖子颜色不同的采血管中。盖子的颜色提示试管内添加剂不同、用途不同,具体可见表 2-1。

表 2-1 负压采血管盖子颜色、添加剂和用途

种类	适用检验项目	添加物	标本	注意事项
无菌黄色盖	血培养	SPS,能抑制补体和细胞吞噬	全血	引起血液感染的微生物培养
淡蓝色盖	凝血检验	枸橼酸钠	血浆	血液和抗凝剂比例为9:1,颠倒混匀3~4次
塑料或玻璃试管红色盖	化学、血清学、血库	塑料试管添加促凝剂,玻璃试管无需添加	血清	塑料试管应颠倒混匀5次,需60分钟血液才凝固,应在凝固后分离血清
紫色盖	全血细胞计数和血沉	EDTA	全血	EDTA-K$_2$以干粉形式涂布在试管表面,EDTA-K$_3$以液体形式
珍珠色盖	病毒载量	含 EDTA 的聚合凝胶	血浆	——

续表

种类	适用检验项目	添加物	标本	注意事项
金色盖或红灰色盖	大多数化学检验	促凝剂,聚合凝胶	血清	又称血清分离管、急诊管。颠倒混匀5次,凝固时间至少30分钟
灰色盖	乳酸、葡萄糖耐量、空腹血糖、血乙醇	抗糖酵解物质(碘乙酸或氟化钠)保存葡萄糖,也可用草酸钾或肝素抗凝	血浆	用碘乙酸保存葡萄糖可达24小时,用氟化钠保存可达3天
黑色盖	血沉	枸橼酸钠	全血	血液和抗凝剂比例为4:1
绿色盖	急诊化学检验、血浆氨、电解质、动脉血气	肝素钠、肝素锂或肝素铵	血浆	——
淡绿色或绿灰色盖	急诊钾	肝素,聚合凝胶	血浆	又称血浆分离管
橘黄色或黄灰色盖	急诊化学	凝血酶	血清	凝固时间只需5分钟,适用于抗凝治疗患者
宝蓝色盖	毒理学、微量元素、营养物分析	肝素、EDTA或无	血浆血清	化学清洁,需特别盖子以防少量物质污染标本导致错误结果
草黄色盖	铅	肝素	血浆	试管含铅量少于0.1 $\mu g/mL$
黄色盖	人白细胞抗原(human leukocyte antigen,HLA)研究	枸橼酸盐葡萄糖	全血	葡萄糖营养和保存红细胞,枸橼酸盐抗凝
粉红色	抗体筛查,交叉配血	EDTA-K$_2$	血浆全血	类似于紫色盖管,但该试管标签和盖子符合美国血库协会规定

若需要采集多种不同用途和类型血液标本,采血顺序为:无菌黄色盖;淡蓝色盖;红色盖;金黄色或红灰色盖;绿色盖;紫色盖;灰色盖。其他颜色盖子的采血管应排在序列后。通常,首先采集血培养标本,以防细菌污染无菌试管。其次采集凝血检验标本,以防其他试管中抗凝剂或促凝剂污染枸橼酸钠抗凝试管;若仅做凝血检验,应采用淡蓝色盖试管,若使用蝶形针采集标本时,必须丢弃第一管血液,以防采血量不足。EDTA作为抗凝剂,会与钙离子和许多金属离子结合而影响许多检验的结果,如导致钙假性减低、钾假性增高,因此EDTA抗凝管尽可能放在其他抗凝管后采集。含草酸钾的灰色盖试管在采集标本时应特别注

意,可能会导致血钾假性增高和细胞膜损伤,若添加了氟化钠还会导致血钠假性增高,并抑制许多酶的活性。

1.抗凝剂

抗凝剂能防止血液凝固。EDTA 钠盐或钾盐能与钙离子结合,而抑制凝血过程。其他添加物,如枸橼酸钠、草酸钾、聚茴香脑磺酸钠(sodium polyanisole sulfonate,SPS)也能与钙结合。肝素钠盐、锂盐或铵盐能防止凝血酶原转为凝血酶而起到抗凝作用,应注意血液和抗凝剂的比例恰当,且采血后抗凝剂须与血液充分颠倒混匀。

抗凝剂选择与检验项目有关,EDTA 能良好地保存细胞完整性,防止血小板聚集,适用于血涂片染色,但干扰凝血实验。枸橼酸盐抗凝剂适用于凝血实验。SPS 适用于血培养,能抑制免疫系统某些补体破坏血源性细菌的作用,并能中和抗体。肝素最适用于血浆化学成分测定和血气分析。草酸钾和氟化钠或碘乙酸组合适用于血糖测定项目。

2.促凝剂

促凝剂能促进血液凝固。通常情况,血清管中血液凝固的时间需要60 分钟,当添加促凝剂后可缩短至 30 分钟。凝血酶能直接缩短凝固时间,适用于急诊血清化学分析。玻璃或硅化物能提供更多的血小板活化接触表面。促凝剂常黏附在试管一侧,所以采集的标本应颠倒混匀 5 次,使血液与促凝剂充分接触。

3.聚合凝胶

聚合凝胶也称为触变胶,是一种合成物质,其密度介于细胞和血清或血浆之间。当标本离心后,胶体能起到分隔下层细胞和上层血清或血浆的作用。如用于测定血钾的淡绿色盖试管,胶体能防止血浆被红细胞中钾污染,从而使血钾测定结果更可靠。

(二)静脉采血

静脉采血是最常用的采血技术,在静脉采血步骤中最重要的是患者身份的识别。需核对患者身份和申请单(门诊)信息或病历号(住院)信息一致性。大多数患者采用负压法采血,少数血管脆性差的患者可采用针筒法采血。静脉采血有针筒采血法和负压采血法。以针筒采血法为例进行介绍。

1.操作步骤

(1)采血人员准备:仔细阅读患者申请单,决定采血量,每个试验所需的试管,并按一定顺序排列。

(2)患者准备:要求患者坐在采血台前。将前臂放在检验台上,掌心向上,并在肘下放一枕垫。卧床患者,要求前臂伸展,暴露穿刺部位。常用的采血位置是肘前弯曲处静脉。

(3)采血人员手消毒,并戴上手套。

(4)使用压脉带:在采血部位上端(通常离采血部位 7.5～10 cm 处),将压脉带绕手臂一圈,用右手握住末端,用左手握住另一端形成一个十字。要求患者握紧和放松拳头几次,使静脉隆起。压脉带应能减缓远端静脉血液回流,但又不能紧到压迫动脉血流。

(5)确定穿刺部位:采用左手示指,触摸进针部位的静脉。

(6)检查器材:打开一次性注射器包装,左手持针头下座,右手持针筒,将针头和针筒紧密连接,并使针头斜面对准针筒刻度,抽拉针栓检查有无阻塞和漏气。最后排尽注射器中的空气,备用。使用前,保持针头无菌状态。

(7)消毒皮肤:按从内向外、顺时针方向的顺序,用浸过碘酊或(碘酒＋乙醇)的棉签消毒皮肤,待干。

(8)重新使用压脉带:为了防止血液浓缩或溶血,在消毒皮肤前可取下压脉带,此时,需重新再次扎上压脉带。如果操作熟练,即静脉定位、消毒、待干、检查器材和进针的总计时间不超过 30～60 秒,可省略重新使用压脉带的步骤。

(9)实施进针:取下针头无菌帽,以左手拇指固定静脉穿刺部位下端,右手持注射器,示指固定针头下座。保持针头斜面和针筒刻度向上,沿静脉走向使针头与皮肤成 30°斜行快速刺入皮肤,然后成 0°向前穿破静脉壁进入静脉腔。确认穿刺入静脉中心的位置,并沿着静脉走向将针头推入 10～15 mm。

(10)放松压脉带:用左手缓缓向后拉注射器针栓,见少量回血后,松开压脉带。然后,向后拉针栓达到需要的血液量。

(11)防止血肿:用干脱脂棉压住进针部位,迅速向后拔出针头。要求患者紧按住干脱脂棉 3 分钟,并保持手臂自然伸展状态。不能弯曲手臂,以免形成血肿。

(12)移入试管:从注射器上取下针头。将血液沿试管壁缓缓注入,到达标记处。含抗凝剂试管,应按各具体要求,迅速轻轻颠倒混匀数次,防止溶血和泡沫产生,切忌振荡试管。

(13)针头处理:将一次性针头和针筒放入锐器盒中。

(14)标记试管:在试管上贴上标签,注明患者姓名、采集日期、门诊或住院号。

（15）关心患者：检查穿刺部位出血是否停止，并为患者贴上创可贴。

（16）运送标本：在规定时间内，将标本送达实验室。

2.注意事项

（1）患者准备包括：①心理准备，采血前应向患者耐心解释，以消除不必要的疑虑和恐惧心理。②意外处理预案，如遇个别患者进针时或采血后发生眩晕，应立即拔出针头让其平卧休息片刻，即可恢复。必要时可给患者嗅吸芳香酊、针刺（或拇指压掐）人中和合谷等穴位。若因低血糖诱发眩晕，可立即静注葡萄糖或嘱患者服糖水即可。如有其他情况，应立即找医师共同处理。

（2）确定静脉：如果肥胖患者的静脉暴露不明显，可以左手示指经碘酊、乙醇消毒后，在采血部位触摸，发现静脉走向后凭手感的方向与深度试探性穿刺。

（3）器材准备：静脉采血前要仔细检查针头是否安装牢固，针筒内是否有空气和水分。所用针头应锐利、光滑、通气，针筒不漏气。抽血时针栓只能向外抽，不能向静脉内推，以免形成空气栓塞，造成严重后果。

（4）压脉带压迫时间：采血时压脉带压迫时间不能过长，要求不超过1分钟，绑扎不能过紧，以避免淤血和血液浓缩，影响部分检验结果，如造成血红蛋白和血细胞比容增高。

（5）掌握进针手感：不能从静脉侧面进针。针头进入静脉感觉是，皮肤有一定阻力，而静脉壁阻力较小，更富弹性。

（6）防止凝块和溶血：血液加入抗凝试管中应与抗凝剂充分混匀以达到抗凝目的；无需抗凝时则将血液直接注入试管中。防止血液标本溶血，因为溶血后标本不仅红细胞和血细胞比容减低，还会使血清（浆）化学成分发生变化。

（7）及时送检：血液标本采集后应立即送检，检验室接到标本后应尽快检查。抗凝静脉血可稳定8～12小时，如不能及时测定，应将其置于较稳定的环境中。测定前，若标本从冰箱内取出，需恢复至室温状态，混匀后再测定。用于生物化学检查的标本若不能及时检查，应将血清或血浆与细胞分离，进行适当的处理。

（8）保证生物安全：整个采血过程保证生物安全。一次性器材只能使用一次，不能再次使用。

（9）负压采血法：在抽血过程中，若使用一次性负压采血装置，当针头进入血管后会见少量回血，将负压采血管插入采血针中，因试管内负压作用，血液自动流入试管，到达采血量刻度后拔出试管即可。

（三）皮肤采血

皮肤采血法是常用的采血法之一，适用于静脉采血不可能或不建议的情况，也可用于出血时间测定、快速血糖测定或代替动脉血气的标本采集。

1.操作

(1)检查器材:仔细阅读患者申请单,决定采血量,准备每个试验所需的试管。取微量吸管和乳胶吸头相连,检查连接处是否漏气,或取一次性微量吸管备用。

(2)确定部位:婴幼儿选择足跟采血,其他患者选择中指、环指或耳垂。

(3)按摩充血:轻轻按摩皮肤或用热毛巾温暖皮肤,使局部组织自然充血。

(4)消毒皮肤:用75％乙醇脱脂棉球或碘酊脱脂棉球擦拭采血部位皮肤,待干。

(5)穿刺进针:用左手拇指和示指固定采血部位使其皮肤和皮下组织绷紧,右手持一次性消毒采血针自指尖腹内侧迅速刺入,深度 2～3 mm,立即出针。

(6)拭去血滴:待血液自然流出或稍加压力流出后,用干脱脂棉擦去第1滴血。

(7)吸取血量:血液自然流出时,用微量吸管吸血至 10 μL 刻度,然后用干脱脂棉压住伤口止血。如血流不畅,可以用左手自采血部位远端向指尖稍施压使血液流出。

(8)止血压迫:采血完成后,用干脱脂棉压住采血部位止血,若有可能,贴上创可贴。

(9)血液稀释:用干脱脂棉擦净微量吸管外部后,将吸管伸入装有稀释溶液的试管底部,慢慢排出吸管内的血液,并用上清液冲洗管内余血 3 次,最后将试管内的液体混匀。

2.注意事项

(1)采血准备:①在采集标本前,应使患者尽量保持平静,减少运动。住院患者应尽量在早晨卧床时采血。尽量避免药物及饮食对检验结果的影响。②在进行多项检查时,采集血液标本的顺序是血小板计数、红细胞计数、血红蛋白测定和白细胞计数与分类。③所选择采血部位的皮肤应完整,无烧伤、冻疮、发绀、水肿或炎症等。除特殊情况外,不要在耳垂、示指、拇指采血。半岁以下婴幼儿因手指小,可自拇指、脚趾或足跟内、外侧缘采血;严重烧伤者可选皮肤完整处采血。

(2)消毒要求:皮肤消毒后,应待乙醇或碘酊挥发后采血,否则流出的血液不易成滴。

(3)生物安全:因试验具有创伤性,必须严格按无菌技术操作,防止采血部位感染,做到一人一针一管,避免交叉感染,最好用一次性采血针。

(4)进针技术:进出针速度要迅速,伤口要有足够深度。

(5)标本质量:因第一滴血混有组织液,应擦去。如血流不畅切勿用力挤压,以免造成组织液混入,影响结果的准确性。如采血用于自动血液分析仪,最好以优质无菌纸巾擦血,以免棉纤维混入,造成仪器堵孔。

(6)器材校准:微量吸管应定期进行校准,容量误差≤1%。血液充入管内的速度不宜过快,避免出现气泡,血液弯月面达到刻度线处即可。

(7)检测时间:标本采集后应及时测定,最好在2小时内完成,不宜在冰箱内存放。

二、血涂片制备

血涂片制备是显微镜血细胞形态观察的前提。

1.操作

(1)血标本分类:①静脉采血标本是用 EDTA-K$_2$ 抗凝 1～2 小时内的标本,使用玻璃棒、毛细管、注射针头等在距载玻片一端 1 cm 处加 1 滴抗凝血,直径约4 mm。②皮肤采血标本是选择中指、环指,并先采红细胞、白细胞计数,再采血1 滴置清洁玻片上用于血涂片制备。

(2)推片:左手平执载玻片,或放在类似桌子等平坦地方,右手持推片从后方移动接近血滴,使推片与载玻片呈 30°～45°,用均匀速度向前将血液推成厚薄适宜的血涂片,血涂片应呈舌状,头、体、尾 3 部分,且清晰可见。所有血液必须在推片到达末端前用完。贫血患者推片速度要快。

(3)干燥涂片方法:①空气干燥是将推好的血涂片在空气中晃动,使其迅速干燥。②加热干燥是握住涂片,在距离酒精灯或 Bunsen 灯火焰上方 50 mm 处晃动,但不能直接对着火焰。

(4)标记信息:在载玻片的一端用记号笔编号,注明患者姓名或门诊/住院号。

2.注意事项

(1)采血:①不能采集示指或拇指血液、感染部位血液和耳垂部位血液。②不能使用肝素抗凝标本。

(2)玻片:必须清洁、干燥、无尘。新玻片应在清洁液中浸泡过夜,然后用水冲洗,最后用蒸馏水冲洗。已用过玻片应在 60 ℃清洁液中加热 20 分钟,然后用水冲洗,最后用蒸馏水冲洗。边缘破碎、表面有划痕的玻片不能再用。使用玻片时,只能手持玻片边缘,切勿触及玻片表面,以保持玻片清洁、干燥、中性和无油腻。

(3)推片:许多因素可影响血涂片的厚度,针对不同患者应有的放矢,对血细胞比容高、血黏度高的患者应采用小血滴、小角度和慢推,而贫血患者则应采用大血滴、大角度和快推。涂片质量不佳和可能的原因见表2-2。

表 2-2　涂片质量不佳和可能原因

涂片质量不佳	可能原因
不规则间断和尾部太长	推片污染、推片速度不连续、载玻片太脏
有空洞	载玻片污染脂肪、油脂
白细胞和血小板尾部分布不规则	制片技术差
涂片太长或太短	推片角度不佳
涂片没有尾部	血滴太大
涂片没有边缘空隙	推片太宽
有细胞退变现象	固定延迟、固定时间太短、甲醇污染
血涂片厚	血滴大、血黏度高、推片角度大、推片速度快
白细胞破损	推片时用力过猛

(4)固定:血涂片干透后方可固定染色,否则细胞尚未牢固地吸附在玻片上,在染色过程中容易脱落。

三、血涂片染色

(一)瑞氏染色法

1.原理

瑞氏染色液由酸性染料伊红和碱性染料亚甲蓝溶解于甲醇而成。不同的细胞因所含化学成分不同,对各种染料的亲和力也不同。其中,碱性(阳离子)染料能与细胞内酸性物质,如核酸(DNA 和 RNA)、核蛋白、嗜碱性颗粒、中性颗粒等阴离子结合染成蓝灰色。酸性(阴离子)染料能与细胞内碱性物质,如血红蛋白、嗜酸性颗粒等阳离子结合染成橘红色。

2.试剂

(1)瑞氏染液:含瑞氏染料 1.0 g、纯甲醇(AR 级以上)600 mL、甘油 15 mL。将全部染料放入清洁干燥的乳钵中,先加少量甲醇慢慢地研磨(至少 30 分钟),以使染料充分溶解,再加一些甲醇混匀,然后将溶解的部分倒入洁净的棕色瓶内,乳钵内剩余的未溶解的染料,再加入少许甲醇细研,如此多次研磨,直至染料全部溶解,甲醇用完为止。再加 15 mL 甘油密闭保存。

(2)磷酸盐缓冲液(pH 6.4～6.8):含磷酸二氢钾(KH$_2$PO$_4$)0.3 g、磷酸氢二钠(Na$_2$HPO$_4$)0.2 g、蒸馏水加至 1 000 mL。配好后用磷酸盐溶液校正 pH,塞紧瓶口贮存。如无缓冲液可用新鲜蒸馏水代替。

3.操作

(1)画线:待血涂片干透后,用蜡笔在两端画线,以防染色时染液外溢。

(2)加染色:将玻片平置于染色架上,滴加染液(Ⅰ液)3～5 滴,使其迅速盖满血涂片。

(3)加缓冲液:0.5～1.0 分钟后,滴加等量或稍多的缓冲液(Ⅱ液),轻轻摇动玻片或用吸球对准血涂片吹气,使染液充分混合。

(4)冲洗玻片:5～10 分钟后用流水冲去染液,待干。

(二)瑞-吉染色法

1.原理

瑞-吉染色(瑞氏-吉萨姆染色)法与瑞氏染色法基本相同。吉姆萨染色法提高了噻嗪染料的质量,加强了天青的作用,对细胞核和寄生虫着色较好,结构显示清晰,而胞质和中性颗粒则着色较差。

2.试剂

(1)Ⅰ液:含瑞氏染料 1 g、吉姆萨染料 0.3 g、甲醇 500 mL、中性甘油 10 mL。将瑞氏染料和吉姆萨染料置洁净研钵中,加少量甲醇,研磨片刻,再吸出上液。如此连续几次,共用甲醇 500 mL。收集于棕色玻璃瓶中,每天早、晚各摇 3 分钟,共 5 天,以后存放 1 周即能使用。

(2)Ⅱ液:即磷酸盐缓冲液(pH 6.4～6.8)。包含无水磷酸二氢钾 6.64 g、无水磷酸氢二钠 2.56 g,加少量蒸馏水溶解,用磷酸盐调整 pH,加水至 1 000 mL。

3.操作

操作步骤同瑞氏染色法,只是染色时用瑞-吉复合染液Ⅰ液和Ⅱ液替代瑞氏染液和磷酸盐缓冲液。

(三)方法学评价

1.干扰因素

(1)标本部位中不能采用的标本:①示指或拇指血液;②感染部位血液,如甲沟炎;③耳垂部位血液,含单核细胞太多。不能使用肝素抗凝标本。

(2)玻片质量:要制备良好的血细胞涂片,玻片必须清洁、干燥、无尘。新玻片应在清洁液中浸泡过夜或已用过的玻片应在 60 ℃清洁液中加热 20 分钟,然后用水冲洗,最后用蒸馏水冲洗。边缘破碎、表面有划痕的玻片不能再用。使用玻片时,只能手持玻片边缘,切勿触及玻片表面,以保持玻片清洁、干燥、中性和无油腻。

(3)涂片质量应考虑:①干燥性。干透后方可固定染色,否则细胞尚未牢固地吸附在玻片上,在染色过程中容易脱落。②血膜分布。低倍镜下观察血涂片应厚薄适宜,细胞不重叠,头尾及两侧有一定空隙,一些体积大的特殊细胞常在血涂片尾部出现。如有可能,干燥后血涂片先用中性树胶封片后再观察,不仅能长期保存血涂片,而且观察效果更佳。

(4)染液质量:新鲜配制的染液偏碱,染色效果较差,经在室温下贮存一定时间,亚甲蓝逐渐转变为天青 B 后方可使用,这一过程称染料成熟。放置时间越久,天青越多,染色效果越好,但必须盖严瓶口,以免甲醇挥发或氧化成甲酸。甲醇必须用 AR(无丙酮)。染液中也可加中性甘油 3 mL,防止甲醇挥发,使细胞染色较清晰。

(5)操作规范:

应规范操作,操作不当会影响血片质量(表 2-3)。

表 2-3 血片染色操作不当后果

操作注意事项	操作不当后果
加染液应适量	过少则易蒸发沉淀,一旦染料沉积在血涂片上,则不易冲洗,使细胞深染不易检查
冲洗时不能先倒掉染液,应以流水冲洗	染料沉着在血涂片上
冲洗时间不能过久	脱色
冲洗完的血涂片应立放于支架上	剩余水分浸泡脱色

2.质量保证

(1)涂片制作:质量不佳的表现包括不规则间断和尾部太长,因推片污染、推片速度不连续、载玻片太脏造成。有空洞,因载玻片污染脂肪、油脂造成。白细胞和血小板尾部分布不规则,因制片技术差造成。涂片太长或太短,因推片角度不佳造成。涂片没有尾部,因血滴太大造成。涂片很短,因血滴太小造成。涂片没有边缘空隙,因推片太宽造成。有细胞退变现象,因固定延迟、固定时间太短、甲醇污染造成。

(2)涂片厚度:影响因素包括血滴大、血黏度高、推片角度大、推片速度快则血涂片厚,反之则血涂片薄。对血细胞比容高、血黏度高患者应采用小血滴、小角度、慢推,而贫血患者则应采用大血滴、大角度、快推。推片时如用力过猛,白细胞容易破损。

（3）染色色泽：质量不佳包括太蓝,因涂片太厚、冲洗时间太短、中性水 pH 太高、染色时间太长、稀释染液重复使用、贮存染液暴露于阳光造成。太红,因冲洗时间太长、中性水 pH 太低、贮存染液质量不佳、涂片干燥前加封片造成。太淡,因染色时间太短、冲洗时间太长造成。染料沉积,因染料沉淀、染液未过滤、涂片太脏造成。蓝色背景,因固定不当、涂片未固定贮存过久、使用肝素抗凝剂造成。

加染液应适量,过少则易蒸发沉淀,一旦染料沉积在血涂片上,则不易冲洗,使细胞深染不易检查。冲洗时不能先倒掉染液,应以流水冲洗,以防染料沉着在血涂片上。冲洗时间不能过久,以防脱色。冲洗完的血涂片应立放于支架上,防止剩余水分浸泡脱色。

（4）染色时长：染色需要时间的长短与染液浓度、室温及细胞量有关。染液淡、室温低、细胞多则染色时间长;反之,可减少染色时间。必要时可增加染液量或延长时间。冲洗前,应先在低倍镜下观察有核细胞是否染色清楚,核质是否分明。每批染色液和缓冲液均需试染,以便掌握染色时间和加缓冲液比例。血细胞中各种有机物质,特别是蛋白质,对染色环境中氢离子浓度十分敏感。染色环境偏酸,增强伊红着色,红细胞、嗜酸性粒细胞染色偏红,核呈淡蓝色或不着色;染色环境偏碱,增强天青着色,所有细胞呈灰蓝色,颗粒呈深暗;嗜酸性颗粒呈暗褐色,甚至棕黑色;中性颗粒偏粗呈紫黑色,故应使用新鲜配制的中性水。如血涂片上有染料颗粒沉积,可用甲醇冲洗 2 次,并立即用水冲掉甲醇,待干后复染。染色太蓝,在含 1％硼酸 95％乙醇溶液冲洗 2 次,用中性水冲洗,待干镜检。染色过淡,可以复染。复染时应先加缓冲液,创造良好染色环境后加染液,或加染液与缓冲液混合液,不可先加染液。

第二节　红细胞检验技术

一、血红蛋白（haemoglobin,Hb）测定

（一）氰化高铁血红蛋白（hemiglobincyanide,HiCN）法

1.原理

在 HiCN 转化液中,红细胞被溶血剂破坏,各种血红蛋白（SHb 除外）中亚

铁离子(Fe^{2+})被高铁氰化钾氧化成高铁离子(Fe^{3+}),形成高铁血红蛋白(Hi)。Hi 与氰化钾(KCN)提供的氰根离子(CN^-)结合,生成稳定的复合物氰化高铁血红蛋白,棕红色的 HiCN 在波长 540 nm 处有吸收峰,用分光光度计测定该处的吸光度,再换算成每升血液中的血红蛋白浓度,或用 HiCN 参考液进行比色法测定制作标准曲线供查阅。

2.器材和试剂

(1)HiCN 试剂:氰化钾 0.05 g,高铁氰化钾[$K_3Fe(CN)_6$]0.20 g,无水磷酸二氢钾(KH_2PO_4)0.14 g,Triton X-100 1.0 mL,蒸馏水加至 1 000 mL,纠正 pH 至 7.0～7.4。

(2)标准 HiCN 参考液:浓度 200 g/L。

(3)分光光度计:带宽应<1 nm,比色杯光径 1.00 cm,允许误差为 0.5%,测定温度为 20～25 ℃。

(4)其他:微量吸管和移液管等。

3.操作

(1)加转化液:将 5 mL HiCN 转化液加入试管内。

(2)混合液体:取全血 20 μL 加到试管底部,用上清液反复冲洗吸管 3 次,血液与转化液充分混匀,静置 5 分钟。

(3)测定混合液:用符合 WHO 标准的分光光度计在波长 540 nm 处,光径为 1.00 cm 时,以 HiCN 转化液或蒸馏水调零,测定标本的吸光度(A)。

(4)换算结果:可选择以下任何一种方法。

使用计算公式如下。

$$血红蛋白 = A \times \frac{64\ 458}{44\ 000} \times 251 = A \times 367.7$$

式中:A 为 540 nm 处测定的标本吸光度;64 458 为血红蛋白平均分子量;44 000 为血红蛋白毫摩尔吸光系数;251 为稀释倍数。

查对标准曲线:将 HiCN 参考液倍比稀释为 50 g/L、100 g/L、150 g/L 和 200 g/L 四种血红蛋白浓度,在所用的分光光度计上 540 nm 分别测定各稀释度的吸光度,然后以参考液 Hb(g/L)为横坐标,吸光度测定值为纵坐标,在坐标纸上绘出标准曲线,通过标准曲线查出待测标本的血红蛋白浓度。

4.方法学评价

(1)干扰因素:①HiCN 转化液是一种低离子强度而 pH 又近中性的溶液。引起测定值假性增高的原因:转化液 HiCN 的稀释倍数不准确;红细胞溶解不当;血浆中脂质或蛋白量增加;白细胞计数$>20\times10^9$/L;血小板计数$>700\times10^9$/L。若因球蛋白异常增高引起的混浊,可向转化液中加少许固体氯化钠(约 0.25 g)或碳酸钾(约 0.1 g),混匀后可使溶液澄清。②标准曲线应定期检查并与所用的分光光度计相配。理论上,吸光度与血红蛋白浓度呈线性关系,故 HiCN 标准曲线应为坐标原点出发的一条直线。③加液量必须准确。标准微量吸管必须经过水银称量法校正。④ HbCO 转化为 HiCN 的速度缓慢,有时可长达数小时,如延长转化时间或加大试剂中 $K_3Fe(CN)_6$ 的用量,可望得到满意结果。

(2)质量保证:分光光度计校正。HiCN 转化液质量。HiCN 转化液安全性。

(二)十二烷基硫酸钠血红蛋白法

1.原理

十二烷基硫酸钠(sodium lauryl sulfate,SLS)作为一种阴离子表面活性剂,具有轻度氧化作用,血液中除 SHb 以外的所有血红蛋白均可低浓度 SLS 作用,亚铁血红素被氧化成稳定的棕红色高铁血红素样复合物(SLS-Hb),通过绘制标准曲线,间接计算血红蛋白浓度。

2.器材和试剂

(1)60 g/L 十二烷基硫酸钠磷酸盐缓冲液:将 60 g 十二烷基硫酸钠溶解于 33.3 mmol/L 磷酸盐缓冲液(pH 7.2),加 TritonX-100 70 mL 于溶液中混匀,加磷酸盐缓冲液至 1 000 mL,混匀。

(2)SLS 应用液:用蒸馏水将原液稀释 100 倍。

(3)器材:分光光度计、微量吸管、移液管等。

3.操作

(1)制备标准曲线:取 4 份不同浓度抗凝血分别用 HiCN 法及本法测定每份血液的血红蛋白浓度和吸光度,然后以 HiCN 法测得的血红蛋白浓度为横坐标,SLS 法测得的吸光度为纵坐标,绘制标准曲线。

(2)测定标本:取 SLS 应用液 5 mL 置于试管中,加入全血 20 μL,充分混匀,5 分钟后置 540 nm 下以应用液调零,测定其吸光度,查标准曲线。

4.方法学评价

(1)干扰因素:SLS 液可破坏白细胞,因此对某些血液分析仪不宜使用。

(2)质量保证:本法试剂不含氰化钾,反应产物也不污染环境,是较好的替代方法。但因 SLS-Hb 的毫摩尔消光系数尚未确认,故不能根据标本吸光度直接计算结果,需用 HiCN 法及本法分别测定多份不同浓度抗凝血或溶血的血红蛋白浓度和吸光度,通过绘制标准曲线,结果溯源到 HiCN 值。

(三)血红蛋白测定参考方法

1.血液标本

推荐采用静脉血和毛细血管血。静脉血使用 EDTA 盐或肝素盐抗凝,标本应充分颠倒混匀 12 次以上。脂血、高白细胞计数($>20\times10^9$/L)和高血小板计数($>700\times10^9$/L)引起的混浊会干扰 HiCN 法结果。

2.HiCN 试剂

应含有 $K_3Fe(CN)_6$ 200 mg、KCN 50 mg、KH_2PO_4 140 mg、非离子表面活性剂 0.5~1.0 mL,去离子水或蒸馏水加至 1 000 mL,呈透明淡黄色溶液,pH 7.0~7.4,渗透压 6~7 mOsm/kg,480 nm 以上的吸光度应为零。

3.HiCN 试剂过滤

在 540 nm 下因 HiCN 试剂吸光度每增加 0.001 会使 Hb 浓度假性增高 0.37 g/L,故 HiCN 试剂必须用直径 25 mm、低结合力、低释放、孔径 0.20~0.25 μm 的滤膜过滤,过滤后 HiCN 试剂在 750 nm、540 nm 和 504 nm 吸光度应为 A_{750} 值≤0.003,1.59≤A_{540}/A_{504}≤1.63。

4.标本稀释倍数

推荐标本的稀释倍数在 200~250 倍之间,吸光度约为 0.40。稀释方法为:①100 μL 充分混匀血液用 25.0 mL HiCN 试剂稀释,采用 A 级容量瓶;②将 40 μL 充分混匀血液使用 10.0 mL HiCN 试剂稀释。稀释后充分混匀 5 次,静置 3~5 分钟使血红蛋白转化为 HiCN。要求同一标本吸光度 CV≤0.5%。

5.测定方法

采用经校准的分光光度计和匹配的 1.00 cm 比色杯进行测定,在 540 nm 处读取吸光度值,以 HiCN 试剂或水作空白。要求分光光度计光谱狭缝宽度≤6 nm,使用汞、氢、氖发射光谱或氧化钬溶液校准分光光度计波长刻度,使用有证玻璃滤光片校准分光光度计吸光度刻度,使用亚硝酸钠、碘化钾或特殊玻璃滤光片验证杂光。

6.计算血红蛋白浓度

HiCN 溶液符合 Lambert-Beer 定律可由 A_{HiCN}^{540} 计算血红蛋白浓度,公式如下。

$$血红蛋白(g/L)=\frac{A_{HiCN}^{540}\times16\ 114.5\times F}{11.0\times d\times1\ 000}$$

式中:A_{HiCN}^{540} 为 540 nm 处 HiCN 溶液吸光度;16 114.5 为血红蛋白分子量;F

为稀释因子;11.0 为 HiCN 毫摩尔吸光系数的 1/4;d 为光径,通常为 1.00 cm;1 000 为 mg 转换成 g 的因子。

(四)参考值

男:131～172 g/L;女:113～151 g/L;新生儿:180～190 g/L;婴儿:110～120 g/L;儿童:120～140 g/L;老年男性:94～122 g/L;老年女性:87～112 g/L。

(五)临床意义

1.生理性

增高见于新生儿、高原地区居住者。减低见于婴儿、老人和妊娠中晚期等。

2.病理性

增高见于真性红细胞增多症、代偿性红细胞增多症如先天性心脏病和慢性肺病等。减低见于各种贫血、白血病、产后、手术后和大量失血等。

二、红细胞计数

(一)红细胞常规计数法

1.原理

采用等渗稀释液将血液标本稀释一定倍数,滴入血细胞计数室中,显微镜下计数一定区域内红细胞数,经换算得出每升血液中红细胞计数。

2.器材和试剂

(1)红细胞稀释液:枸橼酸钠 1.0 g,36% 甲醛液 1.0 mL,氯化钠 0.6 g,加蒸馏水至 100 mL,混匀、过滤两次后备用。

(2)器材:显微镜、改良 Neubauer 计数板和盖玻片、微量吸管等。

3.操作

(1)加稀释液:取小试管 1 支,加入红细胞稀释液 2.0 mL。

(2)加标本血:用清洁干燥微量吸管采集外周血或抗凝血 10 μL,擦去管外余血,轻轻加至红细胞稀释液底部,再轻吸上层清液冲洗吸管 2～3 次,以洗净管腔内的残留血液,立即混匀。

(3)混匀混合液:充分混匀后用干净微量吸管或玻璃棒将红细胞悬液充入计数池,室温下平放 2～3 分钟,待细胞下沉后于显微镜下计数。

(4)镜下计数:用高倍镜依次计数中央大方格内四角和正中 5 个中方格内的红细胞。

(5)公式计算如下。

$$红细胞数/L＝N×\frac{25}{5}×10×201×10^6＝N×10^{10}＝\frac{N}{100}×10^{12}$$

式中:N为表示5个中方格内数得的红细胞数;×25/5为将5个中方格红细胞数换算成1个大方格红细胞数;×10为将1个大方格红细胞数换算成1.0 μL血液内红细胞数;×201为血液的稀释倍数;×10^6为由1 μL换算成1 L。

4.方法学评价

(1)干扰因素:①器材均须清洁干燥。盖玻片、计数板、微量吸管应符合质量要求。②稀释液应等渗、新鲜、无杂质。稀释液要过滤,以免杂质、微粒被误认为细胞。如无上述稀释液时,也可用新鲜配制的等渗盐水代替。③采血过程不能过分挤压采血部位,针刺深部必须适当,采血应顺利、准确,采血部位不得有水肿、发绀、冻疮、炎症等,采血速度不应过慢,否则容易造成血内有凝块,导致细胞减少或计数分布不匀。如出现凝块,则应重新采血,并应充分混匀血液和抗凝剂,且在充池前再次混匀。④将细胞悬液注入改良Neubauer计数板的过程称为充池。充池前应将细胞悬液充分混匀,但要防止因剧烈振荡而破坏红细胞,将细胞悬液充入计数池时要一次完成,不能产生满溢、气泡或充池不足的现象。⑤红细胞数量明显增高时可适当加大稀释倍数,反之,则应适当减少稀释倍数,稀释倍数可通过改变稀释液加样量和/或液加样量进行适度调节。

(2)质量保证:①造成稀释倍数不准确的原因包括稀释液和/或血液加样量不准确;吸血时吸管内有气泡;未擦去吸管外余血;血液加入稀释液后,吸管带出部分稀释血液;稀释液放置时间过长,蒸发浓缩。②被检者采血姿势应从直立位换成坐位15分钟后才采血。坐位采血较仰卧位15分钟后采血的红细胞计数值高5%～10%,剧烈运动后迅速采血可使红细胞计数增加约10%,静脉压迫时间超过2分钟会使红细胞计数平均增高10%。③计数原则为大小方格内压线细胞的计数遵循数上不数下、数左不数右的原则,避免多数或漏数。④红细胞在计数池中若分布不均,要重新充池计数。在参考值数值内,2次红细胞计数相差不得超过5%。⑤计数范围要求计数5个中方格的红细胞。⑥经红细胞稀释液处理后,白细胞和红细胞同时存在,通常红细胞计数时已包含白细胞。一般情况下,外周血中白细胞仅为红细胞的1/1 000～1/500,白细胞数量在正常范围时,对红细胞的影响可忽略不计,但如白细胞过高,应对计数结果进行校正。⑦改良Neubauer计数板在启用前后每隔1年都要鉴定1次,以防不合格或磨损而影响计数结果的准确性。

(二)红细胞计数参考方法

1.一般技术要求

(1)血标本要求:①用符合要求的塑料注射器或真空采血系统采集新鲜静脉血标本,标本中不得有肉眼可见的溶血或小凝块;②标本的收集要求使用 EDTA-K_2 作为抗凝剂,抗凝剂的浓度为 $3.7 \sim 5.4~\mu mol/L$ 血,盛有标本的试管应有足够的剩余空间以便于血标本的混匀操作;③标本应置于 $18 \sim 22~℃$ 的温度条件下直至检测;④标本采集到标本检测的时间间隔应不超过 4 小时;⑤检测前应轻轻地颠倒盛有标本的试管,以便将标本充分混匀。

(2)加样器要求:使用经过校准的移液器,不准确度应 $\leqslant 0.5\%$,其不准确度应溯源至一级计量标准。

(3)容量瓶要求:使用硅硼酸玻璃制成的一级容量瓶。每个容量瓶应有经国家标准计量机构检定的标示体积,其不准确度为 $\pm 1\%$。

(4)计数杯要求:①计数杯的体积应有 10 mL;②计数杯应有足够的高度以保证在计数前电子细胞计数仪小孔管的小孔约在液体高度一半的位置,完成计数后在小孔上方至少有 1 cm 的液体高度;③使用前要保持计数杯的清洁,无化学污染物和颗粒物;④须确认是否因细胞黏附于计数杯上而导致计数值的持续下降。从每批计数杯中抽查检测。在计数杯内加入稀释标本,放置不同的时间进行检测,以确认计数杯是否合格,计数前样品杯内的稀释液必须充分混匀。

(5)仪器性能要求:①电子细胞计数仪的设计要达到每个细胞只能计数一次的要求。细胞通过计数敏感区时颗粒回流的可能性要很小,由此产生的脉冲应低于相应的低阈值;②电子仪器装置应有能力通过脉冲高度来区分检测的细胞、其他细胞和电噪声,且能保证检测误差足够小;③仪器小孔的直径为 $80 \sim 100~\mu m$,小孔长度为直径的 $70\% \sim 100\%$;④计数过程中吸入的标本体积的准确度要求在 1% 以内,准确度应溯源至国家或国际计量标准;⑤通过水银柱或其他适当物质的移动吸入标本,吸入标本的体积受温度影响的程度应 $<0.1\%/℃$;⑥为了避免人为因素的影响,设定阈值时要求保证信噪比在 $100:1$ 以上。

(6)试剂要求:①稀释液应为无菌、无毒,适用于检测系统的缓冲盐溶液,要求标示稀释液的渗透压的大小在 (280 ± 15) mOsm 范围内,在设定的阈值条件下稀释液的空白计数应 $<1 \times 10^5/L$;②在全血标本中计数白细胞时,红细胞须首先被溶解。溶血剂的作用不能影响白细胞计数,同时红细胞的碎片应被减至不被当作白细胞计入;③冲洗液由稀释液经真空脱气或加热至 90 ℃ 以去除气体。

2.计数方法

(1)冲洗:计数前用冲洗液冲洗仪器。

(2)重叠计数校正的稀释要求:计数的每一份标本都要进行重叠校正。进行重叠校正的标本稀释方法和检测次数:制备 2 份稀释原液(每份 0.1 mL 血＋20 mL稀释液)。0.02 mL、0.04 mL、0.06 mL 和 0.08 mL 稀释原液分别加入20 mL稀释液中以制备两套 4 个浓度的刺激稀释标本,浓度最高的次级稀释标本为(0.08 mL＋20 mL),稀释倍数为 1/50 451。每份次级稀释标本的计数次数分别为 12、6、4、3 次。

(3)混匀静止要求:将稀释标本移入计数杯,轻轻混匀约 30 秒,混匀过程中不能有气泡。计数应在稀释后 5 分钟内完成。

(4)计数过程:标本通过小孔的时间可依照制造商的推荐而定,按规定检测次数,对每份次级稀释标本进行重复检测。

(5)阈值验证:将低计数阈值设在血小板和红细胞脉冲信号之间波谷的位置。

(6)重叠计数校准方法:使用回归分析方法来检查回归的线性,分析的数据点由检测两套 4 个浓度的次级稀释标本得出,Y 轴代表每个水平的次级稀释标本的累积计数值,X 轴上的刻度将最高浓度次级稀释标本的浓度定位 1.0。如果变异的分析未显示非线性,那么回归直线的交叉点代表重叠校准的计数值。计数值为吸入小孔管的次级稀释最高浓度标本的红细胞计数值,因重复测定了3 次,故用该计数值除以 3,结果代表每毫升通过小孔的次级稀释标本内含的细胞数,最后,用计数值乘以 50 451 得红细胞的计数值。

(7)误差分析:红细胞计数的最大允许偏倚为 2.0%。

(三)参考值

男性为$(4.09 \sim 5.74) \times 10^{12}/L$;女性为$(3.68 \sim 5.13) \times 10^{12}/L$;新生儿为$(5.2 \sim 6.4) \times 10^{12}/L$;婴儿为$(4.0 \sim 4.3) \times 10^{12}/L$;儿童为$(4.0 \sim 4.5) \times 10^{12}/L$。

(四)临床意义

红细胞增加或减少的临床意义与血红蛋白测定相似。但在各种贫血中,红细胞内血红蛋白含量不同,红细胞和血红蛋白减少程度可不一致。

三、血细胞比容测定

(一)毛细管法

1.原理

将定量的抗凝血液在一定的速度和时间离心沉淀后,血液中的各种不同成分互相分离,计算压实红细胞占全血的比值,即毛细管法测定血细胞比容(hematocrit,Hct)。

2.器材和试剂

(1)毛细管:用钠玻璃制成专用玻管,长度为 75 mm±0.5 mm;内径为 1.155 mm±0.085 mm;管壁厚度为 0.20 mm,允许范围为 0.18～0.23 mm。

(2)密封胶:应使用黏土样密封胶或符合要求的商品,用于密封毛细管。

(3)高速离心机:专用离心机。离心半径应>8.0 cm,能在 30 秒内加速到最大转速,在转动圆周边的 RCF 为 10 000～15 000 g 时,转动 5 分钟,转盘的温度不超过 45 ℃。

(4)读数尺:特制读数换算尺。

3.操作

(1)吸取标本:虹吸法将血液充入专用毛细管中,至 2/3(50 mm)处,避免气泡产生。

(2)密封毛细管:把毛细管未吸血一端垂直插入密封胶,封口。密封胶柱应为 4～6 cm。

(3)离心:毛细管(封口端向外)放入专用高速离心机,以 RCF 12 500 g 离心 5 分钟。

(4)读数:取出离心后的毛细管置于专用读数板的凹槽中,移动滑尺刻度至还原红细胞层表层,读出相对应的数值。或用刻度尺分别测量红细胞层和全血层长度,计算其比值。

4.方法学评价

(1)干扰因素:①所用器具清洁干燥,防止溶血。②抗凝剂量要准确,并与血液充分,特别是防止血液稀释、凝固。③为防止破坏红细胞,毛细管的密封不能采用烧熔的方法。④离心速度直接影响结果,相对离心力以 10 000～15 000 g 为宜,当读数为>0.50 时,应再离心 5 分钟,放置毛细管的沟槽平坦,胶垫富有弹性,防止离心时血液漏出;一旦发生漏血,应清洁离心盘后重新测定。⑤结果假性增高时,红细胞形态异常(如小红细胞、大红细胞、球形红细胞、椭圆形红细胞或镰形红细胞等)和红细胞增多时应注明,因红细胞的变形性减低和数量增多可使血浆残留量增加,高网织红细胞或高白细胞等也可使血细胞比容假性增高;结果假性降低时,体外溶血和自身凝集等。

(2)质量保证:①离心后血液分为 5 层,自上而下分别为血浆层、血小板层、白细胞层和有核红细胞层、还原红细胞层(紫黑红色)、氧合红细胞层(鲜红色)。

读数以还原红细胞层表面为准。②红细胞异常时因变形性减低使血浆残留量增加,结果假性增高,而体外溶血和自身凝集会使结果假性降低。③因本法用高速离心,红细胞间残存的血浆量较少,因而结果较温氏法低。④重复性要求同一标本的两次测量结果之差不可>0.015。

(二)温氏法

1.原理

温氏法血细胞比容测定原理同毛细管法,但使用常规中速离心。

2.器材和试剂

(1)温氏管:平底厚壁玻璃管,长 110 mm,内径 3 mm(内径不均匀性误差<0.05 mm),管上刻有 0~100 mm 刻度,分度值为 1 mm,其读数一侧由下而上,供测血细胞比容用,另一侧由上而下,供红细胞沉降率测定用。

(2)细长毛细滴管。

(3)水平式离心机:RCF 在 2 264 g 以上。

3.操作

(1)吸取标本:用细长毛细滴管吸取混匀的抗凝血,插入温氏管底部,然后将血液缓慢注入至刻度"10"处,并用小橡皮塞塞紧管口。

(2)离心:将加好标本的温氏管置于离心机,以相对离心力 RCF 为 2 264 g 离心 30 分钟,读取压实红细胞层柱高的毫米数,再以同样速度离心 10 分钟,至红细胞层高度不再下降为止。

(3)读数:以还原红细胞层表面为准,读取红细胞层柱高的毫米数,乘以0.01,即为血细胞比容值。

4.方法学评价

(1)干扰因素:①抗凝剂因素。3.5 mg 的 $EDTA-K_2$ 或 0.2 mg 的肝素装于小试管内烘干,可抗凝 2 mL 血液,应严格控制加入量,抗凝剂用量过大可使红细胞皱缩。②标本因素。以空腹采血为好,采血应顺利。因静脉压迫时间过长(超过 2 分钟)会引起血液淤积与浓缩,所以当针刺入血管后应立即除去止血带再抽血,以防血细胞比容增加。上层血浆如有黄疸及溶血现象应予以注明,供临床医师参考。③吸取标本因素。抗凝血在注入温氏管前应反复轻微振荡,使血红蛋白与氧充分接触,注入温氏管时要避免产生气泡。

(2)质量保证:要确保离心条件的规范。因红细胞的压缩程度受相对离心力大小和离心时间的影响较大,故要求 RCF 为 2 264 g,离心 30 分钟,相对离心力

(g)＝1.118×10^{-5}×有效离心半径(cm)×每分钟转速^2。如有效离心半径不足或转速不足均可使相对离心力降低,必须适当延长离心时间或提高离心速度加以纠正。本法离心力不足以完全排除红细胞之间残留血浆(残留2%～3%),且用血量大,已逐步被毛细管微量法取代。

(三)血细胞比容测定参考方法

1.一般技术要求

(1)血液标本:静脉血使用 EDTA-K$_2$抗凝,容器体积应足够大,使空气体积占试管体积20%以上,当颠倒混匀8～10次后血液能充分混合,并全部氧合。毛细血管血应使用特制的、内部涂抗凝剂(常为肝素铵)的微量血细胞比容管,采自手指、耳朵或足跟穿刺部位,约需50 μL 血液。

(2)一次性玻璃毛细管性能:Ⅱ型的碱石灰玻璃,长度需为(75±0.5)mm,内径需为(1.155±0.085)mm,管壁厚度0.18～0.23 mm,粗细变化不超过内径与毛细管长度之比2%。

(3)封胶:特制的、柔软的、用于吸样后封闭毛细管一端。

(4)微量血细胞比容离心机性能:半径＞8 cm;相对离心力应为 10 000～15 000 g,启动 30 秒内达最高转速,至少应保持 5 分钟无明显发热;转子温度不超过 45 ℃;离心机有多个试管位置(如 24 个),样品轨道位置应有编号;有自动计时器。在使用前和每年应定期核查,用转速计核查离心速度,准确度为±1 r/min,用秒表核查计时器准确度和精密度。

(5)压积时间:选择 1 份正常和 1 份红细胞增多的血液标本,充分混匀,分别充满两根毛细管,离心 2 分钟,测量并记录结果。然后,再用充满新鲜血的毛细管,重复此过程,以 30 秒为增量,增加离心时间,直到血细胞比容值稳定。如果 4 分钟后血细胞比容值稳定,4.5 分钟时不再改变,那么 4.5 分钟即为合适的离心时间。

(6)血细胞比容读数板:应采用专用血细胞比容读数板,最好用防视差的游标,应定期用与血细胞比容管长度一致的、印有连续刻度的血细胞比容卡读数器对照核查。

2.操作方法

(1)混合:充分混合血液标本,通常用手颠倒混匀8～10次或用机械混匀器混合 2～3 分钟。若 4 ℃保存样品,使用前应先平衡至室温。

(2)吸样:不超过毛细管总长度的 2/3～3/4,待末端干燥,在未吸样端塞入特制封胶。良好的封口应使管内底部平整。

(3)离心:毛细管吸样后放入离心机,记录每根管子位置,按预设时间(通常5分钟)以 10 000~15 000 g 离心。

(4)读数:红细胞柱长度与全血柱总长度直接由血细胞比容读数器得出,应尽可能排除血小板和白细胞层所形成的棕黄层。

(5)判断结果:两次测定结果相差不超过 0.005 L/L。

(四)参考值

男:0.380~0.508;女:0.335~0.450。

(五)临床意义

临床意义与红细胞计数相似。增高可因红细胞数量绝对增加或血浆量减少所致,减低是诊断贫血的指标。

四、红细胞参数平均值测定

(一)方法学

1.原理

根据红细胞、血红蛋白浓度和血细胞比容结果,计算红细胞平均体积、红细胞平均血红蛋白量和红细胞平均血红蛋白浓度。

2.计算

(1)红细胞平均体积(mean corpuscular volume,MCV):是指全部红细胞体积的平均值。

$$MCV = \frac{每升血液中红细胞比容 \times 10^{15}}{每升血液红细胞数(个)} = XX(fL)$$

(2)红细胞平均血红蛋白量(mean corpuscular hemoglobin,MCH):是指全部红细胞血红蛋白含量的平均值。

$$MCH = \frac{每升血液中血红蛋白浓度(g) \times 10^{12}}{每升血液红细胞数(个)} = XX(pg)$$

(3)红细胞平均血红蛋白浓度(mean corpuscular hemoglobin concentration,MCHC):是指全部红细胞血红蛋白浓度的平均值。

$$MCHC = \frac{每升血液中血红蛋白克数(g/L)}{每升血液血细胞比容} = XX(g/L)$$

3.方法学评价

(1)红细胞参数平均值测定由红细胞计数、血红蛋白量及血细胞比容测定后计算,因此,必须用同一份凝血标本,且所测数据必须准确。

（2）红细胞参数平均值仅反映红细胞群体平均情况，无法阐明红细胞彼此之间的差异，对一些早期贫血也缺乏敏感性。

（二）参考值

见表 2-4。

表 2-4   MCV、MCH 和 MCHC 参考值

人群	MCV(fL)	MCH(pg)	MCHC(g/L)
成年人	80～100	26～34	320～360
1～3 岁	79～104	25～32	280～350
新生儿	86～120	27～36	250～370

（三）临床意义

红细胞参数平均值可用于贫血形态学分类及提示贫血的可能原因（表 2-5）。

表 2-5   贫血形态学分类及临床意义

贫血形态学分类	MCV	MCH	MCHC	临床意义
正常细胞性贫血	正常	正常	正常	急性失血、急性溶血、再生障碍性贫血
大细胞性贫血	增高	增高	正常	叶酸、维生素 B_{12} 缺乏或吸收障碍
单纯小细胞性贫血	降低	降低	正常	慢性炎症、尿毒症
小细胞低色素性贫血	降低	降低	降低	铁缺乏、维生素 B_6 缺乏、珠蛋白生成障碍性贫血

五、异常红细胞形态检查

（一）方法学

1.原理

对血涂片进行染色后，不同形态的细胞，因化学成分和化学性质不同，对酸性和碱性染料的亲和作用、吸附作用就不一样，因而使不同形态的细胞呈现出各自的染色特点。利用光学显微镜可直接观察到正常红细胞的形态，并识别异常红细胞形态红细胞形态学。

2.器材和试剂

显微镜，载玻片。

3.操作

（1）低倍镜观察：低倍镜下观察染色血涂片中红细胞的分布和染色情况。选择细胞分布均匀、染色良好、红细胞紧密排列但不重叠区域（一般在血涂片的体尾交界处）。

（2）油镜观察:滴加香柏油1滴,在油镜下仔细观察上述区域中红细胞的形态,同时浏览全片是否存在其他异常细胞。

（3）记录描述:观察记录标本红细胞形态特别是异常红细胞的形态变化和/或数量。

4.方法学评价

（1）干扰因素:在制片和染色过程中的人为因素会造成红细胞形态异常,例如,涂片不当;玻片不符合要求;抗凝剂EDTA浓度太高,或血液长时间放置;染色不当;涂片干燥过慢或固定液中混有少许水分;涂片末端附近,可见与长轴方向一致的假椭圆形红细胞等。

（2）质量保证:①红细胞在整张血涂片上通常不是均匀分布的,应先在低倍镜下估计细胞的分布和染色情况,理想的红细胞形态检查应在红细胞单个分散、毗邻而不重叠的区域。②浏览全片细胞,是否存在其他异常细胞,因异常成分常集中在涂片的边缘,容易漏检。一般真的异形红细胞全片都可见到同样异常,而假异形红细胞常局限于个别区域。③检验人员资质要求有合格的血液细胞形态检验人员,经严格培训有理论与实践经验的血细胞检验人员是细胞形态学检查质量保证的前提。

(二)临床意义

正常静态红细胞呈双面凹的圆盘形,其形态和大小的差异对贫血的鉴别有很大的价值。正常成人红细胞直径为$7.5\sim8.7\ \mu m$,随细胞衰老轻微变小,正常红细胞瑞氏染色下呈红棕色,吉姆萨染色下呈粉红色,中心1/3染色相对灰白,表现出双面凹形态,是红细胞不受外界变形性应力支配时呈现出的形态,称(圆)盘形红细胞。在多种外界因素影响下,盘形红细胞可快速地转变为口形和棘形锯齿形红细胞两种形态。

1.不同红细胞命名

红细胞结构和形态国际上采用统一的希腊词根,根据红细胞的三维形态学特征,对不同红细胞进行命名。

（1）棘形红细胞Ⅰ～Ⅲ型:原称为锯齿状细胞。整个细胞上布满分布均匀的短刺,即有10～30个小突起。常见于尿毒症、肝病和消化性溃疡等。

（2）棘形红细胞:原称为刺状细胞。红细胞上的刺形态不规则,长度不等,分布不均匀,有2～10个不同长度、不同直径的半球形尖刺,其表面突起的基底部宽度不等。常见于无β脂蛋白血症、酒精性肝病和脾切除后等。

（3）口形红细胞:原称为口形细胞、杯形、蘑菇柄形、单面凹形、微球形细胞。

呈单面凹的碗形细胞,形态由碗形(Ⅰ型)变为表面有小凹的球形(血涂片上呈口形)。常见于遗传性球形红细胞增多症、遗传性口形红细胞增多症和酒精性肝硬化等。

(4)球形口形红细胞:原称为微球形细胞、球形细胞。尽管球形红细胞命名已久,但实际上并非是真正球形的细胞,为血红蛋白浓度致密的球形红细胞,其厚度明显增加,使细胞中心凹陷度明显减少,甚至消失。扫描电镜显示持续存在小凹陷或表面不规则,提示其来源于口形红细胞。常见于遗传性球形红细胞增多症、免疫性溶血性贫血和输血后等。

(5)裂红细胞:原称为盔形细胞、碎片细胞、裂细胞。通常呈半圆盘形,有两个或三个尖端,细胞较小,为不规则碎片,是红细胞发生机械性损伤后,由两个相反的膜表面发生黏合所致,比正常盘形红细胞小,且出现一个或多个僵硬和扭曲的膜区域,此区域为红细胞受损或发生黏合的部位。常见于微血管病性溶血性贫血、癌肿和心瓣膜病等。

(6)椭圆形红细胞:延伸的椭圆形(有血红蛋白的极性),呈卵形双面凹圆盘状,可有不同的椭圆形态,从轻度椭圆形、圆柱形、双极性至延伸形。常见于遗传性椭圆形红细胞增多症、珠蛋白生成障碍性贫血和铁缺乏等。

(7)镰形红细胞:红细胞中含聚合的血红蛋白S,有多种形态如双极形、冬青叶形和不规则的刺形,是因镰形血红蛋白多聚化而形成的多种形态的细胞。常见于镰形细胞病、血红蛋白C病和血红蛋白M等。

(8)靶形红细胞:呈钟形,在干燥的血涂片上呈靶形,因膜相对过多引起细胞中央膜的皱褶,血红蛋白在细胞分裂处聚集,导致细胞中心密度增高而呈牛眼样或靶形。常见于阻塞性肝病、血红蛋白病和珠蛋白生成障碍性贫血等。

(9)泪滴形红细胞:原称为泪滴形、球拍形或尾形细胞,只有一个延长的尖端。常见于骨髓纤维化伴骨髓样化生、骨髓病性贫血和珠蛋白生成障碍性贫血等。

(10)薄形红细胞:原称为薄片细胞。细胞较薄,血红蛋白位于外周,通常细胞直径很大,细胞中心颜色苍白,周围有一圈较窄的血红蛋白带,细胞表面积/体积比增高。常见于珠蛋白生成障碍性贫血、阻塞性肝病。

(11)角细胞:红细胞上的空泡破裂形成红细胞的棘,细胞呈半月形或纺锤形,细胞体积相对正常,具有两个或多个突起。常见于弥散性血管内凝血(disseminate intravascular coagulation,DIC)和人工血管等。

2.红细胞和网织红细胞包涵体

(1)Howell-Jolly 小体(Howell-Jolly bodies,H-J 小体):是较小的核残留物,是有丝分裂过程中从纺锤体分离出来的染色质,瑞氏染色下呈致密核的颜色,H-J 小体呈球形,直径多不超过 0.5 μm,通常见到单个,有时可见多个。常见于脾切除后、溶血性贫血核巨幼细胞贫血等。

(2)Cabot 环:呈环形或"8"字形的紫色,组成成分尚未查明,可能来源于异常有丝分裂中的纺锤体,或富含组蛋白和非血红蛋白铁的附着粒。常见于巨幼细胞贫血。

(3)嗜碱性点彩颗粒:在瑞氏染色下呈深蓝色的颗粒,其大小、数量不等,电镜显示由核糖体聚集而成,包括退化的线粒体和铁蛋白体。常见于铅中毒和珠蛋白生成障碍性贫血。

(4)Heinz 小体:常规瑞氏或吉姆萨染色下,Heinz 小体不能显色,在灿烂甲酚蓝或亚甲蓝活体染色后显示蓝绿色,常附着于红细胞膜的内侧,向胞质内凸出,由变性的蛋白质、血红蛋白组成。常见于化学刺激、遗传性磷酸己糖通路缺陷和珠蛋白生成障碍性贫血等。

(5)血红蛋白 H 包涵体:能与灿烂甲酚蓝或亚甲蓝等氧化还原性染料发生反应,导致异常血红蛋白的变性和沉淀,在光镜下呈特殊的高尔夫球样,由 β 链四聚体组成,是 α 链生成障碍所致的 β 链相对过多所致。常见于 β-珠蛋白生成障碍性贫血、不稳定血红蛋白病和红白血病。

(6)含铁小体和 Pappenheimer 小体:网织红细胞内可见含铁小体,含铁的颗粒较大,数量较多,通常位于细胞周围,电镜显示为含铁微团的线粒体,也可包含退化的线粒体、核糖体和其他细胞残留物,但不是铁蛋白聚合体。Pappenheimer 小体是瑞氏染色下的含铁小体,电镜显示为贮存于溶酶体的铁。

(7)痘痕红细胞:在干涉显微镜下,红细胞表面可见坑洞或凹陷,是与细胞膜相邻的自体吞噬泡,这些囊泡是红细胞通过脾微循环时清除细胞残留物的工具。常见于脾切除后。

六、网织红细胞计数

(一)试管法

1.原理

网织红细胞(reticulocyte,Ret)胞质内残存少量核蛋白体和核糖核酸等嗜碱性物质,经煌焦油蓝或新亚甲蓝等染液活体染色后呈蓝色网织状或点粒状,可与完全成熟的红细胞区别。

2.器材和试剂

(1)10 g/L 煌焦油蓝生理盐水溶液:将煌焦油蓝 1.0 g,枸橼酸三钠 0.4 g,氯化钠 0.85 g,溶于双蒸水 100 mL 中,混匀,过滤后贮存于棕色试剂瓶中备用。

(2)新亚甲蓝溶液:新亚甲蓝 0.5 g,草酸钾 1.4 g,氯化钠 0.8 g,蒸馏水加至 100 mL,过滤后贮存于棕色试剂瓶中备用。

(3)器材:显微镜、载玻片等。

3.操作

(1)加染液:于小试管中加入染液 2 滴。

(2)加标本:在加入新鲜全血 2 滴,立即混匀,室温下放置 15~20 分钟。

(3)制涂片:取混匀染色血 1 小滴制成薄血涂片,自然干燥。

(4)低倍镜观察:选择红细胞分布染色良好、分布均匀的部位。

(5)油镜观察:在所选血片部位计数至少 1 000 个红细胞中的网织红细胞。

(6)计算结果如下。

$$网织红细胞百分数 = \frac{计数\ 1\ 000\ 个成熟红细胞中网织红细胞数}{1\ 000\ 个成熟红细胞}$$

$$网织红细胞绝对数(个/L) = 网织红细胞百分数 \times 红细胞数/L$$

(7)网织红细胞共分 4 型。①Ⅰ型(丝球形):红细胞几乎被网织物充满。②Ⅱ型(网型):红细胞中央呈线团样结构松散。③Ⅲ型(破网型):红细胞内网状结构稀少,呈不规则枝点状排列。④Ⅳ型(点粒型):红细胞内嗜碱性物质少,呈分散的细颗粒、短丝状。

4.方法学评价

(1)干扰因素:①选择红细胞分布均匀、网织红细胞着色好的部位计数,凡含 2 个以上网织颗粒的细胞均应计为网织红细胞。因网织红细胞体积较大,故应兼顾血片边缘和尾部。②注意易于混淆的形态,网织红细胞为蓝绿色网织状或点粒状结构,分布不均。HbH 包涵体为蓝绿色圆形小体,均匀散在于整个红细胞内,一般在室温 10~60 分钟后出现。

(2)质量保证:①染液质量直接影响网织红细胞计数的准确性。煌焦油蓝染液长期普遍应用,但溶解度低,易形成沉渣吸附于红细胞表面;新亚甲蓝对 Ret 染色力强且稳定,是 WHO 推荐使用的染液。试剂应定期配制,以免变质沉淀。瑞氏染液复染可使网织红细胞数值偏低。②染色时间不能过短,室温低时,可放置 37 ℃温箱或适当延长染色时间。染液与血液的比例以 1：1 为宜。③因网织红细胞在体外仍继续成熟，其数量随着保存时间的延长而递减，所以标本采集后应及时处理、染色和测定，因染料吸附可人为地增高网织红细胞计数值。

(二)Miller 窥盘法

1.原理

为了提高网织红细胞计数的精度和速度，国际血液学标准委员会(International Committee for Standardization in Hematology,ICSH)推荐使用 Miller 窥盘。将 Miller 窥盘放置于接目镜内，于 Miller 窥盘的小格内计数所有成熟红细胞，在大格内(含小格)计数网织红细胞。

2.器材和试剂

(1)Miller 窥盘(图 2-1)：圆形玻片，厚 1 mm，直径 19 mm。玻片上刻有大方格 B 和小方格 A，面积比为 9：1。

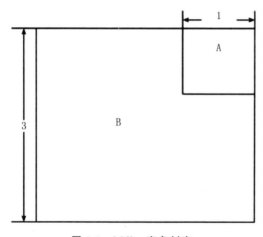

图 2-1　Miller 窥盘刻度

(2)其他：同试管法。

3.操作

(1)操作基本步骤：同试管法。

(2)置放 Miller 窥盘：计数前，将 Miller 窥盘置于接目镜内。

(3)油镜计数：计数小方格内成熟红细胞数，大方格内网织红细胞数。为达到规定精度水平，建议根据网织红细胞的数量决定所应计数的红细胞数量(表 2-6)。

表 2-6　网织红细胞计数达到 10% 精度需计数的红细胞数

网织红细胞(%)	Miller 窥盘小方格内需要计数红细胞数	计数量相当于红细胞总数
1	1 100	9 900
2	544	4 900
5	211	1 900
10	100	900
20	44	400
50	11	100

(4)计算如下。

$$网织红细胞百分数 = \frac{大方格内的网织红细胞数}{小方格内红细胞数 \times 9} \times 100$$

4.方法学评价

(1)干扰因素:规范了计算区域,减少了试验误差,是 ICSH 推荐方法。

(2)质量保证:网织红细胞生成指数:若贫血时骨髓生成红细胞增多,大量尚未成熟红细胞释放入血,仅用网织红细胞百分数或绝对数表达不能确切表达贫血情况,为此,提出在贫血时用网织红细胞生成指数(reticulocyte production index,RPI)报告,代表网织红细胞生成相当于正常人多少倍。若 RPI>3,提示溶血性贫血或急性失血性贫血;RPI<1 时,提示骨髓增生低下或红细胞系成熟障碍所致贫血。

$$RPI = \frac{网织红细胞百分数}{网织红细胞成熟天数} \times \frac{患者血细胞比容}{正常人血细胞比容}$$

式中:网织红细胞成熟天数与血细胞比容相关。正常人血细胞比容通常成人取 0.45。患者血细胞比容为血细胞比容 0.39~0.45,成熟天数为 1 天;血细胞比容为0.34~0.38,成熟天数为 1.5 天;血细胞比容为 0.24~0.33,成熟天数为 2 天;血细胞比容为0.15~0.23,成熟天数为 2.5 天;血细胞比容为<0.15,成熟天数为 3 天。

(三)网织红细胞计数测定参考方法

1.血液标本

(1.5~2.2)mg/mL 的 EDTA-K_2抗凝全血标本。

2.染液

新亚甲蓝 1.0 g 溶解于 100 mL 等渗 pH 7.4 的磷酸盐缓冲液中,过滤后贮存在 2~6 ℃黑暗环境中,可稳定 1 个月。

3.染色方法

(1)加染液:在试管内加入 100 μL 血液和 100 μL 染液。

(2)染色:室温染色 3～5 分钟。

(3)制片:取细胞悬液制作涂片。

(4)镜检:待干后镜检。

4.计数方法

(1)低倍镜观察:要求涂片上细胞分布均匀。

(2)油镜分类计数:每个视野红细胞内网织红细胞数量,按"城垛式"移动涂片,计数量应根据所需达到的精度而定(表 2-7)。

表 2-7 网织红细胞计数达到精度目标所需计数红细胞数

网织红细胞(%)	精度目标		
	2%	5%	10%
1	247 500	39 600	9 900
2	122 500	19 600	4 900
5	47 500	7 600	1 900
10	22 500	3 600	900
20	10 000	1 600	400
50	2 500	400	100

(3)应由两位检验人员在视频成像系统或双头显微镜上同时计数,以获得最佳结果。

5.结果报告

采用下列公式计算网织红细胞百分率,通过乘以参考方法得到的红细胞计数值,可求得网织红细胞绝对值。

$$网织红细胞百分率 = \frac{网织红细胞数量}{红细胞数量+网织红细胞数量} \times 100$$

(四)参考值

1.网织红细胞百分数

成人为 0.005～0.025;新生儿为 0.02～0.06。

2.网织红细胞绝对数

成人和儿童:$(24～84) \times 10^9/L$。

(五)临床意义

1.增加

表示骨髓造血功能旺盛,各种增生性贫血均可增多,溶血性贫血增加尤为显著。

2.减少

常见于再生障碍性贫血。

七、红细胞沉降率测定

(一)魏氏法

1.原理

将枸橼酸钠抗凝血置于特制刻度血沉管内,垂直立于室温 1 小时后,读取上层血浆的高度,即为红细胞沉降率(简称血沉)。血沉测定实际上是测量单位时间内红细胞下沉后残留血浆段的高度或长度,而并非真正的红细胞下降速度,因此,国际临床化学联合会和国际纯粹和应用化学联盟对血沉的重新定义为血液沉降长度。

2.器材和试剂

(1)血沉管:ICSH 规定,血沉管为全长 300 mm±1.5 mm,两端相通,一端有规范的 200 mm 刻度魏氏管(玻璃或塑料制品),管内径 2.55 mm,管内均匀误差 <5%,横轴与竖轴差<0.1 mm,外径 5.5 mm±0.5 mm,管壁刻度200 mm,误差±0.35 mm,最小分度值为 1 mm,误差<0.2 mm。

(2)血沉架:应放置平稳,不摇动,不振动,避免直射阳光,血沉管直立 90°±1°,不漏血。

(3)109 mmol/L 枸橼酸钠溶液。

3.操作

(1)取静脉血 1.6 mL,加入含 109 mmol/L 枸橼酸钠溶液 0.4 mL 试管中,混匀。

(2)用血沉管吸取混匀抗凝血至 0 刻度处,拭去管外附着的血液,将血沉管直立在血沉架上。

(3)室温静置 1 小时后,观察红细胞下沉后血浆高度,读取结果。

4.方法学评价

(1)干扰因素:红细胞在单位时间内下沉速度与血浆蛋白的量和质、血浆中脂类的量和质、红细胞大小与数量、是否成串钱状聚集、血沉管的内径、清洁度、放置是否垂直和温度高低等因素有关。血沉标本应在采血后 3 小时内测定,测定前要充分混匀。血沉测定室温要求为 18～25 ℃,在测定期内温度不可上下波动,稳定在 ±1 ℃之内,室温过高时血沉加快,可以按温度系数校正,但室温过低时血沉减慢,无法校正。

(2)质量保证:魏氏法是传统方法,已成为国内的规范方法。ICSH、美国临床实验室标准化协会(Clinical and Laboratory Standards Institute,CLSI)以及 WHO 均对血沉的标准化发表过多个文件,其中影响最大的为 ICSH 的推荐法及 CLSIH2-A4 血沉参考法和选择法认可标准,均以魏氏法为基础,规定了从采样至报告结果的各个环节。ICSH 和 CLSI 均采用标准化等级分类,内容基本相似。血沉测定迄今仍未建立确定性方法,血沉测定目前首选为参考法,其次为标准化方法(相当于二级参考法),再次为选择法即工作法或常规法。血沉测定参考法或标准化方法制定了操作规程,新方法对血沉管规格、抗凝剂使用、血标本制备等重新做了规定,其突出的优点是采用 EDTA 抗凝,可与血液分析仪共用 1 份抗凝静脉血标本,并在分析结果时易于综合白细胞的变化进行判断。

血沉最主要的原因是红细胞发生缗钱样聚集,成团的红细胞重量超过了血浆的阻逆力而下沉。血沉的影响因素很多,主要有血浆、红细胞及测定条件等。为保证结果的可靠性,血沉检测前患者应注意控制饮食及某些药物的使用(表 2-8)。

表 2-8 血沉测定的影响因素

因素		血沉加快	血沉减慢
血浆	成分	不对称大分子物质纤维蛋白原、γ 球蛋白和异常克隆性免疫球蛋白、α、β 球蛋白,胆固醇和甘油三酯	清蛋白、糖蛋白及磷脂酰胆碱等
红细胞	数量	贫血,但严重贫血时,血沉不快	红细胞数量增加
	形态	大红细胞	红细胞大小不均或球形、镰形细胞增多时
	表面电荷	某些病毒、细菌、药物、代谢产物和异常抗体等中和了细胞表面的负电荷	
测定因素	抗凝剂	浓度高	浓度低
	标本	溶血	
	血沉管	血沉管倾斜	不干净或血柱含气泡
	温度	温度过高	温度过低

(二)自动血沉仪法

1.原理

红细胞下沉分为 3 个阶段:红细胞缗钱样聚集期,约需 10 分钟。红细胞快速沉降期,约 40 分钟。细胞堆积期,约 10 分钟,此期红细胞缓慢下降,紧密堆积于容器底部。全自动血沉仪根据红细胞下沉过程中血浆浊度的改变,采用光电比浊、红外线扫描或摄影法动态分析红细胞下沉各个时段血浆的透光度,以微电脑记录并打印结果。

2.器材和试剂

(1)自动血沉仪:均用红外线扫描检测。根据型号不同,可有 5~100 根试管同时检测,有的还有恒温装置。

(2)试管:应使用与仪器匹配的试管或一次性专用管。

(3)109 mmol/L 枸橼酸钠溶液。

3.操作

详细阅读说明书,严格按厂商操作规程进行。

4.方法学评价

(1)干扰因素:可记录红细胞下沉全过程及各个时段的改变。测定结果应与"参考方法"比较,制定参考范围。

(2)质量保证:目前仪器型号较多,工作原理各有不同,方法也尚未达到标准化,原则上要求把好采血、混匀、仪器熟练操作等环节。

(三)参考值

<50 岁时男性<15 mm/h,女性<20 mm/h。>50 岁时男性<20 mm/h,女性<30 mm/h。>85 岁时男性<30 mm/h,女性<42 mm/h。儿童<10 mm/h。

(四)临床意义

血沉是一项灵敏但缺乏特异性的指标,不能用于疾病的诊断,但对于疾病的鉴别和动态观察具有一定的参考价值。血沉加快有一定的临床应用价值(表 2-9),血沉减慢的临床意义不大。

表 2-9　引起血沉病理性增快的常见原因及可能机制

分类	原因	可能机制
炎症疾病	急性细菌感染	血中急性时相反应蛋白迅速增多
	风湿病活动期,风湿性关节炎	抗原抗体复合物增加
	结核病活动期,风湿热活动期	纤维蛋白原大幅度升高

续表

分类	原因	可能机制
组织损伤	严重创伤和大手术后,心肌梗死后3~4天	血中急性时相反应蛋白迅速增多
恶性肿瘤	恶性肿瘤	与 α2 巨球蛋白、纤维蛋白原、肿瘤组织坏死、感染和贫血有关
自身免疫性疾病	某些结缔组织疾病 免疫性内耳疾病的辅助诊断	血沉与 CRP、RF、抗核抗体等具有相似的敏感性 血中热休克蛋白升高
高球蛋白血症	多发性骨髓瘤、巨球蛋白血症、系统性红斑狼疮、肝硬化、慢性肾炎	免疫球蛋增高
高胆固醇血症	动脉粥样硬化、糖尿病、黏液性水肿、原发性家族性高胆固醇血症	胆固醇增高

第三节　白细胞检验技术

一、白细胞计数

(一)白细胞计数常规法

1.原理

白细胞计数采用白细胞稀释液将血液稀释一定的倍数,同时破坏溶解红细胞。将稀释的血液注入血细胞计数板,在显微镜下计数一定体积内白细胞数量,经换算即可求出每升血液中的白细胞数量。

2.器材和试剂

(1)白细胞稀释液:2%冰醋酸溶液中加入 10 g/L 结晶紫 3 滴。

(2)器材:显微镜、改良 Neubauer 计数板、盖玻片和微量吸管等。

3.操作

(1)吸取稀释液:用吸管吸取白细胞稀释液 0.38 mL 于小试管中。

(2)吸取血标本:用微量吸管吸取新鲜全血或外周血 20 μL,擦去管尖外部余血。将吸管插入小试管中白细胞稀释液的底部,轻轻放出血液,并吸取上层白细胞稀释液洗尽管内壁 2~3 次。

(3)混匀悬液:将试管中的血液与稀释液混匀,待细胞悬液完全变为棕褐色。

(4)充液:再次将小试管中的细胞悬液混匀。用玻璃棒蘸取细胞悬液 1 滴,注入改良 Neubauer 计数板的计数池中,室温下静置 2～3 分钟,待白细胞完全下沉后再做白细胞计数。

(5)低倍镜计数:计数范围为计数板的四角 4 个大方格内的白细胞总数。

(6)计算如下。

$$白细胞数/L = \frac{N}{4} \times 10 \times 20 \times 10^6 = \frac{N}{20} \times 10^9$$

式中:N 表示 4 个大方格内的白细胞数;4 是指每个大方格的白细胞平均数量;×10 为将 1 个大方格白细胞数换算成 1.0 μL 血液内白细胞数;×20 为血液的稀释倍数;×10^6 为由 1 μL 换算成 1 L。

4.方法学评价

(1)干扰因素:①充池前应适当用力、快速振荡 30 秒,以充分混匀白细胞悬液,但应避免过多气泡影响充池和准确计数;充池应避免充液过多,避免气泡及充液后移动盖玻片;②白细胞数量过多时,应采用加大稀释倍数的方法;数量过少时,可采用扩大计数域的方法。否则影响计数准确性;加盖玻片影响;③加盖玻片的方式可影响充液的高度,进而影响计数结果,WHO 推荐采用推式法,此法较盖式法更能保证充液体积的高度为 0.10 mm。

(2)质量保证:①校正工具包括稀释用吸管、微量吸管、改良 Neubauer 计数板均为计量工具,使用前需经过严格的校正,否则将直接影响计数结果的准确性。②计数池内细胞分布应尽可能均匀,各大方格间的细胞数相差不应超过 10%,若相差太大,应重新充池。③计数原则为计数大小方格内的压线细胞时,遵循数上不数下、数左不数右的原则。④校准原则为白细胞稀释液不能破坏有核红细胞,后者可使白细胞计数结果偏高,此时应计算白细胞校正值,公式如下。

$$白细胞校正值/L = \frac{100}{100 + 有核红细胞} \times 校正前白细胞数$$

(二)白细胞计数参考方法

1.一般技术要求

同红细胞计数参考方法。制备双份稀释标本,每 0.08 mL 血液中加入 20 mL稀释液中,计数前加入溶血剂。在确保红细胞完全溶解、红细胞残骸不至计入白细胞、溶血剂对白细胞计数发生影响之前,对白细胞进行计数。计数红细胞的小孔管可用于白细胞计数。

2.计数方法

(1)阈值验证:将低阈值设在红细胞碎片引起的噪声和白细胞信号之间。

(2)重叠校准:制备 4 份原级白细胞稀释标本,0.02 mL、0.04 mL、0.06 mL 和 0.08 mL 血液分别加入 20 mL 稀释液。回归线的交点代表最大浓度原级稀释标本(0.08 mL + 20 mL)的重叠校准值。重复检测的次数分别为 12 次、6 次、4 次、3 次。用计数值乘以 251 得出白细胞的计数值。

(3)误差分析:白细胞计数的最大允许偏倚为 4%。

(三)参考值

成人为 $(4\sim10)\times10^9/L$;儿童为 $(15\sim20)\times10^9/L$;婴儿为 $(11\sim12)\times10^9/L$;新生儿为 $(15\sim20)\times10^9/L$。

(四)临床意义

1.增加

(1)生理性增加:新生儿、活动和进食后、运动、疼痛、情绪激动、妊娠期、分娩期和吸烟等。

(2)病理性增加:常见于急性感染、炎症、组织损伤、血细胞破坏、急性失血、恶性肿瘤和急性中毒等。

2.减少

常见于感染、血液病、理化损伤、脾功能亢进和自身免疫疾病等。

二、白细胞分类计数和异常白细胞形态检查

(一)白细胞分类计数常规法

1.原理

白细胞分类计数是将血液制成细胞分布均匀的血涂片,用瑞氏染液染色,根据各类细胞的形态特点和颜色差异将白细胞区别并进行计数。通常分类 100 个白细胞,计算得出各种白细胞所占的百分率。

2.器材和试剂

(1)试剂:瑞氏染液和磷酸盐缓冲液。

(2)器材:显微镜、载玻片等。

3.操作

(1)制备血片:将血涂片用瑞氏染液染色,冲洗干净,自然干燥后待用。

(2)低倍镜观察:在全片对细胞分布、数量、染色情况作初步估计。

（3）油镜观察：选择血片细胞分布和染色良好区域（一般在血片体尾交界处），加香柏油 1 滴，对白细胞从细胞大小、细胞核、细胞质等多方面作认真仔细地观察。

（4）顺序计数：观察 100 个或 200 个中性粒细胞，记录相应 5 类白细胞数量。

（5）计算百分率：按各类白细胞数量计算出各自的分类百分率。

（6）白细胞形态观察：油镜下，在同一张血片上，记录有病理变化各种白细胞形态。

（7）计算中性粒细胞毒性指数如下。

$$毒性指数 = \frac{有中毒颗粒的中性粒细胞数}{计数的中性粒细胞数}$$

4.方法学评价

（1）干扰因素：①首先应采用低倍镜观察血涂片的染色质量及细胞分布情况，注意血涂片边缘及尾部有无巨大的异常细胞和寄生虫等，若发现异常应报告。②分类计数中若发现异常或幼稚白细胞，应逐个分类计数和报告，并包括在白细胞分类的比值或百分率中。分类计数中见到幼稚红细胞，应逐个计数，但不计入 100 个白细胞内，而以分类 100 个白细胞时见到幼稚红细胞的数量来报告，并注明其所属阶段。③应在同一张血片上注意观察成熟红细胞和血小板的形态、染色、数量及其分布情况。有核红细胞可干扰白细胞计数和分类。④注意区别含中毒颗粒的中性粒细胞和嗜碱性粒细胞，区别要点为嗜碱性粒细胞与中性粒细胞比，细胞核较少分叶，染色较浅，嗜碱颗粒着色更深，较大且大小不均匀，细胞边缘常分布较多，常覆盖分布于细胞核上。⑤血涂片染色偏碱或染色时间过长时，中性颗粒可误认为中毒颗粒，故应注意全片各种细胞的染色情况。

（2）质量保证：①血涂片不良将影响白细胞分类计数结果，甚至导致错误的分析结果。目前，普遍采用传统的楔形，约 3 cm×2 cm，表面光滑，两边留有小于 0.3 cm 的空隙，中间有恰当大小（1.0～1.5 cm）的阅片区，另一端有同样大小的厚片区。染色后的细胞色彩鲜明，能显示出各种细胞特有的色彩，细胞核结构和细胞质颗粒清楚。②因各种白细胞的体积和密度不同，在血涂片中分布不均匀。体积较小、密度较大的淋巴细胞在体部较多，而体积较大、密度较小的单核细胞和粒细胞在尾部和两侧较多，异常大的细胞则常出现在尾部。因此，应选择细胞分布均匀、染色效果好的部位进行分类。若采用离心法涂片，可获得细胞分布均匀、形态完好的血涂片。③白细胞分类计数的准确性与分类计数的白细胞数量有关，被计数的白细胞占总计数白细胞的比例越大，误差就越小，为兼顾临床工作效率,分类计数白细胞数量可根据白细胞总数而定。

(二)白细胞分类计数参考方法

1.血涂片制备

(1)血片数量:每份标本制作 3 张血涂片。要求所用玻片清洁、干燥、无尘,大小为 25 mm×75 mm,厚度为 0.8～1.2 mm,并有明确标记。如果标本中白细胞数量少时,需要制备更多血涂片。

(2)制片前:使用 EDTA-K$_2$ 抗凝血血液标本时,应在采集后 4 小时内制备血涂片。在制片前,标本应充分混匀。

(3)制片中:用楔形技术制备血涂片。在玻片近一端 1/3 处,加 1 滴(约 0.05 mL)充分混匀的血液,握住另一张较狭窄的、边缘光滑的涂片,以 30°～45° 使血滴沿推片迅速散开,快速、平稳地推动推片至玻片的另一端。

2.血涂片染色

Romanowsky 类染料由亚甲蓝和/或亚甲蓝氧化产物(天青 B)和卤化荧光素(通常为伊红 B 或 Y)组成。良好的染色能准确鉴别成熟和未成熟白细胞或异常细胞。

在采血制片 1 小时内,用 Romanowsky 类型染液染色,或在 1 小时内用无水甲醇(含水量<3%)固定后染色。

3.血涂片检查步骤

(1)显微镜检查顺序:低、高倍镜(10～40 倍)进行浏览,观察有无异常细胞和细胞分布情况;然后在油镜下(100 倍),观察细胞质内的颗粒和核分叶情况。

(2)视野观察顺序:检查从约 50% 的红细胞互相重叠区域开始,向红细胞完全散开的区域推移,血涂片较薄的区域,呈羽状,为"血片边缘"区域。

(3)判别"可接受"区域:中性粒细胞、单核细胞和淋巴细胞分布均匀的区域为血涂片分类"可接受"区域,当白细胞总数正常时,在血涂片尾部和边缘,每油镜视野所见的白细胞数量不超过血涂片体部的 2～3 倍。

(4)判别"可接受"细胞:除某些病理情况外,破碎细胞或不能识别细胞数量不超过白细胞总数的 2%,若破碎细胞仍能明确鉴别,应包括在分类计数中。在结果报告中,应设其他栏,以备填写破碎细胞或不能识别细胞,并作适当描述。

(5)分类计数顺序:采用"城垛式"方法检查血涂片,每个明确识别的细胞必须归入下列分类中,即中性分叶核粒细胞、中性杆状核粒细胞、淋巴细胞、异型淋巴细胞、单核细胞、嗜酸性粒细胞、嗜碱性粒细胞、其他有核细胞,能明确识别的破碎细胞。

计数总白细胞数量:每张血涂片应计数 200 个白细胞,若标本中白细胞数量减少,应增加检查血涂片的数量。

(6)计算白细胞分类结果:以各类白细胞的百分率和绝对值表示。白细胞分类绝对值=白细胞分类百分率×白细胞计数值

(7)计数有核红细胞:结果以每 100 个白细胞计数中见到几个表示。

(三)参考值

见表 2-10 和表 2-11。

表 2-10　成人白细胞分类计数参考值

细胞	比值	百分率(%)	绝对值(×10⁹/L)
中性杆状核粒细胞	0.00～0.05	0～5	0.00～0.70
中性分叶核粒细胞	0.50～0.70	50～70	1.80～7.80
嗜酸性粒细胞	0.01～0.03	1～3	0～0.45
嗜碱性粒细胞	0～0.02	0～2	0～0.20
淋巴细胞	0.18～0.42	18～42	1.00～4.80
单核细胞	0.02～0.11	2～11	0～0.80

表 2-11　18 岁以下人群白细胞分类计数参考值(百分率,%)

细胞	新生儿	婴幼儿	儿童
中性杆状核粒细胞	0～14	0～5	0～5
中性分叶核粒细胞	20～67	18～46	35～65
嗜酸性粒细胞	1～6	1～4	1～4
嗜碱性粒细胞	0～2	0～2	0～2
淋巴细胞	18～62	37～78	23～53
单核细胞	1～17	2～14	2～11

(四)临床意义

1.正常白细胞形态

(1)中性分叶核粒细胞:细胞大小为 10～15 μm,呈圆形或卵圆形,细胞核与细胞质比率为 1:3,细胞核分叶,叶间有丝状连接,分为 2～5 叶,核染色质聚集,无核仁,细胞质染成淡粉红色,含大量特异性颗粒。

中性杆状核粒细胞:细胞大小为 10～18 μm,呈圆形或卵圆形,细胞核与细胞质比率为 1:1.5～1:2,细胞核呈 S 形、C 形、U 形或分叶形,可见峡状染色质,核染色质粗颗粒状聚集,无核仁,细胞质丰富,染成粉红色,含大量特异性颗

粒,罕见嗜天青颗粒。

中性粒细胞增多和减少的临床意义同白细胞计数。

(2)淋巴细胞:细胞大小为 $7\sim15~\mu m$,呈圆形或卵圆形,细胞核与细胞质比率为 2:1~5:1,细胞核通常呈圆形或卵圆形,偶见核凹陷或轻度切迹,核染色质散在致密或粗颗粒状聚集,副染色质无或少量,无核仁,有时可见小的、淡的核小体,细胞质少至中等量,淡蓝色至中度嗜碱性,可见核周淡染区,有时有副核窝,小淋巴细胞无颗粒,大淋巴细胞的细胞质较多,含少量粗大嗜天青颗粒。

淋巴细胞增多常见于感染性疾病、肿瘤性疾病和组织移植术后等。减少常见于流行性感冒、HIV 感染和结核病等。

(3)单核细胞:细胞大小为 $12\sim20~\mu m$,呈圆形,可有伪足,细胞核与细胞质比率为 2:1~4:1,细胞核形态各异,呈圆形、卵圆形、马蹄形、切迹形或分叶形,核染色质轻度聚集,无核仁,细胞质含蓝灰色颗粒,少量空泡。

单核细胞增多常见于感染、结缔组织病、血液病和恶性肿瘤等。

(4)嗜酸性粒细胞:成熟型细胞大小为 $10\sim15~\mu m$,幼稚型细胞大小为 $10\sim18~\mu m$,呈圆形或卵圆形,成熟型细胞核与细胞质比率为 1:3,幼稚型细胞核与细胞质比率为 1:2~2:1,细胞核分叶状,通常 2~3 叶,由细丝状染色质连接,分叶核和杆状核的核染色质致密、块状,幼稚型的核染色质疏松、细致,无核仁,细胞质内充满粗大、球形、均一的橘红色有折光性的颗粒,部分可脱颗粒,幼稚型可含有少量深紫色嗜天青颗粒。

嗜酸性粒细胞增多常见于过敏性疾病、寄生虫病、皮肤病、感染性疾病和血液病等。减少常见于传染病急性期、严重组织损伤和垂体或肾上腺皮质功能异常等。

(5)嗜碱性粒细胞:细胞大小为 $10\sim15~\mu m$,呈圆形或卵圆形,细胞核与细胞质比率为 1:3~1:2,细胞核分叶状,常被颗粒覆盖,核染色质聚集,无核仁,细胞质含粗大、致密、深紫色或黑色颗粒。

碱性粒细胞增多常见于过敏性和炎症性疾病、嗜碱性粒细胞白血病和骨髓增殖性疾病等。

2.异常粒细胞形态

(1)中性粒细胞核象变化:包括核左移和核右移。核左移是指外周血中性杆状核粒细胞增多和/或出现晚幼粒细胞、中幼粒细胞、甚至早幼粒细胞的现象(杆状核以前阶段细胞>5%)。常见于化脓性感染、急性溶血和应用细胞因子等。若核左移伴白细胞总数增高称为再生性左移,常见于急性化脓性感染、急性中毒和急性溶血等。若核左移伴白细胞总数正常或减低称为退行性核左移,常见于再生障碍性贫血、粒细胞缺乏症和伤寒等。

核右移是指外周血中性分叶核粒细胞增多,并且 5 叶核以上中性粒细胞 >3% 的现象。常见于巨幼细胞贫血、内因子缺乏所致的恶性贫血和感染等。

(2)中性粒细胞毒性变化:在严重化脓性感染、败血症、恶性肿瘤、急性中毒和大面积烧伤等病理情况下,中性粒细胞可发生一系列形态变化,具体表现如下。①大小不均:中性粒细胞的体积大小相差悬殊,不均一性增大。②中毒颗粒:中性粒细胞的胞质中出现壁正常中性颗粒粗大、大小不等的紫黑色或深紫褐色颗粒。③空泡形成:中性粒细胞的胞质或胞核可出现 1 个或数个空泡。④Dohle小体:中心粒细胞因毒性变化而在胞质中保留的局部嗜碱性区域,呈圆形、梨形或云雾状,染成天蓝色或灰蓝色,直径 0.1~2 μm,最大可达 5 μm,单个或多个,常位于细胞边缘。⑤退行性变:细胞发生胞体肿大、结构模糊、边缘不清楚、核固缩、核肿胀和核溶解等现象。

(3)中性粒细胞核形态变化。①多分叶核中性粒细胞:成熟中性粒细胞胞体增大,核分叶 5~9 叶,甚至 10 叶以上,各叶大小差异很大,核染色质疏松,常见于巨幼细胞贫血等。②巨杆状核中性粒细胞和巨多分叶核中性粒细胞:前者胞体可大至 30 μm,核染色质略细致,着色变浅,胞核呈肥大杆状或特长带状,后者胞核分叶超过 5 叶,常见于巨幼细胞贫血和恶性贫血等。③双核粒细胞和环形核粒细胞:前者是中性粒细胞内出现 2 个细胞核,后者是杆状核呈环形,常见于骨髓异常增生综合征、粒细胞白血病和巨幼细胞贫血等。

(4)Auer 小体:又称棒状小体。粒细胞胞质中出现的红色细杆状物质,一个或数个,长 1~6 μm。若出现数个 Auer 小体呈束状排列,称为 faggot 细胞。常见于急性粒细胞白血病。

(5)Pelger-Huet 畸形:成熟中性粒细胞核分叶能力减退,核常呈杆状、肾形、眼镜形、哑铃形或少分叶,但染色质致密、深染,聚集成小块或条索状,其间有空白间隙。常见于常染色体隐性遗传性疾病、骨髓增生异常综合征和急性髓细胞白血病等。

(6)Chediak-Higashi 畸形:中性粒细胞、嗜酸性粒细胞、嗜碱性粒细胞、单核细胞和淋巴细胞中均含几个至数十个直径为 2~5 μm 的包涵体,呈异常巨大的紫蓝色或淡灰色块状物。常见于 Chediak-Higashi 综合征。

(7)May-Hegglin 畸形:中性粒细胞、嗜酸性粒细胞、嗜碱性粒细胞、单核细胞终身含无定形的淡蓝色包涵体,与 Dohle 小体类似而体积大且圆。为常染色体隐性遗传性良性畸形。

（8）Alder-Reilly畸形：中性粒细胞、嗜酸性粒细胞、嗜碱性粒细胞、单核细胞和淋巴细胞的胞质中含巨大深染嗜天青颗粒，呈深红色或紫色包涵体，但不伴有白细胞增多、核左移和空泡等。常为常染色体隐性遗传，伴骨或软骨畸形。

3.异常淋巴细胞形态

（1）异型淋巴细胞：①Ⅰ型（空泡型）又称为泡沫型或浆细胞型，细胞较正常淋巴细胞稍大，多为圆形，细胞核偏位，呈圆形、椭圆形、肾形或不规则形，染色质呈粗网状或不规则聚集粗糙块状，细胞质丰富，深蓝色，无颗粒，含有大小不等的空泡或呈泡沫状。②Ⅱ型（不规则型）又称为单核细胞型，细胞较Ⅰ型细胞明显增大，外形不规则，似单核细胞，细胞核呈圆形或不规则形，染色质较Ⅰ型细致、疏松，细胞质丰富，淡灰蓝色或蓝色，有透明质感，着色不均匀，边缘处蓝色较深，呈裙边样，可有少许嗜天青颗粒，一般无空泡。现认为此型最多见。③Ⅲ型（幼稚型），又称为未成熟型或幼淋巴细胞型，细胞较大，细胞核较大，呈圆形或椭圆形，染色质呈细致网状，可有1～2个核仁，细胞质量较多，呈深蓝色，多无颗粒，偶有小空泡。常见于传染性单核细胞增多症、过敏性疾病或结缔组织病等。

（2）卫星核淋巴细胞：淋巴细胞主核旁有1个游离的卫星小核。常见于接受大剂量电离辐射和核辐射后等。

第四节　血小板检验技术

一、血小板计数

（一）血小板计数常规法

1.原理

血小板计数（platelet count，PLT）是测定全血中的血小板数量，与血液红（白）细胞计数相同。普通显微镜直接计数法是根据使用稀释液的不同，血小板计数方法可分为破坏红细胞稀释法和不破坏红细胞稀释法。相差显微镜直接计数法是利用光线通过物体时产生的相位差转化为光强差、从而增强被检物体立体感,有助于识别血小板。

2.器材和试剂

(1)1‰草酸铵稀释液:分别用少量蒸馏水溶解草酸铵 1.0 g 和 EDTA-Na₂ 0.012 g,合并后加蒸馏水至 100 mL,混匀,过滤后备用。

(2)器材:显微镜、改良 Neubauer 计数板和盖玻片、微量吸管等。

3.操作

(1)取清洁小试管 1 支,加入血小板稀释液 0.38 mL。

(2)准确吸取毛细血管血 20 μL。擦去管外余血,置于血小板稀释液内,吸取上清液洗 3 次,立即充分混匀。待完全溶血后再次混匀 1 分钟。

(3)取上述均匀的血小板悬液 1 滴,充入计数池内,静置 10～15 分钟,使血小板下沉。

(4)用高倍镜计数中央大方格内四角和中央共 5 个中方格内血小板数。

(5)计算:血小板数/L＝5 个中方格内血小板数×10⁹/L

4.方法学评价

(1)干扰因素:普通光学显微镜直接计数血小板的技术要点是从形态上区分血小板和小红细胞、真菌孢子及其他杂质。用相差显微镜计数经草酸铵稀释液稀释后的血小板,易于识别,还可照相后核对计数结果,因而国内外将本法作为血小板计数的参考方法。

(2)质量保证:质量保证原则是避免血小板被激活、破坏,避免杂物污染。①检测前:采血是否顺利(采血时血流不畅可导致血小板破坏,使血小板计数假性减低)、选用的抗凝剂是否合适(肝素不能用于血小板计数标本抗凝;EDTA 钾盐抗凝血标本取血后 1 小时内结果不稳定,1 小时后趋向平稳)、储存时间是否适当(血小板标本应于室温保存,低温可激活血小板,储存时间过久可导致血小板计数偏低)。②检测中:定期检查稀释液质量。计数前先做稀释液空白计数,以确认稀释液是否存在细菌污染或其他杂质。③检测后:核准结果,常用方法:用同 1 份标本制备血涂片染色镜检观察血小板数量;用参考方法核对;同 1 份标本 2 次计数,误差＜10％,取 2 次均值报告,误差＞10％需做第 3 次计数,取 2 次相近结果的均值报告。

(二)血小板计数参考方法

1.血液标本

(1)用合乎要求的塑料注射器或真空采血系统采集健康人的静脉血标本。

(2)使用 EDTA-K$_2$ 抗凝剂,浓度为每升血中含 $3.7 \sim 5.4$ μmol(每毫升血中含 $1.5 \sim 2.2$ mg)。

(3)盛有标本的试管应有足够的剩余空间以便于血标本的混匀操作。标本中不能有肉眼可见的溶血或小凝块。

(4)标本置于 $18 \sim 22$ ℃室温条件下,取血后 4 小时之内完成检测。

(5)为了保证红细胞和血小板分布的均一性,在预稀释和加标记抗体前动作轻柔地将采血管反复颠倒,充分混匀标本。

2.试剂和器材

(1)器材:为避免血小板黏附于贮存容器或稀释器皿上,在标本检测的整个过程中必须使用聚丙烯或聚苯乙烯容器,不得使用玻璃容器和器皿。

(2)稀释液:用磷酸盐缓冲液作为稀释液,浓度为 0.01 mol/L,pH $7.2 \sim 7.4$,含 0.1%的牛血清白蛋白。

(3)染色液:使用异硫氰酸荧光素标记的 CD41 和 CD61 抗体,这两种抗体可以与血小板膜糖蛋白 Ⅱa/Ⅲb 复合物结合,用于检测血小板。实验室应确认该批号抗体是否能得到足够的染上荧光的血小板,抗体应能得到足够高的血小板的荧光信号以便通过 log FL 1(528 nm 处的荧光强度)对 log FS(前向散射光)的图形分析,将血小板以噪声、碎片和红细胞中分辨出来。

3.仪器性能

(1)使用流式细胞仪,通过前向散射光和荧光强度来检测血小板和红细胞。仪器在检测异硫氰酸荧光素标本的直径为 2 μm 的球形颗粒时必须有足够的敏感度。

(2)用半自动、单通道、电阻抗原理的细胞计数仪检测红细胞,仪器小孔管的直径为 $80 \sim 100$ μm,小孔的长度为直径的 $70\% \sim 100\%$,计数过程中吸入稀释标本体积的准确度在 1%以内(溯源至国家或国际计量标准)。

4.检测方法

(1)用加样器加 5 μL 充分混匀(至少轻柔颠倒标本管 8 次)的血标本于 100 μL 已过滤的磷酸盐缓冲液-牛血清白蛋白稀释液中。

(2)加 5 μL CD41 抗体和 5 μL CD61 抗体染液,在室温 $18 \sim 22$ ℃、避光条件下放置 15 分钟。

(3)加 4.85 mL 磷酸盐缓冲液-牛血清白蛋白稀释液制备呈 1∶1 000 的稀释标本,轻轻颠倒混匀以保证血小板和红细胞充分混匀。

(4)用流式细胞仪检测时,应至少检测 5 000 个信号,其中血小板应多于

1 000,流式细胞仪的设定必须保证每秒计数少于 3 000 个信号。如果同时收集到红细胞散射光的信号和血小板的荧光信号应被视为红细胞-血小板重叠,计数结果将被分别计入红细胞和血小板。直方图或散点图均可被采用,但推荐使用散点图。检测过程中推荐使用正向置换移液器。

(5)血小板计数值的确定:使用流式细胞仪确定红细胞/血小板的比值。R=红细胞/血小板,用红细胞计数除以 R 值得到血小板计数值。

(三)参考值

$(100\sim300)\times10^9/L$。

(四)临床意义

血小板数量随时间和生理状态的不同而变化,午后略高于早晨;春季较冬季低;平原居民较高原居民低;月经前减低,月经后增高;妊娠中晚期增高,分娩后减低;运动、饱餐后增高,休息后恢复。静脉血血小板计数比毛细血管高 10%。

血小板减低是引起出血常见的原因。当血小板在$(20\sim50)\times10^9/L$时,可有轻度出血或手术后出血;低于$20\times10^9/L$,可有较严重的出血;低于$5\times10^9/L$时,可导致严重出血。血小板计数超过$400\times10^9/L$为血小板增多。病理性血小板减少增多的原因及意义见表 2-12。

表 2-12 病理性血小板减少和增多的原因及意义

血小板	原因	临床意义
减少	生成障碍	急性白血病、再生障碍性贫血、骨髓肿瘤、放射性损伤、巨幼细胞贫血等
	破坏过多	原发性血小板减少性紫癜、脾功能亢进、系统性红斑狼疮等
	消耗过多	DIC、血栓性血小板减少性紫癜
	分布异常	脾肿大、血液被稀释
	先天性	新生儿血小板减少症、巨大血小板综合征
增多	原发性	慢性粒细胞白血病、原发性血小板增多症、真性红细胞增多症等
	反应性	急性化脓性感染、大出血、急性溶血、肿瘤等
	其他	外科手术后、脾切除等

二、异常血小板形态检查

(一)方法学

1.原理

与识别异常红细胞形态相似。

2.器材和试剂

显微镜,载玻片。

3.操作

(1)低倍镜观察:低倍镜下观察血涂片染色情况和血小板分布情况。选择细胞分布均匀、染色良好、红细胞紧密排列但不重叠区域(一般在血涂片的体尾交界处)。

(2)油镜观察:滴加香柏油1滴,在油镜下仔细观察上述区域中血小板形态。

(3)记录描述:观察记录标本中血小板形态,特别是异常血小板形态变化。

(二)参考值

正常血小板呈两面微凸的圆盘状,直径为 $2\sim4~\mu m$,新生血小板体积大,成熟者体积小。在血涂片上往往成簇分布,其形态多数为圆形、椭圆形或略欠规则;胞质呈淡蓝或淡红色,中心部位有细小、分布均匀的紫红色颗粒。

血小板大小所占的比例不一致,巨型为 $0.7\%\sim2.0\%$,大型为 $8\%\sim16\%$,中型为 $44\%\sim49\%$,小型为 $33\%\sim44\%$。

(三)临床意义

1.大小异常

血小板可出现明显的大小不均变化,巨型血小板直径可以 $>20~\mu m$,主要见于原发性血小板减少性紫癜、粒细胞白血病、血小板无力症、巨大血小板综合征、骨髓增生异常综合征和脾切除后等。小的血小板直径 $<2~\mu m$,主要见于缺铁性贫血、再生障碍性贫血等。

2.形态异常

血小板可以出现杆状、逗点状、蝌蚪状、蛇形和丝状突起血小板等不规则和畸形血小板,正常人偶见(少于 2%)。影响血小板形状改变的因素很多,各种形态异常又无特异性,因此不规则和畸形的血小板比值超过 10% 时才有临床意义。

3.聚集、分布异常

血小板聚集、分布状态可间接反映其功能。聚集功能正常的血小板在非抗凝血外周血涂片中常可见聚集成簇或成团,聚集与散在血小板之比为 $20:1$。

(1)血小板增多:原发性血小板增多症和血小板增多的慢性粒细胞白血病,血小板可呈大片聚集。

(2)血小板减少:再生障碍性贫血和原发性血小板减少性紫癜因血小板数量

少,血小板聚集成团情况明显减少。

(3)血小板功能异常:血小板无力症时血小板无聚集功能,且散在分布,不出现聚集成团的现象。另外,用 EDTA 抗凝血制作的血涂片,血小板不聚集呈散在分布状态。

(4)血小板卫星现象:血小板围绕着中性粒细胞的现象,偶见于 EDTA 抗凝血,与患者血清内存在某种能与 EDTA 反应的因子有关。

第三章 体液及排泄物检验

第一节 脑脊液检验

脑脊液(cerebrospinal fluid,CSF)是存在于脑室、蛛网膜下腔和脊髓中央管中的无色透明液体,主要产生于双侧侧脑室脉络丛。脑脊液检验是常规的临床检验项目之一,主要对中枢神经系统感染、脑室出血或蛛网膜下腔出血等疾病的诊断、鉴别诊断和疗效观察有着重要的参考价值。目前,脑脊液一般检验主要采用理学(感官检查)、化学(包括传统化学和免疫化学检验)和显微镜检验技术(包括不染色或染色标本的普通光学显微镜检验)等。

一、脑脊液标本采集

脑脊液标本由临床医师以无菌操作进行腰椎穿刺采集,必要时也可从小脑延髓池或侧脑室穿刺采集。获得合格的脑脊液标本涉及的环节包括容器准备、标本采集和处理方法。

(一)标本容器

采集脑脊液的容器应为无菌加盖透明试管,试管容积≥5 mL。一般需要准备3～4支试管。目前,脑脊液标本采集容器已有商业化专用管,容器标记信息必须明显、准确、完整。

(二)标本采集和转运

1.采集方法

脑脊液通常是由腰椎穿刺采集,必要时可从小脑延髓池或侧脑室穿刺获得。患者需侧卧于硬板床,背部与床面垂直,两手抱膝紧贴腹部,头向前胸屈曲,使躯干呈弓形,脊柱尽量后凸以增宽脊椎间隙。临床医师常规消毒,戴无菌手套,覆盖无菌洞巾,用 2% 利多卡因自皮肤到椎间韧带作局部麻醉。持穿刺针以垂直背部方向缓缓刺入,针尖稍斜向头部,进针深度 3～5 cm(儿童为 2～3 cm)。当针头穿过韧带与硬脑膜时,有阻力突然消失的落空感,此时可将针芯慢慢抽出,即可见脑脊液流出,穿刺成功后首先进行压力测定。

2.采集量

脑脊液应采集 3～4 管,第 1 管用于细菌培养检查(无菌操作),第 2 管用于化学和免疫学检查,第 3 管用于一般性状及细胞学检查(如遇高蛋白标本时,可加 EDTA 抗凝),怀疑有肿瘤细胞可加一管用于脱落细胞检查,每管 2～3 mL 为宜。

3.标本采集适应证和禁忌证

(1)适应证:①原因不明的剧烈头痛、昏迷、抽搐、瘫痪,疑为脑炎或脑膜炎者。②有脑膜刺激征者。③疑有颅内出血、中枢神经梅毒、脑膜白血病等。④神经系统疾病需系统观察或需进行椎管内给药、造影和腰麻等。

(2)禁忌证:①腰穿留取脑脊液前,一定要考虑是否有颅内压升高。如果眼底检查发现视盘水肿,先要做 CT 或 MRI 检查。影像学上如显示脑室大小正常且没有移位或后颅没有占位性征象,才可腰穿取脑脊液。②穿刺部位有化脓性感染灶。③凝血酶原时间延长、血小板计数低于 50×10^9/L、使用抗凝药物或任何原因导致的出血倾向,应在凝血障碍纠正后才能进行腰穿。④开放性颅脑损伤或有脑脊液漏。

4.标本转运

脑脊液标本留取后应立即送检。脑脊液标本必须由专人或专用的物流系统运送。标本运送过程中为保证安全及防止溢出,应采用密闭的容器。如果标本溢出,应以 0.2% 过氧乙酸溶液或 75% 乙醇溶液对污染的环境进行消毒。

5.送检时间

常规分析项目不要超过 1 小时,脑脊液放置过久,可发生下列变化而影响检验结果:细胞破坏、沉淀、纤维蛋白凝块形成导致细胞分布不均匀而使计数不准确。细胞离体后会逐渐退化变形,影响细胞分类计数和形态识别。脑脊液葡萄糖因细胞或微生物代谢而不断分解,造成葡萄糖含量降低。细菌溶解,干扰病原菌(尤其是脑膜炎奈瑟菌)的检出率,应特别注意细菌培养标本应室温送检,且无论送检前还是送检后都不能冷藏,因为常见脑脊液感染细菌都是苛养菌,对温度非常敏感,低温冷藏会使它们丧失活性甚至快速消亡。

6.标本接收

合格脑脊液标本的基本要求:检验申请单应填写清楚,信息完整;送检时间符合要求;标本量符合要求且无外溢。不合格的脑脊液标本应拒收或注明。

(三)标本检测后处理

脑脊液常规检测后的标本应加塞后室温条件保存 24 小时;生化检查过的标本应加盖后 2~8 ℃保存 24 小时。保存到期且完成检验的脑脊液标本及脑脊液标本检查过程中产生的各种废弃物,应按医疗废弃物规定统一处理,并做好记录。

二、脑脊液理学检查

(一)脑脊液理学检查内容

脑脊液理学检验技术,是以物理测量或感官判断外观(颜色、透明度、凝块)等。标本采集后,应及时检测,久置则其性状会发生变化。检测的方法主要是用视觉观察脑脊液外观,折射仪测定比重。

(二)脑脊液理学检查的临床意义

1.颜色

正常脑脊液无色透明,新生儿因血液中胆红素的移行,脑脊液颜色几乎均为黄色。在中枢神经系统发生感染、出血、肿瘤时,脑脊液中出现较多的白细胞、红细胞或其他色素,可使颜色发生改变(表 3-1)。

表 3-1　脑脊液颜色变化及临床意义

颜色	原因	临床意义
红色	出血	穿刺损伤出血、蛛网膜下腔出血或脑室出血
黄色	黄变症、新生儿生理性黄疸	陈旧性出血、黄疸、瘀滞和梗阻,黄色素、胡萝卜素、黑色素、脂色素增高、溶血性疾病
乳白色	白细胞计数增高	脑膜炎奈瑟菌、肺炎链球菌、溶血性链球菌引起的化脓性脑膜炎
淡绿色	脓性分泌物增多	铜绿假单胞菌、甲型链球菌引起的脑膜炎
黑褐色	色素增多	脑膜黑色素瘤

2.透明度

正常脑脊液清澈透明。脑脊液中细胞总数超过 $0.3 \times 10^9/L$ 时,将会出现微浑或混浊的病理性改变。蛋白质含量增高或含有大量细菌、真菌等,也可使其变得混浊,其中结核性脑膜炎常呈毛玻璃样微浑,化脓性脑膜炎常呈明显脓样混浊。检验结果报告时，一般用"清亮""微浑"和"混浊"等来描述。

3.凝固性

正常脑脊液放置 24 小时不形成薄膜，也无凝块和沉淀出现。当脑脊液内蛋白质(包括纤维蛋白原)达到 10 g/L 时，将产生薄膜或凝块。化脓性脑膜炎一般在 1～2 小时内就形成薄膜、凝块或沉淀，而结核性脑膜炎在 12～24 小时形成膜状物。神经梅毒可以出现小絮状凝块而不形成薄膜。蛛网膜下腔梗阻时，其远端部位的脑脊液因蛋白质含量增高常呈现黄色胶冻状。检验结果报告时，一般按"无凝块""有凝块""有薄膜"等报告。

4.比重

正常成人脑脊液的比重为 1.006～1.008。在脑脊液细胞数或蛋白质含量病理性增高时，其比重均会增高，脑脊液分泌增多时其比重会降低。脑脊液比重常用的测定方法是折射仪法。

三、脑脊液化学检查

脑脊液化学检查包括蛋白质定性和定量检测、蛋白电泳分析、葡萄糖测定、氯化物测定、乳酸测定及常见的酶学检测。

(一)蛋白质检查

脑脊液蛋白质源于脉络膜的毛细血管壁超滤生成的低分子量蛋白质和中枢神经系统合成的蛋白质。正常脑脊液中蛋白质含量约为血浆蛋白的 1/200，在中枢神经系统发生病变时，脑脊液中蛋白质含量可有不同程度的升高。检测脑脊液中蛋白质可有助于中枢神经系统疾病的诊断。脑脊液蛋白质检查根据不同的方法学可分为定性检测和定量测定。

1.蛋白质定性检测

常用方法有潘氏试验和硫酸铵试验。潘氏试验标本用量少、操作简单，结果观察较为明确，是临床实验室常用方法。以下介绍潘氏试验。

(1)检验方法学：①原理是脑脊液中蛋白质(主要是球蛋白)与苯酚结合，可形成不溶性蛋白盐而下沉，产生白色混浊或沉淀等肉眼可见的现象。②潘氏试剂配制步骤为，取纯苯酚 10 mL，加蒸馏水至 100 mL，用力振摇，放置 37 ℃温箱内 48 小时，见底层有苯酚析出，取上层饱和苯酚溶液置棕色瓶内室温保存。③吸取上述试剂 2～3 mL 于试管中，滴入脑脊液 1～2 滴，在黑色背景下立即观察结果。④判断结果见表 3-2。

表 3-2　潘氏试验结果判断

结果	现象
—	无混浊,清晰透明,不显雾状
±	微呈白雾状,对亮光下不易看到,在黑色背景下才能看到
+	呈灰白色白雾状
++	呈白色薄云雾状混浊
+++	呈白色絮状沉淀或白色浓云块状
++++	立即形成白色凝块

(2)方法学评价:潘氏试验所需标本量少,操作简单,结果观察较为明确,临床实验室常用此法。潘氏试验灵敏度高,正常脑脊液中蛋白质含量约为血浆蛋白含量的 1/200,但是仍可达到 0.2～0.4 g/L,因此正常人也可出现弱阳性(±)。血性脑脊液,须先离心使细胞沉淀,吸取上清液进行试验,否则可出现假阳性。

(3)质量保证:必须使用纯的苯酚试剂,苯酚不纯可引起假阳性;苯酚试剂必须饱和,若室温低于 10℃导致苯酚析出或其他原因导致的苯酚饱和度降低均可引起假阴性。

(4)参考范围:阴性。

(5)临床意义:有脑组织或脑膜疾病时常呈阳性反应,如化脓性脑膜炎、结核性脑膜炎、梅毒性中枢神经系统疾病、脊髓灰质炎、流行性脑炎等。脑出血时多呈强阳性反应,外伤血液混入脑脊液可呈阳性反应。

2.总蛋白定量测定

脑脊液总蛋白定量,常用的方法有磺基水杨酸-硫酸钠比浊法、双缩脲法和染料结合法。以下介绍磺基水杨酸-硫酸钠比浊法定量测定脑脊液总蛋白。

(1)检验方法学:①磺基水杨酸为生物碱试剂,能沉淀蛋白质并产生一定的浊度,与系列标准蛋白浊度对比进行定量。②磺基水杨酸-硫酸钠试剂:磺基水杨酸 3.0 g,无水硫酸钠 7.0 g,加蒸馏水至 100 mL 后过滤,储存于棕色瓶中,如有颜色或混浊则不能用。③制备标准曲线:蛋白质浓度分别为 200 mg/L、400 mg/L、800 mg/L、1 200 mg/L、1 600 mg/L 的稀释标准混合人血清各 0.5 mL,加磺基水杨酸-硫酸钠试剂 4.5 mL,充分混匀,7～15 分钟后,420 nm 波长下比浊,以浊度为纵坐标,蛋白质浓度为横坐标,绘制标准曲线。样品检测:取待测脑脊液标本各 0.5 mL 于两支试管中,其中一支试管加磺基水杨酸-硫酸钠试剂 4.5 mL,另一试管加 154 mmol/L 的 NaCl 溶液 4.5 mL 作为标本空白管。与标准曲线相同的条件下比浊,通过所得浊度可从标准曲线上求得蛋白质浓度。

(2)方法学评价:磺基水杨酸-硫酸钠比浊法操作简单,试剂成本低廉,对仪器要求不高,但容易受到温度的影响,灵敏度不高。脑脊液如含有大量细胞或混浊,应先离心除去。如蛋白质浓度过高,应先行用生理盐水稀释后重新测定。加入试剂的操作手法和速度、室温及比浊前的放置时间都会影响试验结果,故操作时应注意控制加入试剂的方式和比浊时间与标准管一致。另外,应注意按气温改变校正标准曲线。

(3)参考范围:腰穿为 0.2～0.4 g/L;池穿为 0.1～0.25 g/L;侧脑室为 0.05～0.15 g/L。

(4)临床意义:脑脊液蛋白质含量增高,为血-脑屏障被破坏的标志。蛋白质含量增高常见于下列情况:中枢神经系统炎症、神经根病变、椎管内梗阻。此外,早产儿脑脊液蛋白含量可达 2 g/L,新生儿为 0.8～1.0 g/L,出生两个月后逐渐降至正常水平。含血的脑脊液蛋白质含量增高,为了鉴别蛋白质增高原因,可用红细胞 700×10^6/L 约增加 0.01 g/L 的蛋白质来推算,用含血的脑脊液蛋白质含量减去所含红细胞数折算成的蛋白质量,即为原来脑脊液的蛋白质量。

3.蛋白质电泳

(1)检验方法学:利用各种蛋白质在电场作用下迁移率的差异进行检测。常用技术是醋酸纤维薄膜和琼脂糖凝胶电泳。脑脊液蛋白质浓度很低,通常需要先经过透析浓缩才能够进行蛋白质电泳分析。

器材和试剂:①器材。透析膜可购买商业化透析膜,亦可用玻璃纸袋;电泳设备同血清蛋白电泳。②试剂。透析液为聚乙二醇 20000 氯化钠溶液:取聚乙二醇 20000 30.0 g,氯化钠 0.9 g,加 90 mL 蒸馏水溶解,再加巴比妥缓冲液(pH 8.6,0.05 mol/L)10 mL,混匀,溶液 pH 为 7.4。透析液亦可用 500 g/L 的右旋糖酐溶液。

先将脑脊液加入透析袋内,放入聚乙二醇 20000 氯化钠溶液中,室温透析 6～7 小时(如用 500 g/L 的右旋糖酐溶液,透析 2～4 ℃时需 15 小时),浓缩至 0.05～0.10 mL 即可。浓缩的脑脊液按血清蛋白电泳的方法进行电泳分析。

(2)方法学评价:琼脂糖凝胶电泳法较醋酸纤维薄膜电泳法,有以下优点:①使用细微多孔网状结构支持介质,可消除电荷效应、分子筛效应使分辨率提高。②几乎不吸附蛋白质,电泳无拖尾现象。③蛋白质在低浓度琼脂糖凝胶电泳时可自由穿透,阻力小,透明度高,灵敏度高。④由于脑脊液蛋白质含量较低,电泳前须进行浓缩处理。一般采用透析法浓缩,将脑脊液加入透析袋内,置于吸水的透析液中,脑脊液中的水分移至透析液内,脑脊液的蛋白质浓度增加后,再进行电泳分析。

(3)参考范围:前清蛋白2%～7%、清蛋白56%～76%、α_1球蛋白2%～7%、α_2球蛋白4%～12%、β球蛋白8%～18%、γ球蛋白3%～12%。

(4)临床意义:脑脊液蛋白电泳结果临床意义见表3-3。

表3-3 脑脊液蛋白电泳结果异常的临床意义

蛋白质	临床意义
前清蛋白	增高常见于舞蹈症、帕金森病、手足徐动症等
	减少常见于脑膜炎
清蛋白	增高常见于脑血管病,如脑梗死、脑出血等
	减少常见于脑外伤急性
α_1-球蛋白	增高常见于脑膜炎、脊髓灰质炎等
α_2-球蛋白	增高常见于脑肿瘤、转移癌、胶质瘤等
β-球蛋白	增高常见于某些退行性变,如帕金森病、外伤后偏瘫等
γ-球蛋白	增高常见于脑胶质瘤、重症脑外伤、癫痫、视神经脊髓炎、多发性硬化症、脑部感染、周围神经炎等

可根据脑脊液蛋白电泳结果计算蛋白商,即蛋白商=球蛋白/清蛋白。参考范围为0.4～0.8。蛋白商增高:提示球蛋白增高,见于脑脊髓膜炎、神经梅毒、多发性硬化征、亚急性梗死性全脑膜炎等。蛋白商降低:提示清蛋白增高,见于脊髓压迫症、脑瘤、化脓性脑膜炎急性期等。

(二)葡萄糖检测

葡萄糖定量测定的方法与血浆葡萄糖测定法相同,脑脊液中葡萄糖的含量仅为血糖的3/5,临床检测常用的方法有葡萄糖氧化酶法和己糖激酶法,葡萄糖氧化酶法容易受到还原性物质的影响,而己糖激酶法相对不受影响,临床首选己糖激酶法,以下介绍己糖激酶法。

1.检验方法学

(1)原理如下。

$$葡萄糖+ATP \xrightarrow{HK} G\text{-}6\text{-}P+ADP$$

$$G\text{-}6\text{-}P+NADP^+ \xrightarrow{G6PD} 6\text{-}GP+NADPH+H^+$$

NADPH的生成速率与葡萄糖浓度成正比,在340 nm处监测吸光度值升高速率,即可求出葡萄糖浓度。

(2)器材和试剂:葡萄糖定量测定一般采用生化分析仪器进行,所用试剂为商业化配套试剂盒。

（3）操作：一般使用生化仪器分析，按说明书进行。

2.方法学评价

（1）灵敏度和特异性：己糖激酶法是目前临床最常用于检测葡萄糖的方法，其灵敏度高，多数试剂盒可达到 20 g/L（10 mmol/L），完全可以满足临床的需求。且己糖激酶法基本不受溶血、脂血、黄疸、尿酸、维生素 C 及药物的干扰，特异性好，而葡萄糖氧化酶法容易受上述物质的干扰，特异性差。

（2）干扰因素：脑脊液中常含有细胞或细菌，其代谢会消耗葡萄糖，可导致葡萄糖含量假性减低，因此葡萄糖含量测定应在标本留取后及时进行，如果不能及时处理（＞2 小时），应加入适量防腐剂并低温保存，以抑制细菌和细胞代谢对标本中葡萄糖的消耗。

3.参考范围

成人 2.8～4.4 mmol/L；儿童 3.1～4.4 mmol/L。

4.临床意义

脑脊液糖含量的高低取决于：血糖浓度的高低、血-脑脊液屏障的通透性、脑脊液葡萄糖利用速度即酵解速度以及机体携带转运系统的功能。

脑脊液葡萄糖增高，见于：①早产儿和新生儿，一般认为是生理性增高，无病理意义。②饱餐或静脉注射葡萄糖后，机体摄入增高，血液中葡萄糖含量增高导致脑脊液葡萄糖含量升高。③血性脑脊液。④影响到脑干的急性外伤或中毒。⑤糖尿病患者等。

脑脊液葡萄糖降低是由于微生物或细胞代谢对糖的消耗，或血-脑屏障通透性的改变，在临床上具有重要意义，急性化脓性脑膜炎（葡萄糖低于2.2 mmol/L）、结核性脑膜炎、真菌性脑膜炎，且糖的含量越低预后越差。脑瘤，特别是恶性肿瘤，脑脊液葡萄糖含量下降。此外，还包括神经性梅毒、低血糖等。

（三）氯化物检验

测定氯化物的方法很多，目前常用的有硫酸汞比色法和离子选择电极法（最常用）等。

1.检验方法学

（1）原理。①硫酸汞比色法：利用硫氰酸汞与标本氯离子作用，生成不易解离的氯化汞和与 Cl^- 等当量的硫氰酸根（SCN^-），SCN^- 与试剂 Fe^{3+} 反应生成橙红色的硫氰酸铁，在 460 nm 波长处比色，可定量测出标品中的 Cl^- 的量。②离子选择电极分析法：常用氯化银或硫化银等物质作为选择性膜性材料来制成固态膜电极,与参比电极组合在一起形成复合电极。

(2)器材和试剂:氯测定一般采用生化分析仪器,所需的试剂和定标液是与钾、钠电极应用的缓冲液和标准液组合在一起,不单独配制。

(3)操作:全自动生化分析仪,具体操作参照试剂说明书。

2.方法学评价

(1)硫氰酸汞比色法:既可手工操作,又可作自动化分析,准确度和精密度良好,是临床使用的常规方法。

(2)离子选择电极法:已成为比硫氰酸汞比色法使用更广泛的氯测定方法,准确度和精密度良好,测定变异系数<1%,氯离子选择电极法容易受标本中的溴离子和碘离子的干扰,使结果假性偏高。此外,由于是沉淀反应,故需经常检查电极表面是否有沉淀,以及时清理。

3.参考范围

成人 120～130 mmol/L;儿童 111～123 mmol/L。

4.临床意义

脑脊液中的氯化物含量随血浆氯的水平而变化,临床上能引起血氯变化的种种原因都能导致脑脊液中氯化物水平变化。

(1)细菌性脑膜炎和真菌性脑膜炎早期,氯化物含量常降低,结核性脑膜炎时降低尤其明显,其氯化物降低的出现早于糖含量的降低,这是由于此时血氯含量降低、脑膜渗透性改变,氯离子从脑脊液流向血液,以及脑脊液内蛋白质增高使得氯离子代偿性流向血液所致。

(2)呕吐、肾上腺皮质功能减退症和肾病变时,由于血氯降低,脑脊液中氯化物含量也降低。

(3)病毒性脑炎、脊髓灰质炎、脑肿瘤时脑脊液中氯化物含量不降低或稍降低。

(4)氯化物含量增高主要见于尿毒症、脱水和心力衰竭等,均由血氯增高所致。

(四)乳酸检测

脑脊液中的乳酸(lactic acid,LA)浓度在很大程度上取决于中枢神经系统的糖酵解作用,与血中的乳酸量无关,乳酸测定方法有化学法和乳酸脱氢酶法,以下介绍乳酸脱氢酶法。

1.检验方法学

(1)原理如下。

$$\text{L-乳酸} + \text{NAD}^+ \xrightarrow{\text{LDH(pH9.8)}} \text{丙酮酸} + \text{NADH} + \text{H}^+$$

反应体系中 NADH 的生成速率与乳酸的浓度成正比,监测 340 nm 处吸光度值升高的速率即可计算脑脊液中乳酸的浓度。

(2)器材与试剂:全自动生化分析仪,检测试剂为配套试剂盒,不需要单独配制。

(3)操作:全自动生化分析仪,具体操作参照试剂说明书。

2.方法学评价

化学法准确性差,操作复杂,不能自动化,目前多采用酶法。乳酸脱氢酶法灵敏度高,如果采用偶联四氮唑蓝的比色法,在 530 nm 处监测吸光度变化,其灵敏度可以更高。

3.参考范围

1.0～2.1 mmol/L。

4.临床意义

区分细菌性脑膜炎和病毒性脑炎:细菌性脑膜炎,由于细菌通过无氧糖酵解获得能量,以及炎症和水肿时造成乳酸在体内大量积聚,超过了它的清除量,常见于化脓性脑膜炎和结核性脑膜炎。而病毒性脑炎时乳酸浓度正常。脑血流量明显减少、低碳酸血症、脑积水、癫痫大发作或持续状态、脑脓肿和急性脑栓塞等,脑脊液中 pH 和 PO_2 降低而乳酸增高,对诊断具有一定意义。脑死亡,通常高达 6.0 mmol/L 以上。

(五)酶学检测

正常脑脊液中的酶多达 20 种以上,常见的有天冬氨酸氨基转移酶、丙氨酸氨基转移酶、乳酸脱氢酶、肌酸磷酸激酶等,但比血清中活性低,其测定方法主要采取速率法。在发生某些中枢神经系统疾病时,脑脊液中的部分酶活性会增高,其增高的机制主要为:脑组织受损,神经细胞内的酶溢出。脑脊液中的各种细胞破坏而胞内酶释放入脑脊液,或未被破坏的脑细胞酶流出量增加。与肿瘤代谢相关的酶漏出。脑脊液的酶清除能力下降。颅内压增高,酶随脑脊液的增加而增多。血-脑屏障通透性改变,血内某些酶进入脑脊液中。

(六)脑脊液免疫球蛋白检查

正常脑脊液中免疫球蛋白浓度极低,但在病理情况时,由于血-脑脊液屏障功能的破坏及脑脊液内被激活的免疫细胞均会产生免疫球蛋白而使其含量增高。

1.检验方法学

检测免疫球蛋白的方法主要有免疫电泳法、免疫散射比浊法和免疫扩散法。

抗原和抗体在凝胶或特殊缓冲液中特异结合,形成抗原抗体复合物。通过测定凝胶中抗原抗体复合物沉淀环直径或特殊缓冲液中抗原抗体复合物浊度计算出免疫球蛋白含量。

2.方法学评价

经典的凝胶沉淀试验操作繁琐、灵敏度低,耗时长且不能实现自动化。免疫比浊测定法具有灵敏、快速且能自动化测定的优点,在临床实验室得到广泛应用。

3.参考范围

IgG 为 10～40 mg/L;IgA 为 0～6 mg/L;IgM 为 0～13 mg/L;IgE 为极少量。

4.临床意义

脑脊液免疫球蛋白增高的临床意义见表 3-4。

表 3-4 脑脊液免疫球蛋白增高的临床意义

免疫球蛋白	临床意义
IgG	常见于神经梅毒、多发性硬化症、结核性脑膜炎、病毒性脑膜炎、小舞蹈病、神经系统肿瘤等
IgA	常见于细菌性脑膜炎、神经结核、进行性麻痹等
IgM	常见于细菌性脑膜炎、病毒性脑膜炎、肿瘤及多发性硬化症等
IgE	常见于脑寄生虫病

四、脑脊液有形成分检查

脑脊液有形成分检查是脑脊液常规检查的重要项目,包括细胞学检查和病原体的形态学检查,其检查结果对疾病的诊断、鉴别诊断和疗效观察有着重要的临床意义。

(一)细胞学检查

1.细胞总数计数

(1)体液分析仪法:采用电阻抗、染色和鞘流激光技术,通过细胞体积、内部结构特征(核质比、颗粒大小和密度)和散射光特征对细胞进行计数和分类。

(2)直接计数法:如脑脊液标本比较清亮或微浑,用滴管吸取已混匀的脑脊液标本少许,充入改良 Neubauer 计数板计数池内,静置 2～3 分钟,低倍镜下计数两个池内的四角和中央大格共 10 个大格内的细胞总数,即为 1 μL 脑脊液中的细胞总数(红、白细胞总数),报告时再换算成每升脑脊液中的细胞总数。

(3)稀释计数法:如果脑脊液的细胞过多、混浊或血性脑脊液可用毛细吸管吸取混匀的脑脊液 20 μL,加入有 0.38 mL 红细胞稀释液的小试管中,混匀后吸取少量充池,用低倍镜计数四角 4 个大方格的细胞总数,乘以 50,即为每微升脑脊液的细胞总数,最后换算成每升脑脊液的细胞总数报告。

2.白细胞计数

(1)体液分析仪法:原理见细胞总数计数。

(2)直接计数:非血性标本,用吸管吸取冰醋酸后全部吹出,使管壁仅附着少许冰醋酸,然后用同一吸管吸取少量混匀的脑脊液标本,数分钟后红细胞就会完全溶解,再滴入计数池内,按上述脑脊液细胞总数计数方法计数。

(3)稀释计数:如白细胞过多,可用白细胞稀释液稀释后,按上法计数,注意计数结果应乘以稀释倍数。

(4)血性标本校正计数:血性脑脊液标本混匀后,用 1% 的冰醋酸溶液稀释后仍按上法计数。为了剔除因出血而带来的白细胞,可用下式进行校正:每升脑脊液内白细胞＝每升脑脊液的白细胞数－(每升脑脊液内红细胞数×每升血液内白细胞数/每升血液内红细胞数)。

3.白细胞分类计数

(1)仪器分类法:原理见细胞总数计数。

(2)直接分类法:在白细胞直接计数后,转高倍镜观察,依据细胞形态和细胞核的形态进行分类,共计数有核细胞 100 个,分别计算单个核细胞和分叶核细胞所占的比例,以百分数表示。如有核细胞总数不足 100 个,则直接写出单个核细胞和分叶核细胞的具体数字。如白细胞总数在 30 以下,可不做直接分类计数或改用染色分类计数。

(3)染色分类法:脑脊液标本离心,取沉淀涂片,制成均匀薄膜,置室温或 37 ℃ 孵箱中,干燥后以瑞氏染色,油镜下进行分类计数,以百分比表示。如有内皮细胞,应另行描述报告。

4.方法学评价

体液细胞分析仪作脑脊液细胞计数,精密度高、速度快、报告及时。但对于异常细胞形态识别有偏差,若仪器出现形态学报警,必须进行手工法计数。手工计数法虽然操作繁琐,但是可作为校正仪器的参考方法。脑脊液白细胞分类计数的方法学评价见表 3-5。

5.质量保证

(1)时间:脑脊液细胞计数应及时进行,一般应在 1 小时内进行,脑脊液细胞一般在 1 小时后开始溶解或变形。如放置过久,细胞会破坏、沉淀或纤维蛋白凝集成块使细胞分布不均,导致计数不准确。标本必须混匀后方可进行计数,否则影响结果。

表 3-5　脑脊液白细胞分类计数的方法学评价

方法	评价
手工分类法	操作简单、快速,但准确性差。尤其是陈旧性标本,细胞变形,分类困难,误差较大
染色分类法	细胞识别率高,结果准确可靠,尤其是可以发现异常细胞,故为首选方法。但操作较复杂、费时
仪器分类法	简单、快速,可自动化。影响因素多(组织和细胞碎片、高蛋白质、凝块等)。无法准确识别异常细胞

(2)穿刺:穿刺损伤血管,导致血性脑脊液,此时细胞总数已无意义,白细胞计数也须校正后才有意义。

(3)计数。①红细胞形态:细胞计数时,如发现较多的红细胞有皱缩或肿胀现象,应予以描述,以协助临床医师鉴别陈旧性出血和新鲜出血。②鉴别:细胞计数时,须注意把红细胞或淋巴细胞与新型隐球菌相区别,新型隐球菌具有"出芽"现象,且不溶于乙酸,滴加 0.35 mol/L 的乙酸后,显微镜下仍保持原形,而红细胞则被乙酸溶解消失,淋巴细胞则胞核和胞质更为明显。滴印度墨汁 1 滴,加盖玻片,高倍镜下见新型隐球菌有夹膜,不着色,而红细胞或淋巴细胞无此现象。③消毒:细胞计数板用完后,应用 75％乙醇消毒 60 分钟。注意忌用苯酚消毒,以免损坏计数池。

6.参考范围

正常脑脊液中无红细胞,仅有少量白细胞。成人为 $(0\sim0.008)\times10^9/L$;儿童为 $(0\sim0.015)\times10^9/L$。脑脊液中细胞多为淋巴细胞及大单核细胞,两者之比约为 7:3,偶见内皮细胞。

7.临床意义

中枢神经系统病变的脑脊液,细胞数可增多,其增多的程度及细胞的种类与病变的性质有关。中枢神经系统病毒感染、结核性或真菌性脑膜炎时,细胞数可中度增多,常以淋巴细胞为主。细菌感染时如化脓性脑膜炎,细胞数显著增加,以中性粒细胞为主。脑寄生虫病时,可见较多的嗜酸性粒细胞。脑室或蛛网膜下腔出血时,脑脊液内可见较多红细胞。细胞数增减程度和细胞种类与某些疾病的进程有关,如化脓性脑膜炎经过有效的抗生素治疗后,细胞总数迅速下降;结核性脑膜炎患者在早期以中性分叶核细胞为主,中期以中性粒细胞、淋巴细胞和浆细胞并存,后期以淋巴细胞为主。

(二)脑脊液病原体形态学检查

1.病原菌显微镜检查

正常人脑脊液是无菌的,当病原体通过血-脑屏障进入中枢神经系统时可以引起感染,脑脊液病原菌检查方法有显微镜检查、抗原检测、分子生物学检测、分离培养和鉴定及抗体检测等,常用的是显微镜检查、分离培养与鉴定,以下详细介绍。

(1)检验方法学:脑脊液专用无菌离心管、离心机、玻片、革兰染液、亚甲蓝染液、抗酸染液、光学显微镜、培养皿以及商品化血培养瓶。显微镜检查,制片,脑脊液直接涂片,对于无色透明的脑脊液,应离心取沉淀涂片(脑脊液标本 2～3 mL,以 3 000 r/min 离心 15 分钟,去上清液,将沉淀物涂在洁净玻片上),共制片 2 张。干燥固定:涂片自室温或在 37 ℃温箱中干燥固定,切勿用火焰固定。染色:两张涂片,一张行亚甲基蓝染色,另一张行革兰染色。镜检革兰染色涂片用于检查肺炎链球菌、流感嗜血杆菌、葡萄球菌、铜绿假单胞菌、大肠埃希菌等,亚甲蓝染色用于检查脑膜炎奈瑟菌。如找到细菌,则按其染色性质及形态报告。

如怀疑结核性脑膜炎,可将脑脊液标本静置 24 小时,取其液面薄膜涂片,置 37 ℃温箱中干燥固定,进行抗酸染色,油镜下找抗酸杆菌;如怀疑新型隐球菌感染,则应进行墨汁染色检测。

脑脊液运送到实验室后应在增菌的同时常规接种血平板和巧克力平板,如果怀疑真菌感染还应接种含抗生素的沙氏培养基,阳性标本进一步进行鉴定和药物敏感试验。

(2)方法学评价:涂片染色镜检灵敏度不高,如抗酸染色找结核分枝杆菌需要每毫升脑脊液中菌量＞5 000 条才可被检测到,离心沉渣涂片可提高灵敏度。分离培养灵敏度要高于显微镜直接镜检,但是必须在抗生素使用前采集标本,否则容易出现假阴性。脑脊液为无菌液体,排除污染的情况下在脑脊液中发现细菌则可诊断为相应病原体感染,特异性高。

由于常见的微生物如流感嗜血杆菌、肺炎链球菌、脑膜炎奈瑟菌等十分脆弱,用于培养的脑脊液标本应室温运送,切不可冷藏保存,尽量实现床边接种。颅内脓肿需考虑在厌氧条件下运送标本和进行厌氧培养。

正常脑脊液是无菌的,标本采集一定要坚持无菌操作,标本采集试管也应无菌,否则容易导致假阳性及无法解释的结果;脑脊液样本采集后应及时送检,且应室温送检,因为感染脑脊液的病原体(如脑膜炎奈瑟菌)对低温敏感,脑脊液标本无论送检前还是送检后都不应冷藏,否则可以导致假阴性。

(3)参考范围:阴性(未检出病原菌)。

(4)临床意义:脑脊液中应无任何病原菌,检出病原菌(排除污染)均视为有病原菌感染。

2.寄生虫显微镜检查

脑脊液涂片显微镜检查:可发现血吸虫卵、肺吸虫卵、弓形虫、阿米巴滋养体等。脑囊虫检查:脑囊虫补体结合试验诊断脑囊虫的阳性率可达 88%;致敏乳胶颗粒玻片凝集试验诊断脑囊虫的符合率为 90%;酶联免疫吸附试验法(enzyme-linked immunosorbent assay,ELISA)对诊断脑囊虫病具有高度的特异性。

(1)参考范围:阴性(未发现寄生虫)。

(2)临床意义:在脑脊液中发现寄生虫虫卵或虫体即可诊断脑寄生虫病。

第二节 浆膜腔和关节腔积液检验

人体胸腔、腹腔和心包腔等统称浆膜腔,关节面与滑膜围成的裂隙称关节腔。正常时,浆膜腔内有少量起润滑作用的液体。病理时,腔内液量增加形成积液。腹水、胸腔积液、心包腔积液和关节腔积液分别称为腹水、胸腔积液、心包积液和关节积液。浆膜腔积液按发生机制和性质分为渗出液与漏出液(表 3-6)。漏出液因由炎症原因引起,渗出液由导致血管通透性增加的各种炎症、恶性肿瘤、白血病、转移癌、外伤等引起(表 3-7)。

表 3-6 漏出液和渗出液产生机制和原因

类型	发生机制	常见原因
漏出液	毛细血管流体静压增高	静脉回流受阻、充血性心力衰竭、晚期肝硬化
	血浆胶体渗透压减低	血浆清蛋白明显减低的各种疾病
	淋巴回流受阻	丝虫病、肿瘤压迫等所致淋巴回流障碍
	水、钠潴留	充血性心力衰竭、肝硬化、肾病综合征
渗出液	微生物毒素、缺氧、炎性介质	结核性或细菌性感染
	血管活性物质增高、癌细胞浸润	转移性肺癌、乳腺癌、淋巴瘤、卵巢癌
	外伤、化学物质刺激	血液、胆汁、胰液和胃液等刺激,外伤

表 3-7　常见引起腹水、胸腔积液、心包积液的疾病

疾病或征象	积液性质和主要原因
充血性心力衰竭	为漏出液。肺毛细血管静水压增高所致。常为双侧胸腔积液，或右侧积液，或局限性叶间积液
腔静脉阻塞	一般为漏出液，如上腔静脉血栓形成造成壁层胸膜毛细血管压力增高；也可为渗出液，如阻塞因肿瘤压迫并侵及胸膜
肺炎	为渗出液。感染性因素如支原体、病毒、肺炎链球菌、新型隐球菌、组织胞浆菌、放线菌、奴卡菌等引起
恶性肿瘤	多为渗出液。发生率不断增高，占所有胸腔积液 40% 左右，因肿瘤侵犯血管，造成小血管阻塞所致，90% 积液量常 >500 mL
结核性胸膜炎	为典型渗出液。有时与胸膜转移癌不易鉴别
类风湿关节炎	为渗出液。5% 类风湿疾病患者有胸腔积液，多见于男性
系统性红斑狼疮	为渗出液。1/3~1/2 患者有胸腔积液，常为双侧性、暂时性，量少
医源性胸腔积液	为漏出液。危重患者体液负荷量过大、中心静脉导管位置不当、腹腔灌洗透析等操作时，可使输入液体进入胸膜腔
血性胸腔积液	为渗出液。肉眼可见血性或胸腔积液血细胞容积达周围血细胞容积 25% 及以上时。常见于穿透性或非穿透性胸膜肿瘤，也见于自发性气胸、医源性胸膜穿刺、胸腔穿刺、中心静脉插管伤及大静脉时
肝性胸腔积液	多为漏出液或介于渗出液与漏出液之间，少为单纯渗出液。低蛋白血症是肝性胸腔积液的发生基础。发生率：晚期肝病 0.4%~30%，肝硬化 4%~10%，其他因素有门静脉高压、横膈裂孔、淋巴管阻塞

　　国外早有专家主张根据浆膜腔积液检验方法的难易和诊断的需要，将积液检查分为 3 级：一级检查为较简易检验项目，包括积液一般检查，如比密、pH、总蛋白、黏蛋白试验、细胞总数计数、细胞分类、细胞形态学检查及一般细菌学检验。通常，积液检查应先常规获取白细胞计数和分类以及总蛋白和清蛋白浓度（并与血清蛋白比较），如结果异常则是对另一积液标本进一步做特殊检查的指征。如中性粒细胞 $>250\times10^6$/L，即应在床边将积液另一标本加入血培养瓶；而对穿刺放液的患者而言，积液检查一般只需作细胞计数和分类，细菌培养则非常规检查。二级检查包括 C 反应蛋白、乳酸脱氢酶、腺苷脱氨酶、淀粉酶等特种蛋白和酶学检测。三级检查包括肿瘤标志物如癌胚抗原、甲胎蛋白、绒毛膜促性腺激素、同工酶、蛋白质组分析、肿瘤特异性抗原及细胞免疫功能等。

一、浆膜腔积液标本采集和保存

(一)采集

积液标本一般由临床医师行无菌穿刺术采集。最好留取中段液体于消毒容

器,如试管或消毒瓶内,记录液量。不得混入消毒剂。

积液采集后分装于 3 个无菌试管中:第一管作微生物学检查及一般性状检查;第二管用肝素抗凝(每毫升关节液用 25 U 肝素钠),作细胞学及化学检查;第三管不加抗凝剂,以观察有无凝固。关节积液标本不宜选用草酸盐和 EDTA 粉剂抗凝,会影响关节积液的结晶检查。

细菌学检查包括涂片染色镜检、细菌培养及药敏试验等,标本应从三通管或注射器中直接排入无菌容器里。积液常规及生化检验约留 2 mL,细胞学检查留 100~200 mL,厌氧菌培养留 1 mL,结核分枝杆菌检查约需 10 mL。细胞学检查可用适量的 EDTA-K$_2$,生化检验可用普通肝素抗凝,而以观察凝固现象为目的的标本则不加任何抗凝剂。为避免漏检,确保病原体的检出,应尽量在抗菌药物使用前采集标本。床边接种可提高病原菌检出率。

(二)保存

积液标本采集后应立即送检,以免标本出现凝块、细胞变性、细菌破坏自溶等。关节积液如不能及时送检,则应将离心除去细胞后低温保存(4 ℃下可存 10 天,必要时置于-20 ℃下冻存;对补体和酶等,可保存在-70 ℃以下)。

(三)送检

申请单必须唯一标识,注明患者姓名、性别、年龄、临床诊断、标本来源、采集时间、检验目的及抗生素使用情况等,以便检验时能选用相应培养基和适宜培养环境,有利于对检验结果综合评估。送检标本必须与检验申请单有相同的唯一标识。标本采集后室温下>2 小时未送检者可视为不合格标本。

二、浆膜腔积液一般检查

积液一般检查技术包括理学、化学和有形成分检查技术。

(一)理学检查

1.量

用量筒测定总量。正常胸膜腔中可有少量液体,一般<1 mL,少数可达 1~20 mL;正常心包液<50 mL,通常为 25~30 mL;正常人腹腔内有少量游离液体,通常≤200 mL。病理时,浆膜腔积液量随病情和部位不同而异,可由数毫升至上千毫升。

2.颜色

用肉眼观察。漏出液一般为淡黄色、黄色;渗出液可因病因不同呈现不同的颜色,如深黄色、红色、乳色等。当浆膜腔积液为血性时,应首先考虑外伤;如长期出现血性和乳酸脱氢酶增加,则肿瘤可能性增大,因肿瘤产生血管活性物质,使毛细血管扩张,红细胞渗出,而易有血性胸腔积液,同时也要考虑结核病;白色积液有可能是乳糜、胆固醇或积脓引起,如乳糜性积液,则加入苏丹Ⅲ酒精溶液后可呈红色(乳糜试验阳性),凭此可与假性乳糜区别;棕色或巧克力色积液常见于阿米巴脓肿穿入浆膜腔;黑色积液提示曲霉菌感染;绿色见于铜绿假单胞菌感染;黄绿色或含"碎屑"样物质的积液见于类风湿疾病。

3.透明度

用肉眼观察。漏出液多清晰或微浊;渗出液多混浊因其含有大量的细胞、蛋白以及细菌等物所致。黏稠样积液提示恶性间皮瘤,其黏稠度高主要是因透明质酸含量增加所致;带恶臭气味的积液提示厌氧菌感染;食管破裂时,积液中可出现食物颗粒;脓样标本常是细菌感染,积液中存在大量白细胞所致;乳糜状则源于胸淋巴管阻塞或乳糜池受压迫如外伤、结核、丝虫病、肿瘤等。渗出物长期滞留体腔导致细胞破坏也可引起乳糜样积液,见于结核病和风湿病。混浊液多提示感染;含胆汁腹水见于胰腺、胆道疾病或新近进行过胆道手术;清亮草黄腹水多表明肝实质病变。

4.凝固性

用肉眼观察。漏出液一般不凝固;渗出液因含大量蛋白质(纤维蛋白原)、细胞和组织碎解物可有凝固。但如渗出液中含有纤维蛋白溶解酶时可将已形成的纤维蛋白溶解,则可无凝固或无凝块。

5.比密

用比密计或折射仪测定。前者标本用量多,后者需量少(数滴)。比密高低主要取决于蛋白质含量,漏出液比密一般低于1.015,而渗出液一般高于1.018。

(二)化学检查

1.黏蛋白定性试验

即利凡他试验。

(1)原理:浆液黏蛋白为酸性糖蛋白,等电点为 pH 3～5,在大量稀醋酸中可出现白色沉淀。

(2)器材和试剂:100 mL 量筒,黑色硬塑料板,冰醋酸。

(3)操作:取 1 只 100 mL 量筒,先加入冰醋酸 2 滴,再加入蒸馏水 100 mL,混匀后,最后加待检标本 1～2 滴,在黑色背景(硬塑料板下)观察白色云雾状沉淀的发生及下降速度。

(4)结果判断:阴性,不出现白色云雾状沉淀或白色云雾状沉淀半途消失者;阳性,白色云雾状沉淀下降超过一半以上者。根据混浊程度及下降速度报告:(一)为清晰不呈云雾状;(±)为渐呈白雾状;(＋)呈白雾状;(＋＋)呈白薄云状;(＋＋＋)呈白浓云状;(＋＋＋＋)呈白色块状沉淀。

(5)临床意义:浆膜上皮细胞在炎性反应的刺激下分泌黏蛋白量增加,漏出液为阴性,渗出液为阳性。一般认为,Rivalta 反应阳性、比重>1.018、蛋白定量>30 g/L,为渗出性积液。然而,临床观察结果并非完全如此,部分肝硬化患者腹水蛋白可高达 30 g/L,而有些心源性腹水也可含高蛋白。前者可能因肝淋巴漏,含有大量蛋白质液体溢入腹腔,而后者可能与肝后血液阻塞现象有关。

(6)方法学评价:漏出液长期吸收蛋白浓缩后,有时也呈阳性,故本试验不能单独鉴别积液性质。目前,多采用浆膜腔蛋白定量测定法评价积液蛋白量。

2.总蛋白质

积液总蛋白是积液中各种蛋白质总和。测定方法有多种,常用双缩脲法,其特异性、精密度较高、线性范围合适。

(1)测定值:漏出液<25 g/L;渗出液>30 g/L。

(2)临床意义:总蛋白是鉴别渗出液和漏出液最有价值的试验之一。一般认为,渗出液蛋白质>30 g/L,漏出液<25 g/L;如蛋白质在 25～30 g/L,则难以判明性质,需进一步检验。

(3)方法学评价:血红蛋白、胆红素及脂肪对测定有干扰;血红蛋白 1.0 g/L可致蛋白增 1.8 g/L,胆红素 524 μmol/L 致蛋白增 2.0 g/L。故溶血、黄疸及乳糜标本均应同时设标本空白管。右旋糖酐能与试剂中铜和酒石酸结合形成沉淀,致检测结果偏高。

3.葡萄糖(glucose,Glu)

测定方法与血清葡萄糖相同。

(1)测定值:漏出液葡萄糖含量近于血清,渗出液葡萄糖含量低于血清。

(2)临床意义:积液葡萄糖量减少,或积液/血清葡萄糖比值<0.5,一般见于下列情况:①葡萄糖从血液转移到积液的量下降,见于风湿性积液、恶性肿瘤性积液;②积液中性粒细胞、细菌、肿瘤细胞利用葡萄糖增加,故当积液葡萄糖含量低于血清的 50％时,可认为有细菌感染;③结核性、狼疮性和恶性肿瘤性积液葡萄糖含量也可减低(一般在 300～550 mg/L 之间);风湿性或化脓性积液葡萄糖含量最低,有时甚至不能测得。

(3)方法学评价:标本采集后应尽快分离上清,因标本中细胞、细菌等仍可利用葡萄糖,而导致测定结果下降。葡萄糖氧化酶-过氧化物酶法特异性较好,试剂价廉。但受还原性物质如尿酸、胆红素、维生素 C、谷胱甘肽及还原性药物干扰而使测定结果偏低。标本含有胆红素 342 μmol/L、尿酸2.95 mmol/L、半胱氨酸 4.13 mmol/L 时,并不影响测定结果。本法对 β-D 葡萄糖高度特异,新配制葡萄糖校准液主要是 α 型,须放置 2 小时以上,最好过夜后应用。

(三)有形成分检查

浆膜腔积液有形成分检查主要是检查细胞。

1.细胞计数

包括红细胞计数和白细胞计数,前者计数意义不大,但红细胞增多,排除外伤因素,多见于恶性肿瘤、肺梗死、结核或穿刺出血等。所有有核细胞(包括间皮细胞)均归于白细胞计数内。

(1)器材和试剂:①手工法中红细胞稀释液与血液红细胞计数稀释液相同。Fuchs-Rosenthal 计数板或改良 Neubauer 计数板,滴棒,5 mL 玻璃试管,计数器,记号笔,显微镜等。②仪器法,现代有些血液分析仪兼有体液细胞计数功能。

(2)手工法操作:混匀标本,用滴棒直接滴入计数池,在镜下计数计数板 10 个大方格内红、白细胞计数总和,再换算成每升标本中的细胞数。

(3)方法学评价:①标本采集后应立即计数,以免标本凝固或细胞溶解影响计数结果。如标本有部分凝固,则不能再做细胞计数;②积液混浊或呈血性,可用血红蛋白吸管吸取混匀标本 20 μL,加含红细胞稀释液 0.38 mL 的小试管内,混匀后滴入计数池内,在显微镜低倍镜下计数 4 个大方格中的细胞总数,乘以50,即为每微升积液细胞总数,再换算成每升积液细胞数;③如积液细胞较多,可计一大格内的细胞数,乘以 10,即得每微升积液细胞数,再换算成每升积液细胞数。

(4)测定值:漏出液<0.1×10^9/L,渗出液>0.5×10^9/L。

(5)临床意义:漏出液中细胞较少。慢性渗出液、恶性积液和结核性积液细胞较多,常>5×10^9/L;如细胞>10×10^9/L,则表示有炎症感染;如积液已化脓,则白细胞因部分破坏溶解,细胞总数可能比预期要低。

2.细胞分类计数

(1)检验方法:基本同血细胞瑞氏染色白细胞分类法。

(2)临床意义:中性粒细胞增多常见于化脓性感染和早期结核性积液。中性粒细胞数≥250×10^6/L 标本中,约80%有细菌生长。肝硬化并发自发性腹膜炎患者,腹水白细胞>5 000×10^6/L,中性粒细胞>50%。当淋巴细胞58%~90%

时,常为结核病变、淋巴瘤、肉样瘤、慢性风湿病或恶性积液。恶性积液的 T 淋巴细胞增多具有重要意义,它可产生、释放淋巴因子,对肿瘤抗原起免疫应答作用,还可激活巨噬细胞的抗肿瘤效应。如积液淋巴细胞相对间皮细胞和肿瘤细胞占优势,则患者存活期较长。嗜酸性粒细胞增多见于血胸、气胸、变态反应、肺部感染、寄生虫病、真菌感染、药物过敏反应、多次穿刺刺激和肿瘤等;如嗜酸性粒细胞>10%,提示为良性或自限性疾病。嗜碱性粒细胞如增多>10%时(罕见),多为白血病浸润浆膜所致。间皮细胞:正常积液中可有少量。漏出液间皮细胞常占较大比例;渗出液间皮细胞如>5%,常为结核性积液。少量间皮细胞可见于浆膜腔广泛损伤或纤维化;间皮细胞增多可见于风湿性、慢性恶性积液及结核并发积脓。形态特点:生理情况下,间皮细胞直径为 15~30 μm;核大、位于中心或偏位,核仁 1~3 个,紫色圆形或椭圆形;胞质丰富,呈淡蓝色,含有少量空泡;在渗出液中,因各种原因呈现异形变或退行性变,形态可很不规则。浆细胞、吞噬细胞:如量少无诊断意义,但多量吞噬细胞应考虑结核病可能。大量浆细胞样细胞提示多发性骨髓瘤浸润浆膜。积液出现大量中性粒细胞,同时常伴有组织细胞。狼疮细胞偶见于系统性红斑狼疮患者积液中。如见多量形态不规则、体积大、核大、核仁大、胞质染色深、单个或多个成堆细胞出现,应疑为肿瘤细胞,需作进一步细胞学检查。

三、浆膜腔积液特殊检查

积液特殊检查技术包括(生物或免疫)化学、病原生物学和细胞学检查等,具体检验项目操作技术参见各相关检验专业的论述,以下主要列举积液检查特殊检验的项目、常用检验方法类别和临床意义。

(一)化学检查

1.总胆固醇

(1)检验方法:氧化酶法。

(2)临床意义:胆固醇大量增加(>5.20 mmol/L),苏丹Ⅲ染色阴性,甘油三酯含量正常,为胆固醇性积液。可见于陈旧性结核性胸膜炎、肝硬化或类风湿关节炎。

2.甘油三酯

(1)检验方法:甘油磷酸氧化酶法。

(2)临床意义:脂类测定对乳糜状积液的分类鉴别有重要意义。标本离心后仍呈乳状者需进行甘油三酯检验。乳糜胸时,甘油三酯含量>11.0 mg/L,苏丹

Ⅲ染色阳性,胆固醇含量不高,常见于纵隔恶性肿瘤、胸腔手术、结核、外伤等。甘油三酯＜5.0 mg/L,可排除乳糜胸;介于两者之间则为可疑。

3.乳酸脱氢酶(lactic dehydrogenase,LDH)

(1)检验方法:连续监测法。

(2)临床意义:主要用于漏出液和渗出液、恶性与非恶性积液鉴别。渗出液LDH活性明显增高(＞200 U/L)、胸腔积液/血清LDH＞0.6,反之为漏出液。积液LDH活性增高超过血清LDH活性时,有助于浆膜恶性肿瘤及肿瘤转移诊断。LDH活性在化脓性胸膜炎最高,癌性胸腔积液其次,结核性胸腔积液略高。

4.腺苷脱氨酶(adenosine deaminase,ADA)

(1)检验方法:比色法。

(2)临床意义:ADA主要存在于淋巴细胞内,T淋巴细胞中含量高于B淋巴细胞。结核性、风湿性疾病和积脓时,积液ADA活性明显高于血清和其他积液的ADA活性;而其他性质的积液如恶性肿瘤、狼疮等,ADA活性同血清基本相同。故ADA在良、恶性难辨的渗出液鉴别诊断上有重要价值。ADA活性高低顺序依次为:结核性积液＞癌性积液＞非炎症性积液。积液ADA活性50 U/L时,为区分结核性和恶性肿瘤性积液的界限,但不能区分结核性和风湿性、狼疮性积液。

需要强调的是艾滋病合并结核性胸膜炎时,胸腔积液ADA常＜40 U/L。

5.淀粉酶

(1)检验方法:连续监测法。

(2)临床意义:积液淀粉酶参考范围同血清淀粉酶。活性增高见于急性胰腺炎、胰腺假性囊肿、肠道穿孔、食管穿孔以及异位妊娠破裂,此时积液淀粉酶活性高于血清参考范围上限或积液/血清淀粉酶比值＞1.0。

6.C反应蛋白(C-reactive protein,CRP)

(1)检验方法:散射免疫比浊法。

(2)临床意义:CRP是一个较好的鉴别良恶性胸腔积液的指标,特别适用于诊断炎性胸腔积液。CRP＜10 mg/L为漏出液,CRP＞10 mg/L为渗出液,其灵敏度、特异性约80%。

7.免疫球蛋白G(immunoglobulin-G,IgG)和免疫球蛋白A(immuno-globulin-A,IgA)

(1)检验方法:散射免疫比浊法。

(2)临床意义:积液IgG(IgA)与血清IgG(IgA)比值测定对鉴别渗出液和漏出液有意义。因免疫球蛋白分子量较大,一般不易漏出血管外,而渗出液是血管通透性增高形成的,所以渗出液免疫球蛋白增高。另外,渗出液中因局部免疫反应也可造成免疫球蛋白的增高。若两个比值均数>0.5,则诊断为渗出液,反之为漏出液。应用此法鉴别渗出液和漏出液无假阳性,假阴性为4.08%。

8.补体 3(complement 3,C_3)和补体 4(complement 4,C_4)

(1)检验方法:散射免疫比浊法。

(2)临床意义:生理性浆膜腔液的 C_3 参考范围为 0.83~1.77 g/L,C_4 为0.12~0.36 g/L。积液 C_3、C_4 减低时提示狼疮性或风湿性积液。

9.癌胚抗原(carcinoembryonic antigen,CEA)

(1)检验方法:电化学发光法。

(2)临床意义:积液 CEA>15 μg/L 或积液/血清 CEA>1.0 时,常提示为恶性积液,诊断灵敏度为 34%~69%,特异性为 76%~95%。恶性积液 CEA 增高较血清中出现得早且更显著。在各型癌肿中,积液 CEA 测定对腺癌诊断价值最高。

10.糖类抗原 19-9(carbohydrate antigen 19-9,CA19-9)

(1)检验方法:电化学发光法。

(2)临床意义:参考范围<30 U/mL。胰腺癌、胆道系统癌、胃癌、结肠癌等患者 CA19-9 增多,其含量与肿瘤的分期有关,晚期患者 CA19-9 值更高。肝癌患者阳性率也较高。部分卵巢癌、乳腺癌 CA19-9 也可增高。

11.抗核抗体(antinuclear antibodies,ANA)

(1)检验方法:荧光免疫组化法。

(2)临床意义:参考值为阴性或阳性<1:10。积液 ANA 增高提示狼疮性积液,但不具有诊断意义。

12.白介素-6(interleukin-6,IL-6)

(1)检验方法:ELISA。

(2)临床意义:各实验室应自建参考范围。IL-6 是在炎症反应中具有重要作用的细胞因子。对女性患者来讲,积液 IL-6 增高和循环中血小板计数增高提示卵巢癌。

13.可溶性白介素-2 受体

(1)检验方法:ELISA。

(2)临床意义:各实验室应自建参考范围。在结核性和风湿性积液中均明显增高,尤其是后者更为明显,可作为风湿性积液和其他性质积液的鉴别指标。

14.白介素-8(interleukin-8,IL-8)

(1)检验方法:ELISA。

(2)临床意义:各实验室应自建参考范围。IL-8 是中性粒细胞趋化肽,在炎症信号刺激下,由巨噬细胞、内皮细胞和其他细胞大量产生,对中性粒细胞、T 淋巴细胞、嗜碱性粒细胞具有趋化作用,可刺激中性粒细胞的黏附和杀菌功能,释放杀菌物质。积液 IL-8 含量同积液白细胞数和中性粒细胞趋化性高度相关,可用于对脓胸鉴别诊断。

15.γ-干扰素(γ-interferon,γ-IFN)

(1)检验方法:ELISA。

(2)临床意义:各实验室应自建参考范围。γ-IFN 是由活化的 T 淋巴细胞和 NK 细胞分泌的一种巨噬细胞嗜中性粒细胞活化因子,也是 B 细胞、NK 细胞的分化因子。γ-IFN 增高是诊断结核性积液一个很好的指标。

(二)病原生物学检查

积液标本如一般性状、有形成分和化学检查已肯定为漏出液,一般无必要做病原生物学检查;如肯定或疑为渗出液,则标本应进一步做病原生物学检查。

1.涂片法

标本经无菌操作离心沉淀,取沉淀物作涂片,革兰染色检查找细菌;或抗酸染色找结核分枝杆菌;或涂片找真菌等;或疑寄生虫病时涂片找寄生虫,如乳糜状积液离心涂片找微丝蚴;胸腔积液可碘染色找阿米巴滋养体。

2.培养法

包括需氧、厌氧菌培养、结核分枝杆菌培养(仅在高度怀疑相关疾病时才进行)、真菌培养。

3.特殊检查

乳胶凝集试验:指直接测定释放在积液的各种细菌可溶性抗原或抗体。

4.分子生物学技术

包括 DNA 或 RNA 探针、PCR 技术等。

(三)细胞学检查

积液中发现肿瘤细胞是诊断恶性积液的金标准,细胞学检查诊断恶性积液的总阳性率为 40%～87%。但是细胞学检查的干扰因素多。例如:留取标本方法、复查次数和检验技术等。肿瘤类型:如肺腺癌时阳性率高达 85%～100%,

而肺鳞癌仅 4‰～25％。病变范围:同样是恶性胸腔积液,当病程晚期肿瘤广泛侵犯胸膜或直接暴露于胸腔积液中时易找到癌细胞。

1.标本采集

浆膜腔积液细胞学诊断是否准确与标本采集有很大关系。对大量积液者,应特别留取最后抽出的液体,并将抽入注射器内的此部分液体再快速回推,反复数次,然后抽取送检。穿刺液量以 100～200 mL 为宜,加大送检积液量(≥200 mL)可增加检查灵敏度。为防止各种细胞成分自溶破坏,积液抽取后应立即离心涂片,至多不超过 0.5～1.0 小时。若穿刺液不能立即制片检查,可在标本内加入穿刺液总量 1/20～1/10 的 40％甲醛溶液以保存标本。

2.细胞形态检测技术

检测细胞形态时,需进行多种不同的染色以利于观察和鉴别。常用的有瑞-吉复合染色法。瑞-吉复合染色能清楚地显示细胞质成分和细胞核染色质结构,易于良、恶性细胞的判别。瑞-吉复合染色可见的细胞形态包括以下几种。

(1)恶性细胞:积液中恶性细胞的识别标准与其他部位细胞学标准基本相似,但有其独特之处,如恶性细胞的大小有显著差异,出现梭形或柱形等其他奇形怪状的细胞,核染色质增多和结构异常,出现核透明带和异常有丝分裂相等。因正常间皮细胞可随脱落时间延长发生退行性变化,易被误认为癌细胞,故应特别注意辨认。

(2)血细胞黏附肿瘤细胞花环:在含恶性肿瘤细胞的积液涂片中,将 3 个以上的白细胞(淋巴细胞、粒细胞、巨噬细胞)或红细胞黏附于瘤细胞边缘周围,形成花环样,称之为血细胞黏附肿瘤细胞花环。有报道认为,出现血细胞黏附肿瘤细胞花环可能提示部分肿瘤的恶性发展。

(3)免疫岛:巨噬细胞与周围已转化和未转化的淋巴细胞的堆积团称为免疫岛。免疫岛可能是因肿瘤抗原及病原微生物刺激机体免疫反应所致。

(4)其他形态:还可见到分叶核粒细胞包裹细菌现象。

(四)染色体分析

癌细胞染色体改变十分明显,而积液又是细胞的良好培养基。恶性积液中细胞染色体可见结构异常和数量异常,常见的有多倍体、内复制、超二倍体、亚二倍体、假二倍体和标志染色体等。

(五)流式细胞分析技术(flow cytometry,FCM)

流式细胞分析技术是采用流式细胞仪对临床标本中生物颗粒(细胞、细胞成分或微生物)进行快速识别、鉴定和分析的技术。因荧光技术和多参数相关测量技术的发展,流式细胞仪在对细胞群体各亚群进行定量分析时,具有其他手段无法比拟的优越性。FCM 用于浆膜腔积液检查主要集中在两个方面。

1.细胞免疫表型分析

常用于淋巴细胞分群(如 T 细胞、B 细胞和自然杀伤细胞,CD4 细胞和 CD8 细胞)、肿瘤细胞抗原测定(如上皮膜抗原、癌胚抗原、细胞角蛋白)等。

2.细胞 DNA 分析

FCM 可大量快速地测定单个细胞的 DNA 含量,据其 DNA 含量,可将形态不易区分的细胞群体分为 3 群:G_1、S、G_2,分别代表细胞周期的 3 个不同阶段,这 3 个阶段的细胞对不同的化疗药物反应是不同的。故单个细胞 DNA 定量可用于药物选择、疗效观察和预后估计。

(六)电镜检查技术

电镜因其显示超微结构的能力,在鉴别肿瘤细胞的性质和组织起源,尤其对神经内分泌肿瘤、白血病和小圆细胞肿瘤具有决定作用。如:电镜下毛细胞白血病细胞表面有较多细长的胞质突起,50%病例胞质内出现核糖体板层复合体,由此可确诊;电镜下可找到神经内分泌肿瘤细胞的神经内分泌颗粒,并根据颗粒形态的变化进行分类。

四、关节腔积液一般检查

关节腔是由关节面与滑膜围成的裂隙。滑膜细胞有两种,一种有吞噬作用,另一种有分泌作用,可分泌透明质酸和蛋白质的聚合物-黏蛋白。滑膜内有丰富的血管网及淋巴网,关节腔与这些网之间有良好的液体扩散和交换,血液内的物质包括抗生素可以很快地扩散至关节腔内。故关节液是含有滑膜细胞分泌的黏蛋白的血浆透析液,水分占 96%,固体为 4%,比密 1.010,pH 约 7.3。

(一)关节腔积液一般检查技术

1.理学检查

(1)量:正常 0.1~0.3 mL。病理时关节腔积液量可多达 3~10 mL。

(2)颜色:用肉眼观察法。正常关节液草黄色或无色。病理情况下,关节腔积液可出现不同颜色变化(表 3-8)。

表 3-8 关节液常见的颜色变化及临床意义

颜色	临床意义
淡黄色	穿刺损伤出血
红色	创伤、全身出血性疾病、恶性肿瘤、关节置换术后及血小板减少症、血管瘤或色素沉着绒毛结节性滑膜炎等
金黄色	积液内胆固醇增高
脓性黄色	严重细菌感染性关节炎
乳白色	结核性、慢性类风湿关节炎、痛风、系统性红斑狼疮、丝虫病、大量结晶等
浅绿色	类风湿关节炎、慢性重度炎症等
绿色	铜绿假单胞菌性关节炎
黑色	褐黄病

(3)透明度:用肉眼观察法。正常关节液透明清亮。关节腔液混浊主要与细胞成分、细菌、蛋白质(如纤维蛋白)、结晶、脂肪小滴、或块状退化滑膜细胞形成的悬浮组织增多有关。混浊多见于炎性积液,炎性病变越重,混浊越明显,甚至呈脓性液体。非炎症性关节液,如其内含有结晶体、纤维蛋白、类淀粉物、软骨碎屑或米粒样体等,也可混浊。

澄清液:可见于低毒性感染,或因使用抗生素,关节液可为浆液性或浆液纤维蛋白、非脓性渗出液,最常见于系统性红斑狼疮、风湿热、多发性肌炎和硬化病,痛风及假性痛风的中期。

米粒样体:含有胶原、细菌碎屑和纤维蛋白等,是由滑膜增生、变性、脱落在关节腔,又经关节长期活动、滑液冲击所形成的。

胡椒粉征:人工关节置换术后,因金属或塑料假体的磨损及由此产生的黑色或灰色的碎屑,可使穿刺液体带有黑色微粒,故称;然而金属和塑料人工关节摩擦的碎屑在生物学上是无害的。

(4)黏稠度:用拉丝试验法检查。正常关节液高度黏稠,拉丝长度可达3～6 cm。黏稠性与透明质酸的浓度和质量相关。关节腔穿刺抽吸有困难提示可能液量太少、穿刺针太细、部位不当,或关节液黏滞度过高,有稠厚纤维蛋白、米粒样体和其他碎屑所致。

黏稠度减低:见于关节炎症时,因积液中透明质酸被中性粒细胞释放的酶降解以及因积液稀释所致。类风湿关节炎透明质酸的绝对量虽然增加,但透明质酸酶活动性亦增强,而使透明质酸失去聚合作用,故关节液的黏稠性减低;炎性关节炎、水肿性和痛风性关节炎,因关节液渗出增加,透明质酸被稀释,因而黏稠性也减低。关节炎症越重,黏稠度越低。重度水肿、外伤性急性关节腔积液,因透明质酸被稀释,即使无炎症,黏稠度也减低。

黏稠度增加:见于甲状腺功能减退和腱鞘囊肿;化脓性关节炎伴有大量细胞时,关节液黏稠度可增加。

(5)凝块形成:肉眼观察法。正常关节液不含纤维蛋白原和其他凝血因子因此不凝固。当炎症时,血浆凝血因子渗入关节腔可形成凝块,凝块形成的速度、大小与炎症程度成正比。根据凝块占试管中积液体积的多少,一般将凝块形成分为 3 种类型,凝块程度及临床意义见表 3-9。

表 3-9 关节腔积液凝块形成程度及意义

凝块程度	判断类型	临床意义
轻度	凝块占试管中积液体积的 1/4	骨关节炎、系统性红斑狼疮、系统性硬化症及骨肿瘤
中度凝块	占试管中积液体积的 1/2	类风湿关节炎、晶体性关节炎
重度凝块	占试管中积液体积的 2/3	结核性、化脓性、类风湿关节炎

2.化学检查技术

关节液常因黏稠度高而取样困难,故必要时可用透明质酸酶减低黏度后,再测定化学成分。

(1)尿酸的检验方法同生化仪定量法。临床意义为关节液显微镜检查发现疑似尿酸盐结晶时,可测定尿酸含量,对尿酸盐痛风的诊断有一定价值。

(2)葡萄糖的检验方法同生化仪定量法。临床意义为测定关节液葡萄糖应同时测定患者空腹葡萄糖。正常关节液葡萄糖比血糖稍低,其差值在 0.5 mmol/L 以内。炎症性关节炎时,血葡萄糖与关节积液葡萄糖含量差值 >1.0 mmol/L,如差值 >2.2 mmol/L 时,应考虑为化脓性关节炎,主要是细菌对葡萄糖消耗所致。类风湿性滑膜炎,因白细胞增多而使葡萄糖分解代谢增加,可相差 $30\% \sim 50\%$。结核性关节炎关节液中葡萄糖比血清中低 $60\% \sim 70\%$,脓毒性关节炎更低。

(3)乳酸的检验方法同生化仪定量法。临床意义为在化脓性关节炎,关节液中乳酸含量明显增高。但淋病奈瑟菌感染例外,关节液的乳酸通常正常。类风湿关节炎时,关节液乳酸可见轻度增加。需注意:标本采集后要立即注入冰浴待用的试管内。

(4)总蛋白质的检验方法同生化仪定量法。临床意义为正常关节液总蛋白质为 $10 \sim 30$ g/L(平均为 18 g/L),约为血清的 1/4。还有少量大分子蛋白,无纤维蛋白原。炎症时,因滑膜渗出增加,使总蛋白、清蛋白、球蛋白和纤维蛋白原等均增加,增加量的多少反映炎症程度。通常关节液中蛋白质含量由低到高依次为:健康人、外伤性、感染性、类风湿关节炎。

3.有形成分检查

关节积液中有形成分检查应在采集后立即进行,常用显微镜检查法。

(1)细胞计数的检查方法为普通光学显微镜检查法。细胞少时,用 Fuchs Rosenthal 计数板进行计数,如用改良自动控制牛鲍计数板,应增加计数面积。当细胞多时,可用生理盐水稀释后计数。若黏稠度高,计数前可用透明质酸酶处理,减低黏稠度后再取标本计数。如有大量红细胞干扰细胞计数时,可用 0.1 mol/L盐酸或含 10 g/L 白皂素的氯化钠液稀释,以破坏红细胞。

临床意义:正常关节液中有多种细胞,总数为$(100 \sim 200) \times 10^6$/L,无红细胞。白细胞计数是鉴别关节炎脓毒性、炎性和非炎性的重要依据。①正常关节液白细胞在 50×10^6/L 以内;②白细胞在$(200 \sim 2\ 000) \times 10^6$/L 之间,提示轻度炎性反应,属于非炎性关节液,多见于退行性关节炎、创伤性关节炎、剥脱性骨软骨炎、滑膜骨软骨瘤病等;③类风湿关节炎:属炎性滑膜炎,白细胞为$(2\ 000 \sim 75\ 000) \times 10^6$/L,中性粒细胞可占70%;④脓毒性关节炎:白细胞常超过$10\ 000 \times 10^6$/L,其中 90% 为中性粒细胞;⑤化脓时性关节炎:白细胞常超过$50\ 000 \times 10^6$/L;⑥急性尿酸盐痛风:白细胞可达 $20\ 000 \times 10^6$/L;⑦淋病奈瑟菌感染早期:关节液细胞通常不高。

(2)细胞分类的检查方法为细胞分类最好采用微量细胞玻片,离心沉淀收集细胞,以保持细胞的原来形态。对黏稠度高的标本,可用透明质酸酶处理后再离心沉淀。常用瑞氏染色普通光学显微镜检查法。

临床意义:正常关节液中包括单核细胞、大吞噬细胞、原始细胞、滑膜细胞及白细胞,其种类及数量因关节而异。单核-巨噬细胞占 65% 左右、淋巴细胞约 10%、中性粒细胞约 20%,偶见软骨细胞、组织细胞。

中性粒细胞增高:炎症活动期可超过 75%,化脓性关节炎的中性粒细胞可高达 95%。

淋巴细胞和单核细胞增高:病毒感染、结核分枝杆菌感染时,并可出现异型淋巴细胞。

类风湿细胞:在中性粒细胞内有大量灰色、大小约 $0.52\ \mu m$ 的免疫复合物包涵体,此种细胞称为类风湿细胞。见于类风湿关节炎、痛风等关节液。

红斑狼疮细胞:见于系统性红斑狼疮患者关节液,但并非特异,也见于类风湿关节炎患者关节液。

吞噬细胞:吞噬中性粒细胞的吞噬细胞为 Reiter 细胞,是 Reiter 综合征的特征。也见于淋菌性关节炎、急性痛风、牛皮癣性关节炎和其他类风湿关节炎。

（3）结晶体：结晶体检查是关节液检查的重要内容。

检验方法为除一般生物光学显微镜检查外,最好用偏振光显微镜做鉴定,使用偏光显微镜发现双曲光结晶体即可确诊为痛风。结晶检查用的玻片和盖玻片应该用乙醇清洁后再用拭镜纸仔细擦干,以消除外来颗粒。此外,新标本用盖玻片盖上后,其边缘最好用干净指甲油封固,以阻止蒸发;指甲油与关节液的交界处形成的结晶应忽略不计。

临床意义：常见关节液的结晶有尿酸盐、焦磷酸钙、磷灰石、脂类和草酸钙结晶,见于各种关节炎患者。不同结晶可见于同一标本,例如可同时存在尿酸盐、焦磷酸盐、尿酸盐和磷灰石结晶。

尿酸盐结晶：见于95%急性痛风患者。在偏振光显微镜下,尿酸盐结晶呈双折射针状或杆状,长度为 $5\sim20~\mu m$,呈游离状态。急性痛风发作时,此两种晶体常见于细胞,慢性渗出时常见于细胞。注意：在有尿酸盐结晶时,也不排除存在细菌。

焦磷酸钙结晶：呈双折射的棒状、长方形或菱形,长度为 $1\sim20~\mu m$,宽度约为 $4~\mu m$,位于胞质空泡中,可见于假痛风（甲状腺功能低下或甲状旁腺功能亢进）。

磷灰石结晶：为非双折射性结晶,仅 $1~\mu m$ 左右,不易在光镜下识别,当结晶重叠成球状时较易发现。此结晶可被细胞吞噬后成为胞质内包涵体,偶见于关节钙化关节液中。

脂类结晶：较常见胆固醇结晶,几乎完全在细胞外。除平板缺口形态外,在慢性渗出液中还可呈双折射针形或菱形。见于慢性类风湿关节炎鹰嘴滑囊渗出液、慢性关节炎如结核性关节炎渗出液,但无特异性。

草酸钙结晶：除游离于细胞外,也可见于吞噬细胞内,形态与尿草酸钙结晶相似。见于慢性肾衰竭、先天性草酸盐代谢障碍引起的急、慢性关节炎。

滑石粉结晶：外源性结晶。呈十字架形,为 $5\sim10~\mu m$,见于手术残留滑石粉引起的慢性关节炎。

皮质类固醇结晶：外源性结晶。呈针状、菱形,有时呈短棒状、盘状、碎片状或重叠成大块。见于注射过皮质类固醇药的关节腔内,可持续数月之久。

(二)关节腔积液特殊检查技术

1.化学检查

(1)类风湿因子(rheumatoid factor,RF)的检验方法为散射免疫比浊法。参考范围:<20 U/mL。

临床意义:主要用于类风湿疾病诊断。RF 包含各类免疫球蛋白自身抗体,因临床意义不同,故有时需测定 RF 的 Ig 类型。IgG 类 RF 与类风湿关节炎患者滑膜炎、血管炎和关节外症状有关;IgA 类 RF 是类风湿关节炎临床活动性指标,亦见于系统性硬化症、Felty 综合征和系统性红斑狼疮。

(2)补体的检验方法为散射免疫比浊法。参考范围:一般情况下,关节液补体含量约为血清中的 10%。

临床意义:风湿性关节炎血清补体多为正常,而关节液补体可减少 30%;活动性系统性红斑狼疮血清和关节液补体均可减少;感染性关节炎、痛风和 Reiter 综合征等,关节液补体可增高。

(3)抗核抗体的检验方法为荧光免疫组化法。参考范围:一般情况下,关节腔积液 ANA 为阴性。

临床意义:已证实有 70% 系统性红斑狼疮和 20% 类风湿关节炎患者关节液中可检出抗核抗体,故在系统性红斑狼疮发生关节损害时,可抽取关节液做抗核抗体检查。类风湿关节炎患者 ANA 阳性,多提示病情严重。

2.病原学检查

关节腔积液病原学检查应列入常规检查项目中。

(1)涂片革兰染色:是首要的病原学检验方法。大约 75% 链球菌感染、50% 革兰阴性杆菌感染以及 25% 左右淋病奈瑟菌感染的关节液中可找到细菌。

(2)细菌培养及药敏试验:疑感染性关节炎时,应尽快进行关节液细菌培养;标本送检及时、操作迅速则阳性率高。

(3)抗酸染色:疑结核性关节液,应做抗酸染色找抗酸杆菌,阳性率仅 20% 左右,故应考虑同时做结核分枝杆菌培养、或 PCR 检查或滑膜组织活检,以提高检测阳性率。

(4)厌氧菌和真菌培养:因约有 30% 细菌性关节炎检查不出病原菌,故涂片检查和需氧菌培养阴性时,不应轻易排除细菌感染,还应继续做厌氧菌和真菌培养。

五、浆膜腔积液和关节腔积液检验质量保证

从临床医师提出检验项目申请到发出检验报告单,可分为检验分析前、分析中和分析后 3 个阶段,每个阶段都受到很多因素影响。要得到良好的浆膜腔和关节腔积液检验结果,同样应实行 3 个阶段的全过程质量控制。

(一)分析前

1.准备

(1)临床医护人员必须明确告知患者标本采集前的准备条件、要求及注意事项;检验人员有义务向患者解释标本采集中的各种问题并向临床提供检验项目、标本采集的类型、标本量、保存条件、注意事项、生物参考区间、临床意义等,以帮助临床医护人员合理选择检验项目和指导患者进行正确的准备。

(2)临床医师须熟知检验项目的临床意义。应完整填写申请单各项内容,字迹必须清楚,包括患者姓名、性别、出生日期、科别、床号、病案号、住院号、申请序号、标本类型、临床诊断或主要症状、采集标本日期和时间、申请检查的实验项目、接收标本日期和时间及特殊说明,如应用的药物等。

(3)临床医护人员必须根据检验申请单所需检验项目,做好患者准备和标本采集。

(4)检验人员必须等收到临床医师书面或电子打印的检验申请单时,才可接收标本进行检验。特殊情况,在临床医师电话说明下,可在收到检验申请单之前先接受标本进行检验。

(5)检验申请单必须清洁、完整,不得被标本污染,重要信息不得涂改。

(6)临床医护人员必须对患者讲清楚检验目的,安慰患者,努力减轻患者的疑虑和恐惧心理。

(7)标本采集前须了解患者的基础疾病及既往史,特别注意有无出血倾向的疾病,如血液病、肝硬化。如有必要,可先进行凝血功能检查。任何原因导致的出血倾向、服用抗凝剂特别是使用溶栓药患者、凝血酶原时间延长、血小板计数低于 $50 \times 10^9/L$,应该在凝血障碍纠正后方可穿刺采集标本。

(8)患者穿刺部位有化脓性感染灶,视为穿刺检查的禁忌证。严重心肺功能不全者不能进行浆膜腔积液穿刺。

2.标本采集适应证

(1)胸膜腔积液:原因不明的积液或伴有积液症状,需进行诊断性或治疗性穿刺的患者。

(2)腹膜腔积液:新发生的积液或已有腹水且突然增多或伴有发热的患者,需进行诊断或治疗性穿刺的患者。

(3)心包腔积液:原因不明的大量心包积液;有心包填塞症状需进行诊断性

或治疗性穿刺的患者。

(4)关节腔积液:原因不明的大量关节腔积液伴肿痛;急性关节肿胀、疼痛或伴有局部皮肤发红和发热。

3.标本采集技术要点

(1)浆膜腔及关节腔积液由临床医师分别行胸腔穿刺术、腹腔穿刺术、心包穿刺术、关节腔穿刺术采集。

(2)穿刺前,先准备好标本采集所用的容器、器材等,应在容器上贴标签,将患者姓名、ID 号及其他信息明确标识。注意:标签粘贴不可将标本完全遮盖,应在容器上保留观察窗,以便检验人员对标本是否合格进行判断。

(3)收集浆膜腔及关节腔积液标本的容器最基本的要求是清洁、干燥、方便使用。一般来说,做理学或细胞学检查采用玻璃试管,为防止标本凝固,也可采用 EDTA-K_2 抗凝真空管;生化检查采用一次性塑料尿管,也可采用肝素抗凝真空管。以观察凝固现象为目的的标本则不加任何抗凝剂。关节腔积液标本容器不宜用草酸盐和 EDTA 粉剂作抗凝,否则可干扰关节腔积液结晶检查。

(4)积液采集后分装于 3 个无菌试管中:第一管作微生物学及一般性状检查;第二管作细胞学及化学检查;第三管不加抗凝剂,用于观察有无凝固。

(5)细菌学检查包括涂片染色镜检、细菌培养及药敏试验等,标本应从三通管或注射器中直接排入无菌容器里。积液常规及生化检验约留 2 mL,细胞学检查留 100～200 mL,厌氧菌培养留 1 mL,结核分枝杆菌检查约需 10 mL。

(6)关节腔穿刺为阳性时,可将穿刺针内的血液成分或组织作结晶体检查、革兰染色及培养等;如疑关节感染而穿刺为阴性时,则取少量关节腔清洗液作细菌培养。

(7)为避免漏检,确保病原体的检出,应尽量在抗菌药物使用前采集标本,培养时最好同时做血培养。床边接种可提高病原菌检出率。

(8)需厌氧培养的积液标本,在采集时必须先排除多余空气,有条件可床边直接接种,置便携式厌氧装置内或直接运送(或接种至运送培养基内);大量液体标本应装满标本容器,即刻除氧,加盖运送。

4.标本保存和运送

(1)标本的运送必须在安全、密闭的条件下,由患者亲自或其家属或临床卫生员运送。禁止通过物流传输自动运送。

（2）标本留取后应立即送检，最好在 1 小时内送检。超过 1 小时或有溢漏，均不能做检查。需厌氧培养的标本最迟不超过 30 分钟。标本放置过久，细胞可破坏或沉淀后纤维蛋白凝集成块，导致细胞分布不匀而使计数不准确；葡萄糖酵解造成糖含量减低。

（3）如不能及时送检的标本，应在 4 ℃环境中低温保存，但不超过 2 小时。或离心除去细胞后低温保存（4 ℃下可存 10 天，必要时置－20 ℃下冻存；对补体和酶等，可保存在－70 ℃以下）。

（4）进行病原体培养的标本不可置于 4 ℃冰箱保存。

（5）标本的运送必须保证运送过程中的安全，防止溢出。溢出后应立即对环境进行消毒处理。对有传染性疾病的标本应遵守国家及本地区对传染性特殊标本运送的有关规定进行运送。

5.标本拒收标准

在下列情况下实验室有权拒收标本。

（1）检验申请单填写的内容与标本容器标签填写的内容不一致者。

（2）检验申请单和标本容器标签重要信息填写不完整或涂改者。

（3）标本类型采集错误者。

（4）标本不足最少要求量者。

（5）标本超过要求送检时间者。

（6）容器破裂、标本外溢者。

（7）抗凝标本有凝块者。

（8）标本无明确标识、不能识别者。

6.拒收与不合格标本的处理

（1）检验科只接收合格的标本。合格标本接收时，检验科应对所接收的标本进行登记，包括标本的姓名、科室、标本的类别、检验项目及接收标本的日期和时间。

（2）拒收标本通知临床医师或护士，但原始标本由检验科保存，其他人员未经允许不得取走。

（二）分析后

（1）浆膜腔和关节腔积液检验后，标本不保存。标本中加入过氧乙酸（浓度约为 10 g/L）或漂白粉消毒处理后，向下水道内排放。

（2）浆膜腔和关节腔积液污染的各种废弃物经卫生员统一收集，送医院垃圾处理站处理。

（3）分析失败或分析结果与临床诊断明显不符合时，应及时进行重新检验，或根据实际情况对原始样品做进一步检验。

（4）检验申请单及检验结果记录至少应保存一年。

第三节 尿 液 检 验

一、尿液标本采集

（一）标本种类和采集要求

为保证尿液分析结果的准确和可靠，正确留取尿液标本，使用合格的采集尿液容器是整个尿液分析程序中最基本的要求，是保证试验质量的先决条件。

1.容器要求

采集尿液的容器应该清洁、干燥、一次性使用、环保且便于降解和无害化处理的玻璃或塑料容器。或使用便于清洁、可消毒处理、干燥、无污染的重复性使用容器。具体要求参考以下几点。

（1）应有较大的开口，便于尿液采集，特别是能够方便女性患者顺利留取标本的容器。

（2）应有足够的容量。建议使用容量在 15 mL 以上，并能加盖密封的专用尿试管或尿杯。目前推荐使用 50～100 mL 的透明或半透明塑料杯用作采集尿液标本的容器，贴有专用标签用于记录患者姓名、性别、ID 号和留尿时间，并留有粘贴条形码位置，有密封的杯盖。

（3）中华医学会检验学会尿沉渣检查标准化建议：采集尿液容器应由不与尿液成分发生反应的惰性材料制成，洁净、防渗漏、一次性使用；容积应＞50 mL；圆形开口的直径应＞4.0 cm，具有较宽的底部；尽可能使用具有安全、易于开启的密闭装置，以保证标本运送安全（图 3-1）。

（4）最好是透明容器，有明显的刻度标识和最大容量的标识。

（5）用于细菌培养的尿标本容器，需要选择无菌容器，无菌容器应该在封口处标有"消毒"或"STERILE"的字样。使用前不能随意开启盖子。

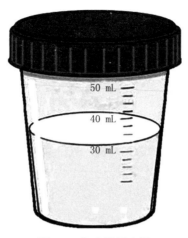

图 3-1 标准留尿容器

2.采集方法

(1)自然排尿法:适用于尿常规检查、细菌涂片检查和细胞学检查。晨尿和随机尿建议采集中段尿标本,以防止尿道口分泌物的污染;女性患者更易受阴道分泌物污染,还应注意避免在月经周期前后留取尿标本进行尿常规检查或尿有形成分分析,建议在月经干净后 3~5 天检查尿液。儿科患者特别是新生儿,可使用小型、特殊的专用小儿尿液采集袋。

(2)导尿或穿刺法:对于自然排尿困难的患者或为了避免女性患者阴道分泌物的污染,可采用导尿管导尿或在耻骨上穿刺膀胱取尿。此操作应该由临床医师决定和实施。

(3)定时定量尿液采集法,参考下面的具体要求。

首次晨尿:采集清晨起床后的第一次尿液标本,此尿液为浓缩尿,最适合于尿液常规检查,如尿糖、尿蛋白、亚硝酸盐检查,因其在膀胱中停留的时间较长,标本浓缩、偏酸,有形成分保持比较完整,尿中的细胞、管型、细菌、结晶等有形产物检出率会较高,但需要立即送检和进行检验。同时也由于尿液在膀胱内潴留时间过长,从留取到送检再到检验的时间过程偏长,容易使部分有形成分发生形态改变和数量的减少,故有学者推荐使用第二次晨尿标本用于尿沉渣检查或尿常规检查。

随机尿:随机尿标本是在任何需要的情况下,随时留取的尿标本。凡临床需要进行尿液检查时可随机留取,适用于门诊或急诊患者。但容易受饮食、饮水、药物、活动或时间的差异等多种因素影响,尿中的病理成分含量常不稳定,可能会使低含量或临界含量的某些成分漏检。但随机尿一般比较新鲜,对尿中有形成分的形态干扰最少,特别适用于对尿中红细胞形态的观察。

3 小时尿:采集上午 3 小时期间的尿液,用于定量分析 1 小时尿液中有形成分的排出率。可选择在上午 6～9 时之间的尿液。上午 6 时排尿,弃去;然后将 6～9 时的尿液保留在容器中(9 时留取最后一次尿液),全部送检。

12 小时或 24 小时尿:适用于 Addis 计数和尿中化学成分、激素等的定量检查。12 小时尿一般要求采集晚 8 时至次日早 8 时的全部尿液标本,此期间应尽量减少饮水量,保持尿液呈浓缩状态。晚 8 时排尿一次,弃去,将膀胱清空,然后至次日早 8 时止(8 时留取最后一次尿液),将留取的全部尿液存放干净干燥的容器内,全部送检。24 小时尿一般要求留取上午 7 时到次日上午 7 时之间的尿液送检。可送全部尿量,也可将标本混合均匀,精确测量尿量和记录尿量,然后取其中约 50 mL 送检。具体情况根据各实验室要求略有不同。

三杯尿:为判断和分析血尿或脓尿的发生部位,常常采用尿三杯试验方法。患者排尿时,将 3 个尿杯分别编号为"1、2、3",将最先排出的尿液盛于第 1 杯内,将中段尿盛于第 2 杯内,将最后排出的尿液盛于第 3 杯内,及时送检。

培养用尿标本:留尿前先用清水清洗外阴,再用 0.1％苯扎溴铵或 0.5％络合碘等消毒尿道口后,在不间断排尿过程中,弃去前、后段尿液,以无菌容器接留中间段的尿液 5～10 mL,立即用无菌容器盖将标本密封盖好,并尽快送检。试验室收到标本后需在 2 小时内接种。必要时可通过导尿或膀胱穿刺取样。作结核分枝杆菌培养时,可留取 24 小时尿或晨尿,取沉渣 10～15 mL 送检(连续送检 3 次)。

(二)尿液标本保存

尿液检查一般需要新鲜尿标本,放置时间过久的尿液会使部分成分变性、降解、挥发、破坏、变形,影响检查的准确性。尿液化学物质和有形成分不稳定,排出后即开始发生物理和化学变化,如胆红素、尿胆原被氧化,抗坏血酸消失,细菌生长,尿素酵解生成氨使尿 pH 增高,尿液有形成分破坏,葡萄糖被细菌利用而减低。因此尿标本要尽快送检,最好不超过 2 小时,如不能及时送检或分析,必须采取保存措施,常用尿标本保存方法有两种。

1.冷藏法

冷藏可抑制微生物生长,维持尿液 pH 恒定,使尿中化学成分和有形成分基本不变,但 4 ℃条件下冷藏不得超过 8 小时。有时冷藏可导致磷酸盐和尿酸盐析出,形成沉淀,影响尿液有形成分检查,需要复温处理。尿培养标本不能及时送检必须冷藏保存。

2.化学防腐法

(1)甲苯:当甲苯足够量时(一般用量为 1.0～2.0 mL 甲苯/100 mL 尿液),可在尿液表面形成一薄层,防止细菌污染,通常用于尿酮体、尿糖、尿蛋白质等测定前的标本保存。

(2)甲醛:每 100 mL 尿液加 40%甲醛 0.5 mL,可抑制细菌生长并固定尿中有形成分,适用于尿液中细胞与管型的测定标本的保存。

(3)麝香草酚:0.1 g 麝香草酚/100 mL 尿液。用 10%的麝香草酚异丙醇溶液可增加麝香草酚的溶解量,达到抑菌及保护代谢物的作用,适用于尿钾、钠、钙、氨基酸、糖、尿胆原、胆红素等测定前的标本保存。

(4)浓盐酸:每 100 mL 尿标本中加入浓盐酸 1 mL 即可,使尿液 pH 维持在 2.0 左右。此标本主要用于尿 17-羟皮质类固醇、尿 17-酮类固醇、儿茶酚胺、尿香草基杏仁酸等的定量测定尿标本的保存。

(三)尿标本送检

标本采集后可指导患者或由医师、护士协助在样本杯标签填写如下内容:患者姓名、性别、年龄、尿样留取日期时间等内容。如果没有此条件,应该在化验单上标注标本留取日期和时间。对 12 小时或 24 小时等定量检查的尿标本,需由患者本人或医护人员在化验单上标注尿量(mL)。当使用实验室信息系统的情况下,应将系统生成的条形码平整的粘贴于样本容器上,或竖直贴于样本试管上,不要将条形码折叠或缠绕在试管上。不要污染条形码及在条形码上做任何标记。

送检时应该将医师开具的尿液检验申请单和标本粘贴在一起,即刻送检。一般门诊患者可由患者本人送检或家属协助送检,住院患者应该由住院医护人员或专职标本送检人员即刻将标本送到检验室。检验室接收到标本后应该在化验申请单上标注接收标本的时间,或在实验室信息系统上扫描条码来接受样本。

送检过程中,注意标本不要被阳光直接照射、不要被冷冻、不要被雨水淋湿,标本容器更不能被打破造成流失和污染,申请单和标本不能分离。非住院患者留取的尿标本最好能在 1 小时以内送到医院检查。

(四)标本的消毒和处理

应在检验报告发出以后再行处理剩余试验标本。尿液试验样本保留与否,请参考本实验室相关规定。

实验室不可以将检查后的尿液标本随意处理,因其中可能含有细菌、病毒等传染性物质,容易污染环境和传染给他人。因此必须在尿液标本中加入 10 g/L 的过氧乙酸或漂白粉进行消毒处理后,才能排放到下水道中。具体做法是,可以在一个大容器(如塑料桶、陶瓷水池等)中预先加入 10 g/L 的过氧乙酸 100 mL 或适量的漂白粉,然后将每次测定完毕的尿液标本倾倒于容器内,混合消毒时间应大于 1 小时,然后进行排放。如果医院建有统一的医疗废液处理中心,可通过专用管道将尿液或其他体液标本传送至中心统一处理。

所用一次性试管、玻片、一次性定量计数板等应该统一存放在标有污染物的容器中,经高压灭菌处理后弃去或使用高温焚化处理。非一次性使用器械、试管、计数板等需经 70%乙醇液浸泡,或经 30～50 g/L 漂白粉液浸泡处理,也可用 10 g/L 次氯酸钠浸泡 2 小时,或 5 g/L 过氧乙酸浸泡 30～60 分钟,再用清水冲洗干净,擦拭和干燥后备再次使用。

二、尿液理学检查

(一)尿量

使用量筒或其他带刻度的容器直接测定尿量。

个体尿量随气候、出汗量、饮水量等不同而异。一般健康成人为(1.0～1.5)L/24 h,即 1 mL/(h·kg);小儿如按体重(kg)计算尿量,则较成人多 3～4 倍。

1.增多

(1)生理性:饮水过多,饮浓茶、咖啡、酒精类或精神紧张等。

(2)病理性:常见于糖尿病、尿崩症、慢性肾炎和神经性多尿等。

2.减少

(1)生理性:饮水少和出汗多等。

(2)病理性:常见于休克、脱水、严重烧伤、急慢性肾炎、心功能不全、肝硬化腹水、流行性出血热少尿期、尿毒症和急慢性肾衰竭等。

(二)尿液颜色

根据观察到的尿颜色进行报告。

1.正常尿颜色

因尿含尿色素可呈淡黄色。尿液浓缩时,颜色可呈深黄色,并受某些食物及药物的影响。

2.病理性尿颜色

凡观察到尿液呈无色、深黄色、浓茶色、红色、紫红色、棕黑色、绿蓝色、乳白色等,均应报告。浓茶样深红色尿可见于胆红素尿;红色尿见于血尿、血红蛋白尿;紫红色尿见于卟啉尿;棕黑色尿见于高铁血红蛋白尿、黑色素尿;绿蓝色尿见于胆绿素尿和尿蓝母;乳白色尿可能为乳糜尿、脓尿。

(三)尿液透明度

根据尿的外观理学性状,将尿液透明度分为清晰透明、微浑、浑浊、明显浑浊4个等级。

浑浊尿的鉴别步骤如下。

(1)加热:浑浊消失,为尿酸盐结晶。

(2)加入醋酸数滴:浑浊消失且产生气泡,为碳酸盐结晶;浑浊消失但无气泡,为磷酸盐结晶。

(3)加入 2‰盐酸数滴:浑浊消失,为草酸盐结晶。

(4)加入 10‰氢氧化钠数滴:浑浊消失,为尿酸结晶;呈现胶状,为脓尿。

(5)在 1 份尿液中,加入乙醚 1 份和乙醇 2 份,振荡,浑浊消失,为脂肪尿。

(6)尿液经上述处理方法后,仍呈浑浊,多为菌尿。

三、尿液化学检查

尿液化学检查可分为湿化学法和干化学试纸法,湿化学法一般为传统检查方法,现在并不经常使用。但是当干化学试纸法因某些因素产生干扰时,某些检查干化学法出现局限性时,这些湿化学法是可选用的替代方法,甚至是确认方法。本节主要介绍湿化学分析法。

(一)尿液 pH 测定

尿液 pH 是反映肾脏调节机体内环境体液酸碱平衡的重要指标之一。尿液 pH 也是指尿中所有能解离的氢离子浓度,通常用氢离子浓度的负对数 pH 来表达。

1.检验方法学

广泛 pH 试纸法。

(1)原理:广泛 pH 试纸的反应原理是基于 pH 指示剂法。广泛 pH 分析试纸中含有甲基红[pH 4.2(红)～6.2(黄)],溴甲酚绿[pH 3.6(黄)～5.4(绿)]和百里酚蓝[pH 6.7(黄)～7.5(蓝)]3 种酸碱指示剂,这些混合的酸碱指示剂适量配合可以反映出 pH 4.5～9.0 的变色范围。

(2)器材和试剂:广泛 pH 试纸和配套的比色板,100 mL 玻璃量筒或尿试管。

（3）操作：取广泛 pH 试纸一条，浸入尿液中 1/2～2/3 处。约 1 秒钟后取出，贴近比色板，在自然光条件下和标准配套比色板比色，与比色板最接近处颜色标示的数值即为该尿液的 pH。

2.方法学评价

（1）灵敏度和特异性：操作简便，可目测检查，一般用于粗略的液体 pH 测定，是尿常规检查中 pH 测定的惯用方法。灵敏度以 pH 0.5 为一个梯度，显色范围从棕红色至深黑色。如需更精确的尿 pH 测定，还可使用精密 pH 试纸法；有条件时还可使用 pH 计法（电极法）或滴定法测量尿液 pH。

（2）干扰因素：应该使用新鲜尿液标本，陈旧尿标本可使尿液呈碱性改变；也可因细菌和酵母菌使尿中葡萄糖降解为酸和乙醇，减低 pH。

食物因素：尿液 pH 变化与食物有关，以肉食类为主者尿液可偏酸性，素食者尿液多偏碱性。进餐后可使尿 pH 增高。药物因素：应用氯化铵、氯化钙、氯化钾类药物可使尿液呈现酸性改变，而使用利尿剂、小苏打、碳酸钾、枸橼酸钠、酵母制剂等可使尿液呈现碱性改变。试验还易受黄疸尿、血尿等特殊颜色尿液的干扰，使结果准确性受到一定影响。

器材和试剂因素：①每次使用只需取出 1 条试纸条，余下的试纸条应尽快储藏在密封、避光、干燥的环境下。②试纸受潮或过期使用，可导致错误的结果。③所用比色板应该与同批号的试纸条保持一致。

其他尿液 pH 测定法还有尿干化学试带法、pH 计法和指示剂滴定法等。pH 计法精密度和准确性更好，但需要专用设备，不适宜常规应用；指示剂滴定法因操作繁杂、费时也不适宜常规应用；而目前在尿常规检验中经常使用的干化学试带法，具有方便快速等特点，但也易受各种理化因素影响。

3.质量保证

尿标本必须新鲜，陈旧尿标本可因尿中 CO_2 的挥发或细菌生长繁殖使 pH 增高，但也可因细菌和酵母菌的作用，使尿中葡萄糖降解为乙酸和乙醇而造成尿 pH 减低。

各种方法其测定原理不同，需要关注的影响因素也不同。干化学试带法能满足一般临床上对生理和病理性尿 pH 的变化的监测，但应该注意尿试带的有效期，试带无受潮和被污染变质。干化学试带法其测定精度不足，而且以每 0.5～1.0 一个梯度单位的格式反映 pH 结果。滴定法所用氢氧化物溶液必须标准，需经常新鲜配制，若放置时间较长可因吸收空气中 CO_2 而影响滴定的准确性。pH 计法应经常进行校准，确保仪器工作状态稳定。

充分了解饮水饮食情况,以及临床用药情况对尿 pH 测定结果的影响。

4. 参考值

新鲜尿 pH 在 5.5～6.5,平均值 6.0;随机尿 pH 浮动范围:4.5～8.0。

5. 临床意义

正常情况下尿液 pH 可有较大的生理性变化,也可因各种病理因素发生相应改变。

(1)病理性酸性尿:多见于酸中毒、高热、脱水、痛风等患者。低钾性代谢性碱中毒患者排酸性尿是其特征之一。

(2)病理性碱性尿:见于碱中毒、尿潴留、膀胱炎、呕吐、肾小管酸中毒(Ⅰ、Ⅱ、Ⅲ型)等患者。

(3)用于药物干预:溶血反应时,口服碳酸氢钠以碱化尿液,可促进溶解及排泄血红蛋白;为促进酸性药物中毒时从尿中排泄,有利于氨基苷类、头孢菌素类、大环内酯类、氯霉素等抗生素治疗泌尿系统感染。用氯化铵酸化尿液可促进碱性药物中毒时从尿液中排泄,有利于四环素类、异唑类半合成青霉素和呋喃妥因治疗泌尿系统感染。

(二)尿蛋白定性试验

尿液蛋白质检查是尿液化学成分检查中的重要内容,也是尿常规检查中的重要组成之一。由于蛋白质的肾小管最大重吸收率非常低,因此一旦肾小球滤过增加,就使肾小管蛋白质重吸收达到饱和,从而形成蛋白尿。

检查蛋白尿的方法非常多,如传统的加热乙酸法和磺基水杨酸法,还有非常广泛使用的干化学试带法;也有不作常规使用但可对尿蛋白进行定量分析的双缩脲比色法、考马斯亮蓝和丽春红 S 染色法,免疫法等许多方法。磺基水杨酸法在尿蛋白定性检查方面具有高敏感性、操作简便和应用广泛等特点。

1. 检验方法学

磺基水杨酸法。

(1)原理:磺基水杨酸为生物碱试剂,在略低于蛋白质等电点的酸性条件下,其酸根阴离子可与蛋白质氨基酸阳离子结合,生成不溶性蛋白盐而呈现浊度变化或出现沉淀。通过肉眼观察浊度改变或沉淀的情况和程度,判断尿蛋白质的大致含量。

(2)器材和试剂:8 mm×75 mm 玻璃小试管、200 g/L 磺基水杨酸溶液。

(3)操作:取 2 支试管,每支试管内加入待检新鲜尿液约 3 mL,在其中一支试管尿液的表面滴加 200 g/L 磺基水杨酸溶液 2～3 滴,轻轻摇动,另一支不加试剂作对照观察。在黑色背景下观察结果,结果判断见表 3-10。

表 3-10　磺基水杨酸法尿蛋白定性测定结果判断

结果	报告方式	相当于蛋白含量(g/L)
清晰透明	—	<0.05
有轻度云雾状混浊	±(微量)	0.05～0.1
白色轻度混浊,但无颗粒出现	+	0.1～0.5
明显白色混浊,有颗粒出现	++	0.5～2.0
更明显的混浊,有絮状物出现	+++	2.0～5.0
有絮状混浊,凝固成块下沉	++++	>5.0

2.方法学评价

(1)灵敏度和特异性:操作简便、试剂配制简便易得、价格低廉;操作简便、反应灵敏、显示结果直观、快速。敏感度在 0.05～0.1 g/L,含量低的蛋白质可能检测不到,因而具有一定的假阴性。能与尿中的清蛋白、球蛋白、糖蛋白、本周蛋白发生反应,因而特异性较差。此方法被 CLSI 定为干化学法检查尿蛋白的参考方法,并被推荐为检查尿蛋白的确证试验方法。

(2)干扰因素:①若尿液混浊,应先离心后用上清液作定性试验。②强碱性尿应滴加少量冰醋酸调整其 pH 至 5.0 后再行测定。③尿中含有高浓度尿酸或草酸盐时,可导致假阳性结果,应加热使其消失后再行测定。

饮食因素:进食过多富含蛋白质食物时,尿中可偶然出现蛋白尿。

药物因素:大剂量使用某些药物,如青霉素钾盐、复方磺胺甲基异唑、对氨基水杨酸,使用有机碘造影剂(如胆影葡胺、泛影葡胺)等均可导致尿蛋白试验阳性结果。输入成分血浆、清蛋白、蛋白制剂等也会在尿中偶然检查出蛋白质。

器材和试剂因素:因采用人工判读结果的方式,故在不同操作者间会有一定的判断差异。

3.质量保证

尿液常规检查应该留取新鲜尿标本并及时送检。晨尿标本比较浓缩,化学成分等浓缩程度较高,有利于蛋白质等成分的检查。但也有人指出夜间 8 小时尿液在膀胱中停留时间过长,硝酸盐和葡萄糖等成分的分解,不利于检出在酸性条件下易于变质的物质和化学成分,因此推荐第二次晨尿标本,这样可减少标本在膀胱中潴留和排出后在室温条件下放置时间过长造成细菌生长、蛋白质分解、葡萄糖分解等问题。此外,餐后 2 小时尿有利于检出尿蛋白,因为进餐后胃肠道的负载加重,减低了尿蛋白和尿糖的肾阈值的因素。

分析中需制订严格的操作规程,严格掌握尿液用量和试剂用量,制订不同浓度蛋白含量的判断标准,统一操作者间的判读标准。

分析后需要了解患者各种与试验相关的影响因素。如生理性蛋白尿多由于剧烈运动、寒冷刺激、精神紧张、过度兴奋等因素引起,可出现暂时性尿蛋白阳性,2～3天后可自然消失。偶然性蛋白尿还可出现于尿标本受白带、月经、精液、前列腺液污染造成假阳性反应。

4.参考值

阴性。

5.临床意义

(1)生理性蛋白尿:因剧烈运动、发热、紧张等应激状态导致的一过性蛋白尿,泌尿系统无器质性病变,也称功能性蛋白尿,尿蛋白定性一般不超过＋。

(2)体位性蛋白尿:处于直立状态时出现,卧位时消失,也称直立性蛋白尿。见于瘦高体型青少年,可能于直立时肾移位及前凸的脊柱压迫肾静脉导致肾淤血和淋巴液回流受阻有关。此类患者应注意复查和排除其他病因。

(3)病理性蛋白尿:见于各种肾脏及肾外疾病所致的肾小球性蛋白尿、肾小管性蛋白尿、混合性蛋白尿、组织性蛋白尿、溢出性蛋白尿等。如各种急慢性肾炎、肾病综合征、肾盂肾炎、肾移植排异反应、重金属中毒和某些药物反应、糖尿病肾病、狼疮性肾病晚期、多发性骨髓瘤、巨球蛋白血症、高血压、系统性红斑狼疮、妊娠期高血压疾病、血红蛋白尿或肌红蛋白尿等。

(三)尿葡萄糖定性试验

生理情况下尽管肾小球滤出的葡萄糖浓度几乎与血浆相同,但肾小管有很强的重吸收功能,葡萄糖可被全部重吸收回到血液中,因此正常人尿中几乎不含有葡萄糖,用常规检查法不能测定出来,尿糖定性试验为阴性。

尿糖一般指葡萄糖,是尿中最主要的糖,但偶然也可见乳糖、半乳糖、果糖和戊糖等。尿糖定性试验主要是针对尿中葡萄糖的定性试验,有传统的、经典的班氏法和目前流行的干化学试带法,以及用于基础研究和科研的薄层层析法。

1.检验方法学

班氏尿糖定性法。

(1)原理:含有醛基的葡萄糖在高热及碱性溶液中能将班氏试剂溶液中蓝色的硫酸铜(二价)还原为黄色的氢氧化亚铜(一价),进而形成砖红色的氧化亚铜(Cu_2O)沉淀。

(2)器材和试剂:13 mm×100 mm 玻璃试管一支、2 mL 吸管、试管夹、试管架、一次性滴管、酒精灯。班氏定性液:含硫酸铜,枸橼酸钠和无水碳酸钠,外观为蓝色透明液体。

(3)操作:①用 2 mL 吸管吸取 1.0 mL 班氏定性液,加于试管内。②用试管夹夹紧试管并在酒精灯上加热煮沸,若不出现颜色变化,可进行下一步。有颜色改变则说明试剂有问题,需更换试剂。③待试剂冷却后,加入尿液 0.1 mL(约两滴),混合均匀,再次在酒精灯上加热煮沸。加热过程也可采用隔水加热法(将烧杯内放半杯水,用电炉或煤气烧开,用试管夹夹住试管,将含有试剂部分全部浸入到沸腾的水面下,待试管内的试剂沸腾即可)。④将试管放于试管架上,待冷却后观察结果。⑤结果参考表 3-11 的结果判断方法。

表 3-11 班氏尿糖定性法结果判别

反应结果	定性结果	大致含量	
		g/L	mmol/L
蓝色不变	—	<1	<5.6
蓝色中略带绿色,无沉淀	±(微量)	1	5.6
绿色中有少量黄色沉淀	+	1～5	5.6～27.8
黄绿色混浊,较多黄绿色沉淀	++	5～10	27.8～55.6
土黄色混浊,土黄色沉淀	+++	10～20	55.6～111.2
大量砖红色沉淀	++++	>20	>111.2

2.方法学评价

(1)灵敏度和特异性:该方法是经典的尿糖定性法,已沿用近百年,是一种非特异性还原试验,可测定多种尿糖,如葡萄糖、半乳糖、果糖、乳糖等。测定方法简便、成本低廉,但是易受其他还原类物质的干扰,检测灵敏度>5.6 mmol/L。还可根据颜色变化情况,用“+”的方式简单表达尿糖含量的多少,通俗易记。

(2)干扰因素:使用新鲜尿液,建议使用空腹尿或餐后 2 小时尿标本。尿液标本放置时间过久、温度过高、易引起细菌分解葡萄糖,使结果偏低或出现假阴性。尿液中含有其他还原糖,如乳糖、果糖、半乳糖、戊糖等也可获得阳性结果。

药物因素:尿中含有其他一些还原性物质,如维生素 C、尿酸、肌酐、对苯甲酸、黑尿酸、水合氯醛、氨基比林、阿司匹林、异烟肼等物质的含量较高时,会出现假阳性反应。而青霉素 G、羧苄西林、呋布西林、多种头孢菌素的含量过高,可导致试验出现假阴性。

食物因素:进食过多含有乳糖、半乳糖、果糖等食物者,会在尿中排出相应的物质,容易造成假阳性。

器材和试剂因素:注意防止试剂过期变质,试验前可先将班氏试剂煮沸,若出现变色,可考虑试剂变质或被污染。

操作因素:因操作规范性不标准,且肉眼观察颜色变化来判断结果,因此试验的重复性和可比性略差。

3.质量保证

(1)尿液与试剂的比例应控制在1:10。

(2)加热煮沸时应不断摇动试管,以防止爆沸喷出。

(3)须标本冷却后观察颜色变化,认真观察颜色改变,及时判断结果。有条件的试验室可制备标准比色参考板。

(4)尿中若含有大量尿酸盐时,煮沸后的试管内可出现混浊并略带绿色,但不会出现黄色沉淀。

(5)如果尿中蛋白质含量超过 0.5 g/L 时,可干扰试验结果;可用加热醋酸法沉淀尿蛋白质,过滤后用上清液再次测定尿糖结果。

(6)充分了解班氏法的影响因素,易造成假阴性或假阳性的因素,了解本试验特异性。

4.参考值

阴性。

5.临床意义

尿糖定性试验阳性称为糖尿,一般指葡萄糖尿。

(1)血糖过高性糖尿:常见于糖尿病、甲状腺功能亢进、肾上腺皮质功能亢进、肢端肥大症、巨人症等。

(2)血糖正常性糖尿:也称肾性糖尿,常见于慢性肾小球肾炎、肾病综合征、肾间质性疾病、家族性糖尿病等。

(3)暂时性糖尿:非病理因素所致的一过性糖尿,如大量进食糖类或输入葡萄糖、应激性糖尿、新生儿糖尿、妊娠性糖尿及药物或激素引发的暂时性糖尿。

(4)其他糖尿:哺乳期妇女、肝功能不全者、某些糖代谢异常的遗传病等。

(四)尿酮体定性试验

尿酮体是尿液中乙酰乙酸(约占 20%)、β-羟丁酸(约占 78%)和丙酮(约占 2%)的总称。酮体是机体脂肪氧化代谢产生的中间代谢产物,当糖代谢发生障碍脂肪分解增加时,酮体产生速度超过机体组织利用的速度,酮体在血液中的浓度超过肾阈值,即可从尿中排出,产生酮尿。尿酮体定性试验是一种简单和快速检测尿中出现酮体的试验。

1.检验方法学

改良罗瑟拉法,也称粉剂法或酮体粉法。

(1)原理:在碱性环境下,亚硝基铁氰化钠可以和尿中的乙酰乙酸及丙酮发生反应,产生紫色化合物。

(2)器材和试剂:白色凹磁板或白色滤纸、一次性滴管、小药匙。酮体粉内含亚硝基铁氰化钠、硫酸铵和碳酸钠。

(3)操作:①用小药匙取一小匙酮体粉,加在白色凹磁板内(或白色滤纸上)。②用一次性滴管取尿液标本少许,滴加到酮体粉表面,以全部浸湿酮体粉为好。③观察酮体粉表面颜色的变化,看是否有紫色出现。④结果判断,参考表 3-12。

表 3-12　尿酮体改良罗瑟拉法判断和报告方式

反应现象	结果判断	报告方式	大致含量	
			mg/L	mmol/L
立即出现深紫色	+++	强阳性	800	7.8
立即呈淡紫色,后逐渐变为深紫色	++	阳性	400	3.9
逐渐呈淡紫色	+	弱阳性	150	1.5
5分钟内不出现紫色	−	阴性	<80	<0.8

2.方法学评价

(1)灵敏度和特异性:本方法具有试剂稳定、容易配制、便于保存和携带;操作简便、阳性结果易于观察、价格低廉,适用于门急诊常规尿酮体的筛查试验。

本方法对乙酰乙酸和丙酮可起呈色反应,而与 β-羟丁酸不起反应。对乙酰乙酸的敏感性为 80 mg/L,对丙酮的敏感性在 1 000 mg/L。

由于不能和含量很高的 β-羟丁酸起反应,因此在糖尿病酸中毒早期,患者尿中酮体的主要排出成分是 β-羟丁酸,而乙酰乙酸相对排出量很少或缺乏,此时测定结果可能呈阴性或较低,此时测得的酮体试验结果会导致对总酮体量估计不足。当糖尿病酮症酸中毒症状缓解后,β-羟丁酸可转变为乙酰乙酸,反而使乙酰乙酸含量比急性期早期增高,此时易造成对病情估计过重。应该了解尿酮体试验的这一特点,关注患者的临床表现,对具体病例和结果结合实际情况分析鉴别。

(2)干扰因素:由于尿标本中的丙酮和乙酰乙酸具有挥发性,因此必须使用新鲜标本。陈旧尿以及细菌污染的尿标本可导致假阴性。当尿中含有大量非晶形尿酸盐、肌酐或含有吲哚类物质时,可干扰试验结果。

食物因素:饮食中缺乏糖类或长期大量食用高脂肪类食物者,可出现尿酮体阳性。此外,尚未有文献报道饮食对尿酮体测定结果产生干扰。

药物因素:氯仿、乙醚麻醉后可出现阳性结果。服用双胍类降糖药(如苯乙双胍)等,由于药物抑制细胞呼吸,可出现血糖减低而尿酮体阳性的现象。

器材和试剂因素:酮体粉板结后或受潮后,可影响试剂的质量,进而影响测定结果。

3.质量保证

首先要求使用新鲜尿液,最好在 30 分钟中内检测完毕。若标本不能及时进行检测,需对标本进行冷藏保存,在测定时应使标本恢复到室温状态后再行测定。酮体粉试剂应保存在干燥棕色试剂瓶内,防止受潮和阳光照射变性。测定过程中,添加试剂后尽快测定和观察呈色反应,并按表 3-12 提示的反应标准判断结果。5 分钟后出现反应,结果无意义。

4.参考值

阴性。

5.临床意义

(1)尿酮体阳性是糖尿病酸中毒的早期诊断和治疗监测手段。

(2)非糖尿病性酮症:如应激状态、剧烈运动、饥饿、禁食过久;感染性疾病如肺炎、伤寒、败血症、结核等发热期;严重腹泻、呕吐者;妊娠期反应、全身麻醉后等均可出现尿酮体阳性。

(3)中毒:氯仿、乙醚麻醉后、有机磷中毒等可出现尿酮体阳性。

(4)新生儿尿酮体出现强阳性结果应怀疑为遗传性疾病。

(五)尿胆红素定性试验

胆红素是红细胞破坏后的产物,可分为未经肝处理的未结合胆红素和经肝和葡萄糖醛酸处理的结合形式的结合胆红素。未结合胆红素不溶于水,在血液中与蛋白质结合不能通过肾小球滤膜,而结合胆红素分子量小,溶解度高,可通过肾小球滤膜经由尿中排出。正常人血液中结合胆红素含量很低($<4\ \mu mol/L$),因此滤出量极低,所有尿中几乎检测不到胆红素。但血液中结合胆红素增加,超过肾阈值时就会经尿液排出,尿胆红素可呈阳性反应。

1.检验方法学

哈里森法。

(1)原理:尿胆红素哈里森定性试验属氧化法。氯化钡吸附尿液中的胆红素后,滴加酸性三氯化铁试剂,使胆红素氧化成绿色的胆绿素、蓝色的胆青素及黄色的胆黄素复合物。

（2）器材和试剂：试剂包括 100 g/L 氯化钡溶液，Fouchet 试剂（含三氯乙酸和三氯化铁），广泛 pH 试纸。器材包括 13 mm×100 mm 玻璃试管、白色凹磁板或白色滤纸、一次性滴管、5 mL 吸管和普通离心机。

（3）操作步骤。①首先用 pH 试纸确认尿液标本为酸性。②取尿液 5 mL，加 2.5 mL 的 100 g/L 氯化钡溶液，混匀。③放离心机内，800～1 000 r/min 的速度离心沉淀 3～5 分钟，倾去上清液。④将沉淀物倒于白色凹磁板内或白色滤纸上，在沉淀物表面滴加 Fouchet 试剂 2～3 滴，观察颜色变化。⑤结果判断，参考表 3-13。

表 3-13　尿胆红素哈里森法结果判别

观察所见	结果判断
长时间不显颜色变化	阴性（一）
逐渐出现淡绿色	弱阳性（＋）
逐渐出现绿色	阳性（＋＋）
立即出现蓝绿色	强阳性（＋＋＋）

2.方法学评价

（1）灵敏度和特异性：干化学试带法往往可以用做过筛试验，且灵敏度在 7～14 μmol/L，如果反应不够典型，可用哈里森法确认。该方法操作略为复杂，但对胆红素检测敏感性较高（0.9 μmol/L）。国外还有已经商品化的尿胆红素确证试验——Ictotest 片剂试验，是一种操作更加方便的尿胆红素测定方法，其检测敏感性达到 0.8 μmol/L。

（2）干扰因素：最好使用新鲜尿液和使用棕色容器接收标本。胆红素在阳光照射下易转变为胆绿素，因此留取和运送尿液标本时应该避光；若尿液标本放置时间过久，也可出现假阴性结果。本方法需要尿中有足够的硫酸根离子，如果标本与氯化钡混合后不产生沉淀，可滴加硫酸铵试剂 1～2 滴，以促进沉淀形成。如果尿液 pH 呈碱性，会减低反应的灵敏度，可加入少许乙酸调整 pH 呈酸性。

药物因素：尿液中含有较多的维生素 C 和亚硝酸盐等都可导致假阴性结果，尿中维生素 C 达到 1.42 mmol/L 即可引起假阴性反应。服用大剂量的牛黄、熊胆粉、水杨酸盐和阿司匹林等药物可导致试验出现假阳性。

器材和试剂因素：试验中如若加入过量的 Fouchet 试剂，可使胆红素过度氧化为胆黄素而出现假阴性反应。

3.质量保证

充分了解干扰因素中标本因素和药物因素对本试验的影响，进而减少和避免此类干扰因素的发生。试验中如果尿呈碱性,可通过加乙酸的方法调整尿液呈酸性后再做定性试验。

临床上或试验室中发现尿液呈现暗黄色或豆油样黄色且有泡沫状时,应加做尿胆红素试验。干化学法胆红素阳性或出现不能确认的结果时,尿液本身颜色异常时(如血尿),应该使用哈里森法进行确证试验。

充分了解胆红素代谢过程,了解胆汁淤积性黄疸、肝细胞性黄疸、溶血性黄疸的发生机制和尿胆红素排泄途径,正确应用尿胆红素和尿胆原测定结果鉴别黄疸类型。

4.参考值

阴性。

5.临床意义

尿胆红素测定有助于黄疸的诊断和鉴别诊断。胆汁淤积性黄疸、肝细胞性黄疸为阳性;溶血性黄疸为阴性。

(六)尿胆原定性试验

结合胆红素进入肠道后转化为尿胆原,若从粪便中排出为粪胆原。大部分尿胆原从肠道重吸收,经肝脏转化为结合胆红素再排入肠腔,小部分尿胆原从肾小球滤过或肾小管排出后即成为尿中的尿胆原。尿中尿胆原经空气氧化及光线照射后可转变为黄色的尿胆素。

1.检验方法学

改良厄利法。

(1)原理:尿胆原在酸性溶液中与对二甲氨基苯甲醛作用后生成樱红色化合物。

(2)器材和试剂:厄利试剂,含有对二甲氨基苯甲醛和浓盐酸,13 mm×100 mm玻璃试管、一次性滴管、吸管。

(3)操作步骤。①取新鲜尿液2~3 mL加于玻璃试管中,再加入厄利试剂0.2 mL,混合均匀,室温条件下放置10分钟。②白色背景下,持试管从管口向管底观察颜色反应,出现樱桃红色为阳性反应。③结果判断:见表3-14。④标本的稀释:如结果在"++"以上,应将尿液进行稀释后再按上述步骤重新测定。稀释倍数为10、20、40、80倍。稀释后结果应在10分钟后观察结果,以最高稀释度出现阳性反应的倍数报告(如1∶40倍稀释,阳性)。

表 3-14 尿胆原定性结果判别

观察所见	结果判断
不出现樱桃红色	－
放置 10 分钟后出现微红色	＋
放置 10 分钟后呈现樱桃红色	＋＋
立即出现深红色	＋＋＋

2.方法学评价

(1)灵敏度和特异性:该方法检测相对比较简单,与干化学试带法采用相同的原理尿,属于胆原定性的经典方法,可检出 1～4 mg/L 含量的尿胆原。尿胆原是比较常用的尿检测项目,用于疾病的筛选检查。常用定性检查,但也有定量分析。在尿胆原为阴性时应用尿胆素检查进一步证实。检查尿胆原或尿胆素时均应除去胆红素,以避免尿中胆红素色泽的干扰。

(2)干扰因素:尿液放置时间过久可使尿胆原氧化为尿胆素,因此尿液必须新鲜。尿胆原排出量每天变化很大,上午少于下午,餐后 2～3 小时达到最高峰,故此时测定阳性率最高。如尿标本中含有结合胆红素,加试剂后立即显绿色,干扰尿胆原的测定。此时可取 100 g/L 的氯化钡溶液 1 份与尿液 4 份混合,吸附胆红素,以 2 000 r/min 的速度离心 5 分钟,取上清液再按操作方法重新测定,可避免胆红素的干扰。

药物因素:大量应用抗生素、维生素 C 或尿中含有高浓度亚硝酸盐时可抑制本试验的反应,出现假阴性。使用氯噻嗪等吩噻嗪类药物、非那吡啶等药物易出现假阳性。

3.质量保证

充分了解尿液标本的留取和保存等因素对尿胆原定性试验的干扰。尿胆红素阳性时应使用吸附胆红素的方法排除其干扰。充分了解尿胆原定性的代谢过程,了解胆汁淤积性黄疸、肝细胞性黄疸、溶血性黄疸的发生机制和尿胆原的排泄途径,正确应用尿胆红素和尿胆原测定结果鉴别黄疸类型。患者如服用大量广谱抗菌药时,可抑制肠内细菌生长,致胆红素转变为尿胆原减少,尿中尿胆原可明显减少。

4.参考值

阴性或弱阳性(1∶20 倍稀释后为阴性)。

5.临床意义

(1)尿内尿胆原在生理情况下仅有微量,在饥饿、饭后、运动等情况时稍有增加。

（2）尿胆原测定有助于黄疸的诊断和鉴别诊断。完全胆汁淤积性黄疸为阴性、肝细胞性黄疸为阳性；溶血性黄疸为强阳性。

（3）尿胆原定性试验常与尿胆红素定性试验配合，甚至配合现已不常使用的尿胆素定性试验（简称为尿三胆试验），用以对不同类型的黄疸疾病进行鉴别诊断，见表 3-15。

表 3-15　尿三胆试验用于黄疸疾病的鉴别诊断

	尿胆原	尿胆红素	尿胆素
正常人	阴性或 1∶20 阴性	阴性	阴性
溶血性黄疸	强阳性	阴性	阳性
肝细胞性黄疸	阳性	阳性	阳性
胆汁淤积性黄疸	阴性	阳性	阴性

（4）尿内尿胆原增多还可见于以下情况：肝功能受损（如肝脏疾病）、心力衰竭等。体内胆红素生成亢进且胆管畅通者，多见于内出血或各种溶血性疾病的患者。从肠管回吸收的尿胆原增加，多见于顽固性便秘、肠梗阻的患者。

（七）尿隐血（血红蛋白）定性测定

1.检验方法学

单克隆抗体胶体金法。

正常人血浆中含有约 50 mg/L 的血红蛋白，尿中一般无游离的血红蛋白出现。当血管内发生溶血时，血浆中血红蛋白含量增加，当血红蛋白含量超过触珠蛋白所能结合的量时，血浆中就会出现大量游离的血红蛋白，其含量超过 1 000 mg/L时，就会随尿液排出。血红蛋白尿的外观呈浓茶色、红葡萄酒色或酱油色，尿隐血试验为阳性。尿隐血测定方法很多，例如常用的干化学尿隐血检查法，还有方便快捷的单克隆抗体胶体金法。

（1）原理：采用胶体金标记的抗人血红蛋白的单克隆抗体，用双抗夹心酶联免疫方法测定尿液标本中的血红蛋白，对人血红蛋白抗原具有特异性反应。

（2）器材和试剂：商品化单克隆抗体胶体金隐血试纸；小试管或专用小杯、一次性滴管。

（3）操作步骤。①用滴管在小试管或专用小杯中加入 10 滴（约 0.5 mL）尿样，打开单克隆抗体胶体金试纸包装，手持试纸条手柄，插入到尿液标本中，注意不要超过试纸下端标有 MAX 的标线。5 分钟内观察试纸反应区有无红色横线出现。②结果判断:上端的质控线(C)和下端的反应线(T)位置平行出现两条红线为阳性;只有上端的质控线出现红线为阴性;两条线均不出现说明该试纸失效,需更换新的试纸重新试验。

2.方法学评价

(1)灵敏度和特异性:可以克服湿化学法(如邻联甲苯胺法、氨基比林法、愈创木树脂法)和干化学法(如尿潜血试带)试剂不稳定的问题和具有致癌危险性问题,和对热不稳定酶、氧化剂污染和尿路干扰时细菌产生的某些过氧化物酶、维生素 C 等物质易造成的干扰问题。具有灵敏度高、特异性强、操作简便快速等优点。

该方法只能提供尿隐血阴性或阳性结果,不能进行半定量测定。

本方法具有特异性和敏感性高的特点,仅与人的血红蛋白发生反应,不与肌红蛋白反应;尿中含有极低浓度的血红蛋白时即可出现阳性反应。

该方法同样可以用于粪便隐血试验和其他排泄物、分泌物的隐血试验。

(2)干扰因素:如尿液中含有过量的血红蛋白,抗原过剩出现后带现象时,会造成假阴性反应,此时应将标本进行 50~100 倍稀释后重新试验。

食物因素:不受饮食因素影响,食用含动物血成分的食物对本试验无明显干扰。

器材和试剂因素:按规定时间判读结果。试纸在未使用前应处于密封防潮避光容器中保存,并在有效使用期内使用。

3.质量保证

采用新鲜尿标本。正确理解血尿和血红蛋白尿的不同临床意义。正确理解普通化学法、干化学法和单克隆抗体胶体金法尿隐血试验在测定原理、特异性、敏感性上的不同,正确判断和应用测定结果。

4.参考值

阴性。

5.临床意义

如是红细胞导致的尿隐血试验阳性,参考尿沉渣检查中红细胞的临床意义。将尿液离心沉淀,取上清液镜下观察无红细胞,隐血试验阳性时可考虑为血红蛋白造成的隐血试验阳性。

血红蛋白尿多为发生了严重的血管内溶血,释放出大量血红蛋白,超过肾小管的吸收阈值(约 1.0 g/L)时会出现在尿中。常见于溶血性贫血、血型不合的输血反应、恶性疟疾、大面积烧伤后、阵发性睡眠性血红蛋白尿症等。

(八)尿液干化学分析

自 20 世纪 50 年代首次出现用于尿液检验的试纸以来,由于其具有使用方便、重复性好、准确性好、不需试管、不需特殊培训、便于实现自动化测定等优点,已得到迅速发展。尿试带又称为浸湿即读试纸或干化学试纸,它是由一个小的试验区,即含干化学的模块附着在一个坚固的塑料条或纸条上构成的。目前应用比较广泛的多联尿试纸也被称为尿试带,尿液中的各种成分与试验区的特殊干化学试剂发生反应,使模块颜色发生变化,其颜色的深浅与尿中相应成分的浓度高低成正比。目前尿多联试带可同时检测尿 pH、尿比密、蛋白质、葡萄糖、酮体、胆红素、尿胆原、亚硝酸盐、白细胞(酯酶)、红细胞(隐血)、维生素 C 11 个项目。近年来还有尿微量白蛋白、尿肌酐、尿钙等新项目的干化学试纸出现。

与尿多联试带配合使用的半自动或全自动尿干化学分析仪(尿试带判读器),可对多联试带上每个反应区的颜色进行判读,得到相应的结果,可给出半定量的尿化学检查结果。

1.检验方法学

多联尿干化学试带法如下。

(1)原理:以尿十项干化学检测试带为例,说明各个项目测定原理。

尿比密:原理基于预先处理的高分子电解质与尿中各种离子浓度的关系导致的电离常数的负对数发生变化。尿中含有以 NaCl 为主的电解质,在水中解离为 Na^+ 和 Cl^-,可和离子交换体中的氢离子置换,在水溶液中放出氢离子(H^+)。随着尿液中不断增加的氢离子浓度,使得指示剂溴麝香草酚蓝的颜色发生改变。

尿酸碱度:尿中 pH 可使甲基红和溴麝香草酚蓝两种指示剂发生颜色改变,可反应尿液 pH 5.0～9.0 的变色范围。

尿蛋白质:利用指示剂蛋白质误差原理,即蛋白质存在时,由于蛋白质离子对带相反电荷指示剂离子吸引而造成溶液中指示剂进一步电离,在不同的 pH 时,可使指示剂改变颜色。常使用四溴酚蓝或四溴苯酚肽乙酯作为本项试验的指示剂。例如:构成蛋白质的 α-氨基酸的氨基可与四溴酚蓝分子中的羟基置换,而使四溴酚蓝由黄色变为黄绿色及绿蓝色。变色越深表示蛋白质含量越高。

尿葡萄糖:尿中葡萄糖在试纸上的葡萄糖氧化酶催化下,生成葡萄糖酸内酯和过氧化氢,试纸上的过氧化物酶进一步将过氧化氢分解为水并放出新生态氧,可使试纸条上的色原指示剂改变颜色。可根据颜色的深浅判断尿中葡萄糖含量的多少。

尿酮体:尿中的丙酮或乙酰乙酸与试纸上的亚硝基铁氰化钠反应,产生紫色变化。

尿胆红素：根据偶氮偶联反应原理,在强酸介质中胆红素与重氮盐发生偶联反应,生成红色偶氮化合物。

尿胆原：一种原理是以 Ehrlich 醛反应为基础,另一种则利用尿胆原与重氮盐化合物产生偶联反应,根据试纸出现红色的深浅判断尿胆原的含量。

亚硝酸盐：尿中含有的亚硝酸盐在酸性环境中先与对氨基苯磺酸反应形成重氮盐,再与 α-萘胺结合而产生粉红色偶氮化合物。

红细胞(隐血)：血红蛋白中的亚铁血红素具有过氧化物酶样作用,可以催化过氧化氢放出新生态氧,进一步氧化指示剂而产生颜色变化。

白细胞(酯酶)：中性粒细胞本身特异性地含有一种酯酶,而这种酯酶在红细胞、淋巴细胞、血小板、血清、肾脏及尿液中均不存在。试纸反应基质是吲哚酚羟基酸酯,在酯酶作用下将其转变为吲哚酚,再经氧化而产生靛蓝。

(2)器材和试剂：尿试管、吸水纸；尿十联干化学试带和配套的尿干化学分析仪。

2.操作

(1)目测操作法：①尿试管或尿杯内至少应有 10 mL 尿液。②取尿十联干化学试带 1 条,全部浸入尿液中,约 1 秒钟取出,将尿试带侧边接触吸水纸,使多余的尿液被吸水纸吸收掉。③在自然光条件下或光线明亮处和标准配套比色板比色。按规定反应时间贴近比色板,从反应时间最短的项目读起。试带显色区与比色板最接近处颜色标示的数值即为该项目的浓度值。

(2)半自动仪器操作法：目前各种半自动化或全自动化尿液干化学分析仪应用非常普遍,仪器检测的基本原理是反射光检测法。尿干化学试带上的各个试块与尿液中相应的成分进行反应,其试剂块上所表现出的颜色深浅与相应物质的浓度成正比。仪器的光源投射于试剂块上,试剂块颜色深浅的不同表示对光的吸收和反射不同,颜色越深则吸收光越多,反射光越少,仪器的检测器可接收特定波长的反射光,并将反射光的强度转换为电信号,再换算为相应物质的浓度值。下面以半自动化尿液分析仪为例,介绍其基本操作步骤。

应参照相关仪器的操作程序或实验室内标准操作程序文件进行,或参考以下步骤。①打开仪器电源,待仪器自检通过后,测定质控标本,质控通过后可进行常规标本检测。②尿试管内装满 10 mL 尿液,测定前混合均匀。③取尿十联干化学试带一条,全部浸入尿液中,约 1 秒钟取出,将尿试带侧边接触吸水纸,使多余的尿液被吸水纸吸收掉。④迅速放入尿分析仪中的样品载物台部位,等待仪器将尿试带送入检测器内。一定时间后,仪器开始自动扫描每个试验区,根据反射光变化不同,得到每个试验区的测定结果。⑤显示或打印结果,或通过接口传输到实验室信息系统。

(3)全自动仪器操作法:应参照相关仪器的操作程序或实验室内标准操作程序文件进行,或参考以下步骤:①开启仪器并完成质控样本测试。②尿试管内应有足够的尿量,应满足相应仪器规定的最低样本量,推荐采用 10 mL 尿液样本;将尿试管放置于仪器专用试管架上。③将试管架放置于进样台上,启动测定程序。④仪器自行混匀样本、取样、滴样本于试纸上、测定。⑤检测后可自动显示或打印结果,也可通过接口传输至实验室信息系统。

3.方法学评价

(1)灵敏度和特异性:干化学法尿液化学成分定性或半定量分析是目前非常普遍应用的一种尿常规检查方法,具有测定速度快、检测项目多、灵敏度高、操作简便、易于标准化等许多优点,是一种非常良好的尿常规过筛性检查方法。目前为止,干化学法检测仍然受到一定的限制,特别是尿液新鲜程度、酸碱性、药物、尿液本身颜色异常、某些化学物质含量、抑制物等很多因素的影响,一些结果仍会出现假阴性或假阳性问题。

干化学法可目测比色,更适应于各种类型的尿液分析仪自动检测。目测法因人与人之间对颜色的辨别能力不同,判断时间差异,会出现判别误差,而自动尿分析仪可以很好地解决这个问题。因此在有条件的情况下尽量使用半自动或全自动尿液干化学分析仪进行测定。

(2)干扰因素:在使用任何一种尿试带前,首先应该认真阅读使用说明书,并严格按照它的要求和操作方法执行。试纸应该在有效期内使用,禁止用手触摸试纸上的试剂反应区。每次取出试带后应立即盖紧盖子,将余下的试带储藏在避光、干燥的试带瓶内,室温条件下保存,试纸条用完之前不能将干燥剂取出并丢弃。试纸可于 30 ℃ 以下的室温条件下保存,勿放冰箱内,勿被阳光直接照射,超过有效期的试纸不能使用。

尿干化学半自动或自动化仪器,均应该实施质量控制计划,定期进行校正、保养和进行日常维护。各厂家生产的尿试带,其反应原理和项目排列方式有所不同,反应时间、颜色变化、灵敏度等各不一致,选用的测定单位也不一致,因此不能混合使用,不匹配的尿试带和仪器不能混用。

有条件的情况下,应对每批号试纸在启用前,用特制的质控条或质控制品进行正确性和敏感性验证。

4.质量保证

(1)尿干化学分析须使用新鲜尿液标本,样本存放时间不应该超过 4 小时;标本量应该在 10 mL 以上,标本无需离心,测定前应使其充分混合。各种防腐剂可能会影响干化学法的测定结果,因此不推荐使用各种防腐剂。

(2)试纸浸入尿液的时间不要太长,严格掌握比色时间,在规定时间内完成比色。应一次性快速将尿试带浸入标本中,约 1 秒钟取出,不可用吸管直接依次向试带上滴加标本。某些反应如葡萄糖、酮体、潜血试验等会因比色时间延长而使得结果偏高,因此必须严格参照比色板上规定的时间进行比色测定,仪器测定则应该严格按照仪器提示的时间段内将试带放到仪器样品台。

(3)作为比色法的干化学试验,任何引起尿液颜色明显异常的情况,都可干扰目测结果分析;尽管尿液分析仪具有空白校正或异常颜色识别功能,而特殊异常的尿液外观仍然会对某些干化学分析结果产生影响,必要时应使用传统方法或参考方法进行确证试验。

(4)应该了解尿干化学法分析各个不同项目的优缺点、局限性和干扰因素。

尿比密:该方法灵敏度略低,只能按 0.005 的梯度色阶表达结果,精密度差,测试范围窄,并且受强碱性尿和高蛋白质尿的影响,不适宜用于小儿及肾脏浓缩稀释功能严重减低的患者使用。其优点是快速过筛,携带方便,无需设备,适合于一般尿液分析仪自动检测,适合于健康人群过筛试验。

尿蛋白:试剂对白蛋白的敏感性明显高于球蛋白、血红蛋白、本周蛋白和黏蛋白,因此"阴性"结果并不能排除这些蛋白质的存在。强碱性尿($pH > 9$)和含非那吡啶、聚烯吡酮的尿样、被某些清洁剂和消毒剂污染的尿标本会出现假阳性。强酸性尿($pH < 3$)和含高浓度青霉素尿可呈现假阴性结果。混浊尿不影响测定结果和判断。血尿、血红蛋白尿、黄疸尿等显著异常的尿色会影响到对结果的判别。

葡萄糖:试纸法由于使用葡萄糖氧化酶技术,因此特异性强,灵敏度高,适用于检查尿中的葡萄糖,而对乳糖、半乳糖、果糖等其他还原物质不反应。高浓度的维生素 C 会减低反应的敏感性,可能会造成假阴性。某些高比重尿液可使尿葡萄糖反应性减低。

酮体:对乙酰乙酸的灵敏度为 $50 \sim 100$ mg/L,对丙酮的灵敏度为 $400 \sim 700$ mg/L,与 β-羟丁酸不反应。早期酮症排出的 β-羟丁酸占酮体总量的 78%,因而对早期酮症检出不敏感,其他两种方法也有同样问题。由于丙酮和乙酰乙酸具有挥发性,故标本应新鲜,最好在采集后 30 分钟内测定。血尿等有明显颜色变异的尿和含大量左旋多巴代谢物的标本可出现假阳性结果。

尿胆红素：过量的维生素 C 和亚硝酸盐可抑制偶氮反应而呈假阴性，而大量的氯丙嗪和高浓度的盐酸苯偶氮吡啶的代谢产物在酸性条件下会呈假阳性反应。试纸法出现可疑时，最好用 Harrison 法或 Ictotest 片剂法进行验证。

尿胆原：尿胆原排出后很容易氧化为尿胆素，故应尽快测定。应用大量抗生素、维生素 C 和尿中含有高浓度亚硝酸盐或甲醛时容易抑制试验，出现假阴性结果。使用氯噻嗪类、非那吡啶类、对氨基硫酸和磺胺等药物时可出现假阳性。

亚硝酸盐：尿液必须新鲜，无外界污染。最好使用晨尿或在膀胱中潴留 4 小时以上的尿液。出现阳性结果意味着尿液中细菌数量在 $10^5/mL$ 以上。阴性结果并不表明尿液中无细菌，可能为非硝酸盐还原性细菌引起的尿道感染；尿液在膀胱中潴留不足 4 小时或饮食中缺乏硝酸盐等情况。高比密尿液或含有大量维生素 C 的标本可减低反应的敏感性。

红细胞：高浓度的维生素 C 对试验可能有抑制作用，导致结果偏低或假阴性；浓缩尿或高蛋白尿也可减低反应的敏感性。如试纸上出现斑点样色块，可能提示为完整红细胞所致。清洗剂如次氯酸盐和尿道中细菌产生的过氧化氢酶可能引起假阳性结果。此外，试纸法可检出微量的血红蛋白和破坏的红细胞，而镜检法可能为"阴性"。

白细胞：只和尿液中的中性粒细胞反应，当尿中出现以淋巴细胞或单核细胞为主的白细胞时，可呈假阴性。尿中出现过高的葡萄糖、蛋白质或高比密尿会造成反应的敏感性减低或出现假阴性。尿中的头孢菌素类药物、吲哚酸、高浓度草酸、四环素等药物都可使反应的敏感性减低或出现假阴性。任何引起尿液颜色明显异常的情况，都可干扰试验结果。

5. 参考值

尿蛋白、酮体、葡萄糖、胆红素、尿亚硝酸盐、红细胞、白细胞：阴性。尿胆原：阴性或弱阳性。pH 5～7；尿比重 1.010～1.025。

6. 临床意义

尿液亚硝酸盐试验可用于尿路感染的筛查，包括有症状或无症状的尿路感染。阳性结果还见于大多数由大肠埃希菌引起的肾盂肾炎、膀胱炎及菌尿症。但尿亚硝酸盐试验阴性结果并不能排除尿路感染。

第四节 粪 便 检 验

粪便是食物在体内被消化吸收营养成分后剩余的产物,粪便检验对消化道的炎症、出血、细菌或寄生虫感染、肿瘤等疾病的筛查有重要价值。粪便检验是最常用的临床检验项目之一。迄今为止,粪便一般检验技术仍采用理学(检查感官等理学性状)、化学(包括传统化学、干化学或免疫化学检查法)、显微镜检验技术(包括不染色或染色标本的普通光学显微镜检验法)等。

一、粪便标本采集

粪便标本检验结果的准确性直接与标本采集和保存方法相关,故口头和书面指导粪便采集人员或患者本人采集合适的标本极为重要。不同的检查项目使用的方法不尽相同。粪便标本采集和保存技术所涉及的环节包括容器准备、标本采集和处理方法。

(一)标本容器

粪便标本容器,根据不同标本量,容器可大可小。无论是纸质、塑料或是其他材料的容器,要求广口、清洁、干燥、可加盖密封、不吸水、不渗漏、不污染、不与标本任何成分发生反应。如标本用于细菌检查,容器应无菌。小容量容器一般可容纳 10 g 标本供常规检查;大容量容器至少应能容纳 30 g 标本以供血吸虫卵孵化用;检查服驱虫药后排虫数需用便盆送验全部粪便。采集多天粪便总量,应用大容器。目前,粪便标本采集已有商用容器。容器标记必须明显、准确,且粘贴牢靠。

(二)标本采集和转运

1.常规检查标本

(1)采集部位:一般要求采集自然排便所见异常的粪便,特别是含有黏液、脓液、血液等性状的标本;如标本外观未见异常,则应在粪便表面、深处等多处取材。

(2)采集量:标本采集类型和采集量根据检验项目而异。通常取约拇指大小标本(3~5 g)或稀便 2 mL。作隐血试验、白细胞检查或粪便脂肪定性等仅需少量随机粪便。如定量分析粪便物质,至少需要 3 天粪便总量。

（3）送检时间：应尽可能立即送检新鲜采集的粪便。夏季不超过 1 小时，冬季不超过 2 小时。否则，因 pH 及消化酶等影响使粪便中细胞等成分破坏。

（4）避免污染：应避免一切非患者粪便标本的物质污染。污染的粪便如：经灌肠或服油类泻剂的粪便、取便盆中或坐厕中的粪便；被植物、泥土、污水、消毒剂、清洁剂、尿液等污染的粪便。污染尿液可严重干扰原虫的检测，洗涤剂则干扰尿化学物质检测。只有当无粪便排出而又必须检查时，才可考虑采用直肠指检或采便管采集的标本，但须注意影响检测结果的因素。应避免药物影响，在服用药物前留取粪便标本送检。

2.特殊检查标本

（1）检查隐血：见本节下述（"三、粪便化学检查"中"粪便隐血试验"）。

（2）检查痢疾阿米巴滋养体：从脓血和稀软部分取材，立即送检；转送及检查时均需保温，以保持滋养体活动力，有助于提高阳性检出率。

（3）检查蛲虫卵：应于清晨排便前用软透明肛拭子在肛门周围皱襞处采集标本，立即送检。为了提高检出率，应连续多次送检。

（4）检查血吸虫：毛蚴孵化应采集全量新鲜便（≥30 g）送检。

（5）检查细菌：应用无菌操作采集标本。盛于无菌容器内或置于保存液或运送培养基中送检。在发病早期和使用抗菌药物治疗前，可以提高致病菌的检出率。腹泻患者应尽量在急性期采集标本（3 天以内），以提高阳性率。用于厌氧培养的标本应尽量避免与空气接触，最好在床边接种后送检。

（6）检查脂肪：脂肪定量测定时，要求患者连续 6 天定量进食脂肪膳食（50～150 g/d），从第三天起开始收集 72 小时内的粪便，混合称量，从中取出 60 g 左右送检。如用简易法，可按正常膳食，收集 24 小时标本，混合称量，从中取出 60 g 左右送检。

（7）检查胆石、胰石、寄生虫体及虫卵计数：应收集 24 小时粪便送验。如短时间内不能检查寄生虫虫体及虫卵计数，可加入 10％甲醛保存标本（1 个月内虫卵形态仍可识别，但虫卵比重增加，不适用于浮集法检查）。

（三）标本检查后处理

粪便检验后，应将纸类、塑料容器投入焚化炉中烧毁。搪瓷容器、载玻片等应浸泡于消毒液中（如 0.5％过氧化乙酸等）24 小时，弃液，再煮沸、流水冲洗、晾干或烘干备用。或按医疗废物规定统一处理，并做好记录。

二、粪便理学检查

粪便理学检验技术是以物理测量或感官判断检查粪便量、外观（性状和颜色)、寄生虫、结石和气味等。粪便排出后,应及时检查,久置则颜色等发生变化,以及引起发酵、腐败。检查的方法主要是:用称重法(如脂肪定量)测定粪便量;用视觉观察粪便外观、寄生虫等;用嗅觉判断气味。值得注意的是,虽然有视觉和嗅觉正常者,均能胜任理学检查,但对令感官上不愉快的粪便标本,易使人对感官检查标本草草了事,因而,可能漏缺有助于临床诊断的病理信息。

1.粪便量

粪便量多少和排便次数随食物种类、食量及消化器官、功能状态而异。异常粪便每天的次数和每次的量有不同程度增多。

2.性状

主要判断粪便是否成形(黏稠度)以及所含液体(水分等)多少和物质成分特征。粪便常见的异常形状:黏液便、脓血便、鲜血便、稀糊/汁便、米泔样便、干硬便、乳凝块蛋花样便。

3.颜色

粪便颜色常受食物、药物和病变等因素的影响。粪便常见的异常颜色有红色、白陶土色、黑色/柏油色、果酱色、绿色/黄绿色、淡黄色等。

4.寄生虫虫体

粪便中虫体较大的肠道寄生虫,如蛔虫、蛲虫、绦虫节片等,肉眼即可分辨;较小虫体如钩虫须将粪便筛洗后才可见。服驱虫剂后排便时应检查有无虫体。

5.结石

粪便较大的结石,肉眼即可分辨;结石较小时,需将粪便筛洗后仔细查找才能发现。如胆石呈片状或细粒状,可漂浮于水面;肠砂为黏液颗粒。

6.气味

粪便气味程度与进食种类、肠内细菌分解作用强弱、疾病性质有关。

三、粪便化学检查

粪便化学检查包括隐血试验、酸碱度反应、粪胆素测定和脂肪测定等。其中,最常用且具重要临床意义的是粪便隐血试验(fecal occult blood test,FOBT)。

(一)粪便隐血试验

消化道少量出血(<5 mL),粪便无可见血液,显微镜检查也未查见红细胞,而用免疫法、化学法等其他检查方法能证实粪便有隐血的试验,称为粪便隐血试验。目前,FOBT方法主要有两类:免疫(化学)法和化学法。

1.检验原理

(1)免疫法:粪便免疫化学隐血试验(fecal immunochemical test,FIT)或粪便免疫法隐血试验均以抗人完整血红蛋白和球蛋白抗体为原理检测隐血。曾有许多免疫法 FOBT,如免疫单向扩散法、对流免疫电泳、酶联免疫吸附试验、免疫斑点法、放射免疫扩散法、反向间接血凝法等。此外,还有半自动、全自动的仪器检测 FOBT。

单克隆抗体免疫胶体金法检测原理:胶体金是由氯化金和枸橼酸合成的胶体物质,呈紫红色。胶体金与羊抗人血红蛋白单克隆抗体(羊抗人 Hb 单抗)吸附在特制的乙酸纤维膜上,形成一种有标记抗体的胶体金物质,再在试带的上端涂上包被抗体(羊抗人血红蛋白多抗)和羊抗鼠 IgG 抗体。检测时,将试带浸入粪悬液中,悬液通过层析作用,沿着试带上行。如粪便中含有血红蛋白,则在上行过程中与胶体金标记羊抗人血红蛋白单抗结合,待行至羊抗人血红蛋白多抗体线时,形成金标记抗人血红蛋白单抗-粪血红蛋白羊抗人血红蛋白多抗复合物,在试带上显现一条紫红色线;试带上无关的金标记鼠 IgG 随粪悬液上行至羊抗鼠 IgG 处时,与之结合形成另一条紫红色线,为阴性对照线(质控线)。

(2)化学法:常用 FOBT 有邻甲联苯胺法、愈创木脂法、四甲基联苯胺等,基本检测原理相似,传统手工操作繁琐的 FOBT 化学法已被目前简便快速的化学试带法所替代。

化学法检测原理:血红蛋白中的亚铁血红素有类似过氧化物酶的活性,能催化过氧化氢作为电子受体,使无色的受体氧化为有色的复合物。

2.检验方法学

(1)免疫法:以单克隆抗体免疫胶体金法为例,操作如下:取粪便标本,用采便容器上的采便棒从 6 个不同部位的粪便标本处取样,达到所取粪便全部覆盖采便棒远端螺旋状槽沟。制备粪便混悬液,将盖拧紧,动采便容器,使粪便与溶液成均匀悬液状。取出试条,撕开铝锚袋,取出试带。加试剂,折断采便器尖端,在样品孔中滴 3 滴(或取 1 mL 滴到盛有蒸馏水的小试管内),将试带箭头所指端插入试管内,1～5 分钟内判断结果。

判断结果:阳性:在阅读窗口,可见控制线、反应线区均出现紫红色带。阴性:在阅读窗口,紫红色带只出现于控制线区,而未出现于反应线区。无效:控制线和反应线均无未出现紫红色带,提示试带可能失效,应找出原因重新测试。

(2)化学法:以手工邻联甲苯胺法为例,用竹签取少量粪便,涂于消毒棉签上或白瓷板上;加邻甲苯胺冰醋酸溶液 2 滴于粪便上,再加过氧化氢液 2 滴。主要用到的器材和试剂包括 10 g/L 邻联甲苯胺(注意,不是用于血糖测定的邻甲苯胺)溶液、3%过氧化氢液、竹签、消毒棉签(或滤纸、或白瓷板)。

判断结果。阴性:加试剂 2 分钟后仍不显色。阳性:加试剂 2 分钟内显色;1+,加试剂 10 秒后,由浅蓝色渐变蓝;2+,加试剂后,初显浅蓝褐色,渐呈明显蓝褐色;3+,加试剂后,即呈蓝褐色;4+,加试剂后,即呈蓝黑褐色。

以手工愈创木酯法(guaiac fecal occult blood test,gFOBT)为例,取将少量粪便涂于白瓷板或玻片上,滴加愈创木酯饱和溶液、冰醋酸及过氧化氢各 1 滴。主要的器材和试剂包括愈创木酯饱和溶液、冰醋酸、3%过氧化氢。

结果判断:阳性为 30 秒内,显蓝色或蓝绿色;阴性为 30 秒后,显色或显其他颜色。

3.方法学评价

(1)免疫法:灵敏度高,为 0.2 mgHb/g 粪便,对大肠出血敏感性好。免疫法隐血试验对人血红蛋白敏感,不受饮食、动物(如鸡、牛、马、猪、羊、兔等)血红蛋白(50 μg/mL)、辣根过氧化物酶(200 μg/mL)和药物的干扰。目前认为,免疫法特异性等于或好于愈创木酯法,且无须禁食。免疫法最适用筛检下消化道大肠癌(隐血),而对上消化道出血不敏感。

其干扰因素包括以下几点。①生理因素,生理性胃肠道排出血液 0.5～1.5 mL/d,马拉松长跑运动员可达 4 mL/d,故试验可阳性。②药物因素,如阿司匹林(2.5 g)可使消化道出血达 2～5 mL/d,故试验可阳性;其他试验阳性的药物,如皮质类固醇、非类固醇抗炎药(如吲哚美辛、布洛芬、舒林酸),引起肠炎药物如甲基多巴和多种抗生素。③标本因素,造成试验假阴性的因素,可见于患者消化道大量出血(粪便血红蛋白浓度过高,即抗原过剩)时,虽粪便外观已明显呈柏油样,而免疫法隐血试验结果呈阴性或弱阳性,出现后带现象。假阴性还见于上消化道出血血红蛋白经肠道消化酶降解变性、丧失免疫原性,或单克隆抗体与血红蛋白抗原不匹配所致。此外,不推荐采集直肠指检或便池标本做 FOBT。④器材和试剂因素,多见于 FOBT 试剂盒失效而使试验呈假阴性。⑤操作因素,直接用低温(<15 ℃)保存的标本做试验,结果可呈假阴性。

(2)化学法:各种化学法 FOBT 的检测灵敏度、特异性和临床应用特点不一。化学法适用于诊断上消化道出血,结果更可靠。

其干扰因素包括以下几点。①标本因素:假阴性,因粪便标本中血红蛋白破坏。假阳性,粪便中非消化道出血如齿龈、鼻、月经出血等。②食物因素:假阳性,来自含血红蛋白的动物血、鱼、肉、肝,含过氧化物酶的新鲜蔬菜(萝卜、西红柿、菠菜、韭菜、芹菜、油菜、木耳、花菜、黄瓜、辣根、苹果、柑橘、香蕉、白菜等)。③药物因素:假阳性,因使用铁剂、铋剂,药物如阿司匹林、皮质类固醇、非类固醇抗炎药、甲基多巴、华法林、多种抗生素、秋水仙素、萝芙木碱、中药。假阴性,因服用大量维生素 C 或其他具有还原作用的药物,及食用柑橘类(250 mg/d)食物。④器材和试剂因素:假阳性,因器材(试管、玻片、滴管等)污染铜离子、铁离子、消毒剂(氯、碘)、溴、硼酸、过氧化物酶。假阴性,因过氧化氢浓度低或过氧化氢陈旧失效、试剂保存温度和湿度不当,如冷冻、受光、受热和受潮。⑤操作过程因素:假阴性,因试验反应时间不足、显色判断不准。

(3)其他方法。①血红蛋白卟啉荧光定量试验法:优点是无化学法受外源过氧化物酶、免疫法受血红蛋白降解影响检测结果的缺点,检测可自动化;但仍受外源性肉类血红素、卟啉类物质和服用阿司匹林的干扰,且试验方法复杂、需在实验室进行分析而应用有限。②转铁蛋白(transferrin,Tf)法:灵敏度 2 mg/L,稳定性比隐血试验血红蛋白测定高,如联合检测 Tf 和血红蛋白,则假阴性减低。

FOBT 是临床上减低结直肠癌死亡率、普遍可行的非侵入性筛检方法,但灵敏度和特异性有限。目前,已用灵敏度和特异性较高的分子生物学方法筛检粪便 DNA,来反映结直肠癌的基因突变(主要与 *APC*、*p53*、*K-ras* 等基因有关)。

4.质量保证

(1)分析前:因息肉和癌症均可间歇性出血,如用化学法 FOBT,患者必须在试验前 3 天和试验当天停用引起消化道出血的药物,禁食含动物血的肉、鱼、肝和大量含过氧化物酶的蔬菜,禁用造成 FOBT 阴性的维生素 C 和柑橘类(250 mg/d)食物。连续 3 天(每天 2 份标本)检测 FOBT,可减少因肿瘤间歇性出血、做 1 次检查造成试验假阴性的概率。如临床上可行,试验前 7 天和试验当天,应避免服用非类固醇抗炎药、华法林等药物。

粪便标本应新鲜,1 小时内检查完毕。避免使用过多或过少粪便标本量,避免化学物质污染和非消化道的齿龈出血、鼻出血、月经血等混入标本。因消化道出血常间歇性,血液常隐藏于粪便内,故须指导患者从同 1 份标本的几个不同部位取样,混匀后做 FOBT,达到最大程度的阳性检出率。注意 FOBT 试剂盒有效期。

(2)分析中:按试剂盒说明书强调规范操作,做好质量控制。如加热器材破坏过氧化物酶;做阴性、阳性质控对照试验;判断化学法使用过氧化氢试剂的有效性(将过氧化氢滴血片上,产生泡沫或滴加于重铬酸钾硫酸液显褐色,均表示有效,否则必须重新配制);避免试剂因失效造成假阴性;保证试验反应温度。因尚无自动 gFOBT 分析方法,故解释阳性结果的色泽变化常较困难,尤其对缺乏经验者而言。

(3)分析后:与临床沟通,应核实 FOBT 结果与临床诊断的符合率,提高FOBT 的临床诊断性能。

5.参考范围

化学法或免疫法:阴性。

6.临床意义

FOBT 主要用于消化道出血、消化道肿瘤的筛检和辅助鉴别诊断。

(1)FOBT 阳性常见疾病:消化道恶性肿瘤(特别是结直肠癌);消化性溃疡、胃炎(特别与酒精、阿司匹林或吲哚美辛相关)、胆道出血、肠结核、憩室病、消化道息肉、缺血性肠病、马-韦食管黏膜撕裂症、肠道炎症性损害如溃疡性结肠炎、克罗恩病、志贺菌病、阿米巴病、伤寒、肠套叠、食管裂孔疝、回归热、钩虫病;创伤、急性白血病、血友病、遗传性毛细血管扩张症、维生素 C 缺乏症、弹性假黄瘤、结节性多动脉炎、过敏性紫癜、淀粉样病、特纳综合征、尿毒症、放射疗法、神经纤维瘤、多发性特发性出血性肉瘤、静脉曲张出血。粪便表面如见少量鲜血,常因痔疮、肛裂、肛瘘、直肠炎、直肠息肉所致,此标本 FOBT 显然呈阳性。

(2)结直肠癌的早期筛检:FOBT 是较好的提示早期结直肠癌恶性肿瘤的简便筛检方法。有试验表明,筛检结肠癌($n=24$),诊断灵敏度,FIT 法 87.5%,gFOBT 法 54.2%;筛检腺瘤($n=61$),诊断灵敏度,FIT 法 42.6%,gFOBT 法 23.0%;阳性预测值,FIT 法 41.9%,gFOBT 法 40.4%。

目前,临床医学和检验医学界以循证检验医学的原则,对 FOBT 的临床意义进行了评价。主要内容有以下几个方面。筛检对象:年龄为 50～75 岁;筛检方法:推荐首选筛检结直肠癌的方法是用高灵敏度的免疫法或高灵敏度的愈创木酯法隐血试验;筛检时间:每年 1 次。

美国癌症学会、美国胃肠病协会建议对>50 岁男女选用以下方法之一筛检结直肠癌:每年 1 次 FOBT,每 5 年 1 次乙状结肠镜检查,每年1次FOBT 加每5 年1 次乙状结肠镜检查,每 5 年 1 次对比钡剂灌肠检查,每10 年1 次结肠镜检查。

美国胃肠病学会结直肠癌筛查指南首推用 FIT 法每年1 次筛检早期结直肠癌。对于一级亲属有腺瘤家族史或年龄≥60 岁时发生结肠癌或进展性腺瘤的人群,要求:只有 1 个一级亲属在≥60 岁时发生结直肠癌或进展性腺瘤(腺瘤

≥1 cm或高度异常增生或有绒毛成分),推荐筛查频率与普通危险人群相同(从50岁开始,每10年1次)。只有1个一级亲属<60岁时被诊断为结直肠癌或进展性腺瘤,或者2个一级亲属患结直肠癌或进展性腺瘤,推荐从40岁开始筛查,或比家族中最早确诊结直肠癌的年龄提前10年开始,每5年进行1次结肠镜检查。仅患有小管状腺瘤的单个一级亲属,并不增加结直肠癌风险,故筛检方式与普通危险群类似。

粪便DNA检测以发现肿瘤和进行性息肉为主要目的,灵敏度52%～91%,特异性为93%～97%,均优于粪便隐血检查;同时无须多次留取标本,避免非特异性干扰因素和间断出血对检查结果的影响;然而,因其检测费用显著高于粪便隐血试验。

对FOBT的最新评价:检查和治疗结直肠癌的"金标准"是"结肠镜检查加癌前期息肉切除";结直肠癌筛检项目包括FOBT检查、乙状结肠镜或FOBT单独检查、结合双对比钡剂灌肠检查、粪便DNA检测、CT结肠镜检查等。目前认为,现有结直肠癌检查项目和方法虽不足以最有效筛检结直肠癌,且各权威组织的建议和指南也不一致,但均认为FOBT仍是一个有价值筛检方法。美国结直肠癌筛查指南建议无论是gFOBT法或免疫化学法,均应首选高灵敏度的FOBT法,推荐对无症状人群做gFOBT筛查。英国临床循证指南建议对有症状的患者不必做gFOBT试验,而应提醒临床医师让患者直接做肠镜直视检查。

传统gFOBT优点:价廉,有阴、阳性对照。Cochrane综述表明gFOBT筛检结直肠癌可减少结直肠癌死亡率相对危险性16%。gFOBT缺点:灵敏度低、非人血液、食用过氧化酶活性高的蔬菜可致试验假阳性。新gFOBT试验如HemoccultⅡ灵敏度80%,特异性94%。gFOBT筛检结直肠癌总灵敏度51%～100%,特异性90%～97%,阳性预测值2.4%～17.0%。gFOBT阳性并不一定是结直肠癌,也可上消化道出血所致。

关于FIT法FOBT,美国、欧洲等多种指南提倡用FIT法筛检结直肠癌,有定性法和定量法两种。①FIT定性分析优点:比gFOBT检出更多结直肠肿瘤;检测粪便标本只需1～2份,提高了患者接受试验的依从性;无饮食干扰问题;对下消化道出血更特异,检测简便可靠,有阳性质控;有自动FIT定性检测系统,荷兰大规模(研究20 623例)随机对照粪便隐血试验显示,自动FIT法筛检结直肠癌的阳性检出率(5.5%)高于gFOBT法(2.4%);高精密度、高检测量有助于大规模筛查结直肠癌;可设置检测血红蛋白浓度临界值,满足临床筛检结直肠癌最适阳性率的需求(血红蛋白检测临界值增高,临床筛检结直肠癌特异性增高,而灵敏度减低;血红蛋白检测临界值减低,则筛检晚期腺瘤性息肉的能力增强,肠镜检查证实 FIT 法能发现更多腺瘤和癌症患者。②FIT 定性分析缺点:费用高;分析时间比 gFOBT 长;FIT 筛检出的假阳性可使大批患者继续不必要、有一定风险的结肠镜检查。

我国临床研究表明,50 岁以上成人应为 FOBT 筛检对象,采用连续性FOBT,对早期检测结直肠癌可靠。孙建珍等认为,联合化学法和免疫法检测粪便隐血,既可消除化学法的假阳性问题,又可筛出化学法假阴性。FOBT 组合检测的结果:①免疫化学法(+)、化学法(+):提示消化道出血。②免疫化学法(+)、化学法(-)是提示消化道少量出血,大部分为下消化道出血。③免疫化学法(-)、化学法(+)是主要提示上消化道少量出血,但应了解患者的饮食情况和服药情况,以便排除假阳性反应。④免疫化学法(-)、化学法(-)时应注意仅凭任何 1 次检测结果不能排除消化道出血。

(3)消化性溃疡与肿瘤出血的鉴别:通常消化道溃疡阳性率可达 50%～77%,多呈间歇性阳性;消化道溃疡治疗后,粪便颜色趋正常,但隐血试验可持续阳性 5～7 天,故临床判断出血是否完全停止,以 FOBT 结果为最可靠指标。消化道癌肿(胃癌、结肠癌等)阳性率可达 87%～95%,出血量虽少常呈持续性阳性。

(4)寻找贫血原因:FOBT 也用于临床探查贫血原因。有贫血症状、血红蛋白和血细胞比容减低者,可做 FOBT 有助于发现消化道溃疡出血所致的贫血原因。

(二)脂肪检查

正常人普通膳食时,粪便中的脂肪主要来源于食物,少部分来源于胃肠道分泌、细胞脱落和细菌代谢。粪便脂肪包括结合脂肪、游离脂肪酸和中性脂肪。摄入的脂肪 95% 以上被吸收,从粪便中排出的脂肪甚少。不同病因粪便脂肪增加的种类不尽一致,如胰腺分泌障碍时,中性脂肪增加,而肠吸收障碍时为脂肪酸增加。

粪便脂肪测定分为定性测定和定量测定两类。脂肪定量可分为重量法及滴定法两种。以下介绍滴定法卡梅粪便脂肪定量。

1.检验方法学

(1)原理:用中性乙醇提取粪便中脂肪酸,以麝香草酚蓝为指示剂,用已知浓度的碱溶液滴定,测定后用氢氧化钠异丁醇溶液,将脂肪皂化,再用盐酸滴定皂化后剩余的碱量,计算粪便内中性脂肪含量。

（2）器材和试剂。器材包括三角烧瓶、蒸发皿等。试剂如下。①(6.8 mol/L)250 mg/L盐酸溶液：2.5％盐酸（比重1.013）1 L中加入氯化钠250 g。②96％乙醇：含有0.4％异戊醇。③96％乙醇：中性对麝香草酚蓝指示剂（麝香草酚蓝2 g溶于50％乙醇100 mL中）。④石油醚，沸点40～60 ℃。⑤0.1 mol/L氢氧化钾异丁醇溶液。

（3）具体操作如下。①加取粪便5 g，置三角烧瓶内，加入盐酸溶液22 mL，煮沸1分钟后静置冷却。②蒸发石油醚层：加入含异戊醇的乙醚40 mL，石油醚50 mL，加橡皮塞用力振荡1分钟。取石油醚层25 mL，置于蒸发皿内，将石油醚蒸发至干，以留取脂肪。③加碱滴定：加2 mL 96％中性乙醇，溶解脂肪酸，再加麝香草酚蓝数滴，用0.1 mol/L氢氧化钾异丁醇溶液滴定，用去量为A。④加液混合：加入0.1 mol/L氢氧化钾异丁醇溶液10 mL，轻轻煮沸15分钟，加入加热的96％中性乙醇10 mL，混匀。⑤加酸滴定：用0.1 mol/L盐酸溶液滴定过量的碱，用去量为C。⑥空白：滴定0.1 mol/L氢氧化钾异丁醇溶液10 mL，所需0.1 mol/L盐酸溶液量为B。

计算公式如下。

$$\frac{脂肪酸}{100~g~粪便}=\frac{A\times284\times1.04\times2\times100}{1.0000~Q}=\frac{5.907A}{Q}$$

$$\frac{中性脂肪}{100~g~粪便}=\frac{(B-C)\times297\times1.01\times2\times100}{1.0000~Q}=\frac{5.999(B-C)}{Q}$$

式中：Q为检测用粪便量克数；1.01、1.04为矫正石油醚量；284为脂肪酸分子量；297为中性脂肪分子量。

2.方法学评价

粪便脂肪常用的检查方法有粪便脂肪定量测定和显微镜定性检查法，后者虽简单易行，但准确率低，只能用作消化吸收不良的筛检试验，而不作为诊断的依据。粪便脂肪定量测定：虽是脂肪泻的确定性试验，但也不能鉴别脂肪泻的原因。

（1）检测方法：①称量法，是用乙醚从粪便中提取脂肪，将乙醚蒸发后称其重量；其优点是方法简便，缺点为粪便中如存在矿物油类和其他可溶于乙醚的物质，也被同时合并测量。②滴定法，是先加强碱使脂肪皂化（结合脂肪酸），经酸水解后，用乙醚提取脂肪酸，再用碱滴定，或根据脂肪皂化所需要的碱量计算脂肪量；其缺点是用固定的硬脂肪酸分子量进行计算，而实际摄入食物中所含脂肪酸，是由种种分子量构成的。利用脂肪定量还能计算脂肪吸收率，估计消化吸收功能，要求在测定前2～3天给予脂肪含量为100 g/d的标准膳食，自测定日起，仍继续给予标准膳食连续 3 天,收集 24 小时粪便,测定总脂肪量。

$$脂肪吸收率(\%)=\frac{膳食总脂肪量-粪便总脂肪量}{膳食总脂量}\times100\%$$

(2)干扰因素。①标本因素:粪便中脂肪测定标本的计算,分为湿式标本重量计算及干燥标本重量计算,无论用哪种计算法,若为随机取样检查是不标准的,因而必须收集 3～5 天的粪便,混匀后(因脂肪在粪便中分布不均匀)取样测定。留取标本过程中,应将粪便标本置于冰箱中保存。避免使用灌肠、泻剂和含有矿物油的粪便标本。②食物因素:进食脂肪量过少时,即便消化吸收障碍,排出粪便中的脂肪量也可在 5 g 以下。进食无脂肪时,因肠黏膜上皮细胞脱落及肠内细菌的存在,每天也从粪便中排出脂肪约 2 g。故定量检查时,患者须按标准脂肪餐进食。

3.质量保证

分析前留全部粪便,且 3 天中粪便总量应不少于 300 g。因脂肪在粪便中分不均匀,故必须混匀后留取标本。

4.参考范围

每天试验餐中含脂肪 80～100 g 时,粪便内脂肪排出量<6 g。成人或儿童(>3 岁)脂肪吸收率≥95%。

5.临床意义

粪便脂肪测定主要了解人体的消化或吸收功能,间接诊断消化道疾病。健康人脂肪吸收率达 95% 以上;每天进食含脂肪 100 g 的试验餐后,粪便排出脂肪量应小于 6 g/d,若超过 6 g 提示吸收异常,称为脂肪泻。粪便脂肪定量检查用以证实脂肪泻,是诊断吸收不良的前提。粪便脂肪增加的原因:肝、胆道疾病,如肝内外胆道梗阻则胆汁缺乏、病毒性肝炎、肝硬化等,使脂肪乳化能力降低。胰腺疾病,如慢性胰腺炎、胰腺癌、胰腺囊性纤维化,因胰脂酶缺乏,使脂肪消化能力降低。肠道疾病,如乳糜泻等,使脂肪吸收能力减低。乳糜泻时粪内脂肪每天排出量可达 10～30 g,胰腺功能不全和空肠旁路术后可达 50 g。

第四章 免疫检验

第一节 免疫增殖性疾病与免疫检验

一、免疫增殖性疾病的免疫损伤机制

免疫细胞异常增生主要造成免疫系统的直接损害或通过其分泌有关物质进一步损伤正常的免疫细胞和其他正常组织,引起疾病。

(一)浆细胞异常增生

浆细胞异常增生是指单克隆浆细胞异常增生并伴有单克隆免疫球蛋白或其多肽链亚单位合成异常。其增生的原因与其他血液病及肿瘤相似,是内因和外因两大因素相互作用的结果。内因包括遗传、HLA 抗原和染色体变异等,外因则包含物理、化学及生物等因素。

(二)正常体液免疫抑制

正常的体液免疫是 B 细胞增生、分化产生效应的过程,一系列细胞因子将有序地启动上述过程,IL-4 可启动休止期的 B 细胞进入 DNA 合成期;IL-5 促进 B 细胞继续增生;IL-6 促使 B 细胞分化为浆细胞,正常条件下 IL-6 可以反馈抑制 IL-4 控制 B 细胞的增生、分化过程。上述过程构成了一个生物信息调节回路,恰到好处地控制体液免疫应答过程的有序进行。如 IL-6 异常增高,直接效应是抑制了 IL-4 的正常产生,抑制了体液免疫反应的过程而致病。而临床检测表明骨髓瘤患者血清 IL-6 确有异常升高。因此,高水平的 IL-6 是浆细胞瘤的原因之一。

(三)异常免疫球蛋白增生所造成的病理损伤及相关临床表现

单克隆的浆细胞异常增生产生大量无正常免疫活性和功能的单克隆免疫球

表 4-2　不同类型的多发性骨髓瘤

类型	发生率(%)	本-周蛋白尿阳性率(%)	临床特点
IgG	50～60	50～70	典型症状
IgA	20～25	50～70	高黏滞综合征多见
IgD	1～2	90	骨髓外病变、溶骨病变多见、44%淀粉样变
IgE	0.01	少见	
IgM	<1	90	高黏滞综合征最常见
非分泌型	1～5	无	溶骨病变较少,神经系统损害较多见

少数骨髓瘤患者由两个克隆的浆细胞同时恶变,可出现双 M 蛋白。例如两个 IgM 类 M 蛋白并存或 IgG 与 IgM 类 M 蛋白并存,这种双 M 蛋白血症患者在临床上多表现为巨球蛋白血症或淋巴瘤。还有一部分患者由于恶变的浆细胞合成功能不全,只合成与分泌某类免疫球蛋白分子的部分片段,如轻链或重链,从而表现为轻链病或者重链病。轻链病是多发性骨髓瘤的一个重要亚型(20%)。在血中和尿中有本-周蛋白。还有一种类型是由于恶变的浆细胞分泌功能缺陷而在血和尿中均无 M 蛋白所以称为非分泌型骨髓瘤。浆细胞白血病是 MM 变异型,其恶性浆细胞不仅在骨髓中可见,在血液中也可见,由此可与一般的骨髓瘤相鉴别。

(二)原发性巨球蛋白血症

原发性巨球蛋白血症是一种起源于能分化为成熟浆细胞的 B 淋巴细胞的恶性增生性疾病,主要表现为骨髓中有浆细胞样淋巴细胞浸润,并合成单克隆 IgM。1944 年由 Waldenstrem 首先报道故又称为 Waldenstrem 巨球蛋白病。与欧美国家淋巴瘤及世界卫生组织分类系统修订后所定义的淋巴浆细胞样淋巴瘤同属一种疾病。

1.主要临床特征

(1)发病年龄较大,平均 63 岁,男性稍多于女性。

(2)病情进展时,多以肝、脾、淋巴结肿大为突出的特征。

(3)疾病进展前数年可出现雷诺现象及周围神经症状。

(4)大分子球蛋白 IgM 浓度过高导致血液高黏滞综合征。

(5)贫血,血沉增快及出血倾向。

(6)溶骨性病变与肾脏损害都较少见。

2.主要免疫学特征

(1)血清中单克隆 IgM 明显增高,主要为 19S 五聚体,含量一般>10 g/L。

（2）尿中有本-周蛋白，常为 κ。

（3）血清中黏度增加＞4，发生高黏滞综合征。

（4）正细胞正色素性贫血，红细胞沉降率增快。

（5）血清呈胶胨状难以分离，电泳时血清有时难以泳动，集中于原点是该病的电泳特征。

（6）骨髓中浆细胞样淋巴细胞浸润。

3.鉴别诊断

本病主要与良性单克隆球蛋白病相鉴别。后者观察数年，血清中 M 成分浓度无明显升高，患者亦无淋巴结肿大，无肝、脾肿大或骨髓异常。

（三）重链病

重链病（heavy chain diseases，HCD）是突变的浆细胞所产生的重链异常增多或质量异常不能与轻链装配，导致血清重链过剩，致使血清和尿中出现大量游离的无免疫功能的免疫球蛋白重链所引起的疾病。HCD 最早由 Franklin（1964 年）报道，故又名 Franklin 病。后来相继发现 α-HCD、μ-HCD、δ-HCD 重链病，证实 HCD 其实是一组异质性的 B 细胞克隆增生性疾病，而 Franklin 病仅指 γ-HCD。

1.病因

尚不清楚，可能与慢性抗原刺激和免疫球蛋白分子缺陷有关。

2.分型

按重链抗原不同，可将本病分为 γ-HCD、α-HCD、μ-HCD、δ-HCD，ε-HCD 尚未见报道。

3.诊断标准

本病临床表现缺乏特异性，国内外学者均将 HCD 蛋白的存在作为诊断 HCD 的唯一条件。国内对各型 HCD 的诊断标准如下。

（1）γ-HCD：乏力、发热、贫血、软腭红斑及红肿，肝、脾、淋巴结肿大，骨质破坏罕见。轻度红细胞、白细胞和血小板减少，外周血及骨髓中嗜酸粒细胞增多，并可见不典型淋巴样浆细胞。血清及尿液免疫电泳仅见单克隆 γ 重链，而轻链缺如，尿中出现重链片段。

（2）α-HCD：本病是 HCD 中最常见的类型。慢性腹泻、吸收不良和进行性消耗。外周血及骨髓可见异常淋巴细胞或浆细胞。血清、浓缩尿、空肠液免疫电泳仅有单克隆 α 重链，轻链缺如。

（3）μ-HCD：多伴发于慢性淋巴细胞白血病或恶性淋巴细胞疾病。肝、脾大，而浅表淋巴结肿大常不明显。血清蛋白免疫电泳仅见 μ 重链,而轻链缺如。

在上述诊断标准中,患者临床表现、血象和骨髓象仅能提供疑诊 HCD 的线索,HCD 蛋白鉴定是确诊 HCD 的关键。HCD 患者血清、尿液中 HCD 蛋白量往往较低,有时蛋白电泳和免疫电泳无法检测。对于可疑患者,常需结合更敏感的免疫固定电泳进行鉴定。有时临床高度怀疑 HCD,而用免疫固定电泳也无法检测到患者血清、尿液或者其他体液中 HCD 蛋白,此时需要采用免疫荧光或者免疫组化技术,检测淋巴结或骨髓中浸润的淋巴细胞或浆细胞是否仅合成 HCD 蛋白而无轻链,以免漏诊。

(四)轻链病

轻链病(lightchain disease,LCD)是由于浆细胞发生突变和异常增生,产生大量的异常轻链,致血浆中轻链异常增多,经肾脏从尿中排出,部分过多的轻链蛋白沉积于肾脏和其他内脏组织,引起淀粉样变性而导致的疾病。

1.主要临床特征

发病年龄轻;以发热、贫血、严重的肾功能损害为主要症状;多数患者溶骨性损害严重。

2.主要免疫学特征

(1)血清中免疫球蛋白水平轻度降低或处于正常水平低限,但免疫球蛋白 κ/λ 型比值明显异常。

(2)血清蛋白电泳几乎无 M 带,但尿蛋白电泳显示 M 带,位于 β-γ 区间。

(3)血清和尿中可同时检测出同类型的免疫球蛋白轻链片段。

(4)尿中可检测出本-周蛋白。

3.分型

根据轻链蛋白类型可分为 λ 型和 κ 型,λ 型肾毒性较强,肾衰竭是本病致死的重要原因之一。

(五)良性单克隆免疫球蛋白病

良性单克隆免疫球蛋白病(benign monoclonal immunoglobulinopathy,BMG)是指血清中出现 M 蛋白,但不伴有浆细胞恶性增生的疾病。一般无临床症状,往往因为其他疾病就诊时发现 M 蛋白,不呈进行性增加;血清 M 蛋白水平一般较低,血中抗体水平及活性正常,骨髓中浆细胞<10%,多为良性,极少数会转变为恶性的多发性骨髓瘤。但当血中或尿中出现本-周蛋白时,很可能是个危险信号(表 4-3)。

表 4-3　恶性与良性单克隆丙种球蛋白病的鉴别诊断

鉴别要点	恶性单克隆丙种球蛋白病	良性单克隆丙种球蛋白病
症状	骨髓瘤或淋巴瘤的症状	无症状或原有基础疾病的症状
贫血	几乎都出现	一般无,但可因其他疾病而伴发
骨损害	溶骨性损害很普遍	除转移性骨疾病外,不常见
骨髓象	浆细胞>10%	浆细胞<10%,形态一般正常
M 蛋白	常高于 2×10^3 g/L,随病情而增高	低于 2×10^3 g/L,保持稳定
正常 Ig	降低	增高或正常
游离轻链	常出现在血清和尿中	一般呈阴性

(六)其他丙种球蛋白病

1.冷球蛋白血症

冷球蛋白是指血浆温度降至 4~20 ℃时发生沉淀或胶胨状,温度回升 37 ℃时又溶解的一类球蛋白,如冷免疫球蛋白、冷纤维蛋白原及 C-反应蛋白等。最初是 Wintrobe 等在多发性骨髓瘤患者血清中发现此蛋白,1947 年 Lerner 等认为发现血清冷球蛋白增高者常伴有肾小球病变。正常血清仅含微量冷球蛋白,当血清冷球蛋白浓度超过 0.1 g/L 时,称为冷球蛋白血症。根据是否伴有原发病,可以将冷球蛋白血症分为原发性冷球蛋白血症和继发性冷球蛋白血症。

(1)免疫学分型:1974 年 Brouet 等根据免疫化学特性,将冷球蛋白血症分为以下 3 种类型。①Ⅰ型即单克隆型冷球蛋白血症。免疫球蛋白中以 IgM 为最多见,依次为 IgG、IgA 及轻链蛋白。常见于多发性骨髓瘤及原发性巨球蛋白血症(占 50%),其他淋巴细胞增生性疾病及少数自身免疫病占 25%,原发性约占 25%。②Ⅱ型即单克隆-多克隆型冷球蛋白血症。血清中含有一种单克隆免疫球蛋白,具有抗多克隆免疫球蛋白的活性,此种单克隆免疫球蛋白多为 IgM,其次为 IgG 及 IgA,故构成 IgM-IgG 型、IgG-IgG 型及 IgA-IgG 型免疫复合物。多见于多发性骨髓瘤、原发性巨球蛋白血症及其他淋巴细胞增生性疾病(60%~70%),自身免疫病占 30%,原发性者占 10%。③Ⅲ型即多克隆型冷球蛋白血症。血清中含有两种或两种以上的单克隆免疫球蛋白,构成 IgM-IgG 及 IgM-IgG-IgA 等复合物。多见于慢性感染及自身免疫病(30%~50%),淋巴细胞增生性疾病占 10%~15%,原发性者占 40%。就冷球蛋白本身而言,Ⅱ型及Ⅲ型冷球蛋白血症易并发肾损害。

(2)临床特征:①紫癜为最常见的皮肤症状,其他如寒冷性荨麻疹、雷诺现象、肢端发绀和网状青斑,皮肤坏死和溃疡。②关节痛是混合性冷球蛋白血症患者的常见症状,常发生在手、膝关节,为多关节痛,对称或不对称,偶有关节红肿。③肾损害可表现为急性和慢性肾炎,也可为肾病综合征、肾衰。④神经系统主要为周围神经病变。其他如肝、脾大、严重腹痛、心包炎和全身淋巴结肿大等。⑤实验室检查 90% 以上 Ⅰ 型和 80% 以上 Ⅱ 型患者血中冷球蛋白含量 $>1\ g/L$,80% 以上 Ⅲ 型患者则 $<1\ g/L$。

2.淀粉样变性

淀粉样变性是一种少见的新陈代谢紊乱疾病,由不同病因所致的淀粉样蛋白纤维以不可溶的形式在细胞外沉积,导致多器官、组织结构与功能损害的全身性疾病。17 世纪 Bonet 首先报道淀粉样变性。1854 年 Virchow 首先描述了在本病组织中沉积的物质并根据其对碘及硫酸的显色反应与淀粉相似而命名为"淀粉样变性"。近代的研究证实,此类物质是组织细胞所合成与分泌的多种蛋白质而非淀粉样糖类,但仍然沿用"淀粉样变性"这一传统命名。

(1)病因:病因不明。可能为蛋白质代谢紊乱所致。部分患者有家族遗传史。也有认为淀粉样蛋白的产生是由于在抗原刺激下,浆细胞功能紊乱,释放出免疫球蛋白所致。但也有认为本病的发生与长期慢性炎症刺激有关。

(2)分型:本病分原发性、继发性、家族性 3 种类型。①原发性淀粉样变性又可分为局限型和系统型。局限型多累及上、下肢伸侧和背部皮肤,呈密集丘疹、融合或苔藓样斑片。伴剧烈瘙痒,病程迁延经过缓慢,间可自行消退,但易复发。系统型则内脏及皮肤、黏膜均可受累,无明显痒感。眼睑、鼻、口等皮肤、黏膜均好发。心肌、骨骼均可受损,可伴有多发性骨髓瘤、骨痛、自发性骨折。②继发性淀粉样变性常继发于长期慢性传染病或伴有严重组织分解破坏的感染之后,如结核、结缔组织病。恶性肿瘤也可引起,如霍奇金病、多发性骨髓瘤等。淀粉样蛋白主要沉积于肝、脾、肾等实质器官。③家族性淀粉样变性以周围感觉、运动神经(常是自主神经)和心血管及肾脏淀粉样变性为特征,常存在腕管综合征和玻璃体不正常。

(3)临床表现:多见于 50 岁以上患者,男性多于女性。症状和体征是非特异性的,由所受累的器官和系统所决定,常被原发疾病所掩盖,肾脏系统是表现最强烈的,早期仅有轻度的蛋白尿,可发展至全身水肿,低蛋白血症和大量的蛋白尿。舌炎、巨舌常为本病早期症状,约占原发性系统型 40% 以上。牙龈黏膜常见淀粉样浸润,故牙龈活检在诊断全身性淀粉样变时有较高的阳性率。

三、单克隆免疫球蛋白病的免疫学检验

单克隆丙种球蛋白病的实验室诊断主要依靠血液学和免疫学手段,其中免疫学检测尤为重要。对免疫球蛋白异常增生的检测,其目的是早期发现疾病、监控病情和判断预后。常用的免疫学方法有血清蛋白区带电泳、免疫电泳、免疫固定电泳和免疫球蛋白定量测定等。

(一)血清蛋白区带电泳

血清蛋白区带电泳是测定 M 蛋白的一种定性实验,乙酸纤维薄膜和琼脂糖凝胶是目前最常采用的两大介质。蛋白质在碱性条件下带不同量的负电荷,在电场中由阴极向阳极泳动。由于等电点的差异,电泳后由正极到负极可分为:清蛋白、α-球蛋白、α_2-球蛋白、β_1-球蛋白、β_2-球蛋白和 γ-球蛋白 5 个区带。根据形成的不同区带以及与正常的电泳图谱相比较,可了解血清中的各种蛋白质的组分。将这些区带电泳图谱扫描,还可计算出各种蛋白的含量和百分比。

正常在人血清 γ 区带较宽而且着色较浅,扫描图显示一低矮蛋白峰。γ-球蛋白区域主要由 IgG 免疫球蛋白组成。在低丙种球蛋白血症和丙种球蛋白缺乏症中,γ-球蛋白区带降低。γ-球蛋白水平升高的疾病包括霍奇金病、肉芽肿病、结缔组织病、肝病、多发性骨髓瘤、Waldenstrom 巨球蛋白血症及淀粉样变性。单克隆丙种球蛋白增高时常在 γ 区(有时在 β 区或 α 区),呈现浓密狭窄的蛋白带,经扫描显示为高尖蛋白峰(高∶宽>2∶1),这是由于 M 蛋白的化学结构高度均一,因而其电泳迁移率十分一致。而多克隆丙种球蛋白增高时,如肝病、慢性感染和自身免疫病等,γ 区带宽而浓密,扫描图显示为宽大的蛋白峰。

在某些情况下还可以出现假的狭区带,易与 M 蛋白混淆,应注意区别。例如溶血标本中血红蛋白形成的 β 位区带,陈旧血清中聚合 IgG 形成的近原位窄区带,以及由类风湿因子形成的位于 γ 区中间的细区带都易与 M 区带相混淆,遇到这些可疑情况时,应进一步做免疫电泳等分析加以区别。

(二)免疫电泳

免疫电泳是琼脂平板电泳和双相免疫扩散两种方法的结合。将抗原样品在琼脂平板上先进行电泳,使其中的各种成分因电泳迁移率的不同而彼此分开,然后加入抗体做双相免疫扩散,把已分离的各抗原成分与抗体在琼脂中扩散而相遇,在二者比例适当的地方,形成肉眼可见的沉淀弧。该方法可用来研究:①抗原和抗体的相对应性;②测定样品的各成分以及它们的电泳迁移率;③根据蛋白质的电泳迁移率、免疫特性及其他特性,可以确定该复合物中含有某种蛋白质;

④鉴定抗原或抗体的纯度。

匀质性的物质具有明确的迁移率,能生成曲度较大的沉淀弧;反之,有较宽迁移范围的物质,其沉淀弧曲度较小。因此,正常人血清与上述抗体进行免疫电泳时出现的沉淀线是均匀的弧形,而 M 蛋白所形成的沉淀线或沉淀弧较宽,呈凸现出的弓形或船形。

免疫电泳分析是一项经典的定性实验,但由于影响沉淀线形态的因素较多,扩散时所需抗血清量较大,结果判断需有丰富的实验室经验,现已逐渐被免疫固定电泳替代。

(三)免疫固定电泳

免疫固定电泳是血清区带电泳和免疫沉淀反应两个过程结合的一项定性实验。血清蛋白质在琼脂糖凝胶介质上经电泳分离后,应用固定剂和各型免疫球蛋白及轻链抗血清,加于凝胶表面的泳道上,经孵育让固定剂和抗血清在凝胶内渗透并扩散后,若有对应的抗原存在,则在适当位置形成抗原-抗体复合物。漂洗,将未沉淀的蛋白质去除,已被沉淀的蛋白质贮留在凝胶内。经染色后蛋白质电泳参考泳道和抗原、抗体沉淀区带被氨基黑着色,根据电泳移动距离分离出单克隆组分,可对各类免疫球蛋白及其轻链进行分型。为了精确识别单克隆区带,样品同时在 6 条泳道上进行测试。经电泳后,ELP 作为参考泳道以显示电泳后的蛋白质,其余 5 条泳道用于鉴定单克隆成分,通过它们与抗血清、γ(IgG)、α(IgA)、μ(IgM)重链和 κ、λ 轻链(游离和非游离)反应与否进行鉴别。M 蛋白在免疫固定电泳上显示狭窄而界限分明的区带,而多克隆增生或正常血清则显示为宽大、弥散而深染的区带。

该技术的最大优势是敏感性达 0.5~1.5 g/L,操作周期短,仅需数小时,分辨率高,结果易于分析。目前已经取代了传统的免疫电泳技术,成为 M 蛋白鉴定和分型的首要方法。

(四)血清免疫球蛋白定量

免疫球蛋白定量测定较常用的方法有单向扩散法与免疫浊度法,前者较为简便,后者更为准确、迅速。恶性单克隆丙种球蛋白病常呈现某一类丙种球蛋白的显著增高,大多在 30 g/L 以上;而正常的免疫球蛋白,包括与 M 蛋白同类的丙种球蛋白的含量则显著降低。在良性丙种球蛋白病的血清标本中,M 蛋白的升高幅度一般没有恶性单克隆丙种球蛋白病那么高,多在 20 g/L 以下;M 蛋白以外的免疫球蛋白含量一般仍在正常范围之内。如在单向扩散试验中出现双圈状沉淀环,则标本中可能存在某种免疫球蛋白片段的 M 蛋白。多克隆丙种球蛋白病患者的血清中常有多种类型的免疫球蛋白水平同时升高,每种类型上升的幅度不太大,但总的丙种球蛋白水平增高比较明显。

免疫球蛋白的定量检测,有时会由于不同实验室所用抗血清特异性的差异,而造成 M 蛋白定量结果的不同,特别在使用某一株 M 蛋白制备的抗血清检测其他患者的 M 蛋白时。如能配合作用区带电泳光密度扫描,常可纠正这种误差。

进行免疫球蛋白的定量检测,不仅有助于丙种球蛋白病的诊断,并对丙种球蛋白病的良、恶性鉴别具有一定的帮助。如做动态观察,对丙种球蛋白病的病情和疗效的判断有一定的价值。M 蛋白含量的多少常可反映病情的轻重,尤其对同一患者,M 蛋白含量明显增高常提示病情恶化;经有效治疗后,M 蛋白含量逐渐下降,而正常免疫球蛋白的含量则由降低趋向正常。

(五)本-周蛋白的检测

本-周蛋白即尿中游离的免疫球蛋白轻链,其检测对轻链病的诊断是必不可少的项目,并对多发性骨髓瘤、原发性巨球蛋白病、HCD 等疾病的诊断、鉴别和预后判断均有一定帮助。

本-周蛋白在 pH 5.0 的条件下,加热至 $50 \sim 60$ ℃时出现沉淀,继续加热至 90 ℃后又重新溶解。根据这种理化性质,又将其称为凝溶蛋白,故可根据这一特点,用化学方法进行检测。这种加热沉淀法简便易行,但敏感度较低,也不能确定轻链的型别。

对怀疑为本-周蛋白阳性的标本应该做进一步的确证实验,可以对尿中 κ 链和 λ 链用定量检测方法进行分析,也可以将尿液透析浓缩 50 倍后做免疫固定电泳分析。

轻链病患者尿中可测得本-周蛋白,但由于其分子量较小,易迅速自肾排出,故血中反而呈阴性,检测时应该注意。

本-周蛋白检测的临床意义:确定 κ 轻链、λ 轻链及游离轻链,主要诊断多发性骨髓瘤。一般认为,当浆细胞恶性增生时,可能有过多的轻链产生或重链的合成被抑制,致使过多的轻链通过尿液排出;约 50% 的多发性骨髓瘤患者及约 15% 的巨球蛋白血症患者,其尿液中可出现本-周蛋白;肾淀粉样变、慢性肾盂肾炎及恶性淋巴瘤等患者尿中亦可出现本-周蛋白。

(六)冷球蛋白的检测

冷球蛋白是血清中的一种特殊蛋白质,在 4 ℃时自发沉淀,加温至 37 ℃时又可溶解,故常利用这种可逆性冷沉淀的特性对其进行测定。取患者外周血,分离出血清置 4 ℃冰箱中,一般在 24～72 小时出现沉淀,若 1 周仍不出现沉淀者方可判断为阴性。如形成沉淀,再置 37 ℃温育使其复溶,也可将冷沉淀物离心、洗涤后做定性与定量分析。

进行冷球蛋白研究和检测时,必须注意以下事项:部分单克隆冷球蛋白可在低于 10 ℃时发生沉淀,故标本采集时必须将注射器和容器预温,离心及整个操作过程中也都要注意保温;部分冷球蛋白在冷的条件下可迅速沉淀,但有一些则需数天,因此,这些血清需在 4 ℃下放置 1 周;大部分正常人血清也含有多克隆冷球蛋白,但通常在是 0.08 g/L 以下;冷纤维蛋白原、C-反应蛋白-清蛋白复合物和肝素沉淀蛋白等也具有冷沉淀特性,实验时应加以区别。

(七)应用原则

当临床上怀疑有浆细胞疾病时,应按下列检验程序进行检测。①初筛试验:血清蛋白区带电泳分析、免疫球蛋白定量检测或尿本-周蛋白定性检测。②对于阳性者要做定量分析及免疫球蛋白分类鉴定:免疫电泳或免疫固定电泳、免疫球蛋白亚型定量和血清及尿中轻链定量及比值计算。③鉴别良性还是恶性增生:最大的区别是——良性者轻链与重链增高比为 1∶1,比值无明显异常;恶性者轻链与重链比值不是1∶1,可发生明显增高改变。④临床诊断还要结合相关实验室资料,如骨髓检查、影像学及病理学结果等综合考虑作出正确诊断。

第二节 免疫缺陷病与免疫检验

一、原发性免疫缺陷病

(一)原发性 B 细胞缺陷病

原发性 B 细胞缺陷是由于 B 细胞发育、分化受阻,或 B 细胞不能接受辅助性 T 细胞(helper T cell,Th 细胞)传递的信号,导致抗体合成或分泌障碍。患者体内 Ig 水平降低或缺陷,外周血 B 细胞数量减少或缺陷,T 细胞数量正常。根据 Ig 缺陷程度的不同,可分为低丙种球蛋白血症和无丙种球蛋白血症。主要临床表现为反复化脓性感染、肠道病毒感染等。

1.性联无丙种球蛋白血症

性联无丙种球蛋白血症(X-linked agammaglobulinemia,XLA)是一种典型的先天性 B 细胞缺陷病,1952 年由 Bruton 首次报道,又称 Bruton 综合征。该病的发生与 Bruton 酪氨酸蛋白激酶(Bruton tyrosin kinase,Btk)缺乏有关。编码 Btk 的基因位于 Xq 22 染色体上,当该基因缺陷或发生突变时,使得 B 细胞发育过程中的信号传导受阻,导致 B 细胞发育停滞于前 B 细胞阶段,影响 B 细胞分化成熟。该病属 X 连锁隐性遗传,一条染色体带有缺陷基因但表型正常的母亲如将缺陷基因遗传给儿子,可致其发病;遗传给女儿,可使其为携带者。

患儿多在出生 6 个月后反复发生化脓性细菌感染,包括中耳炎、鼻窦炎、支气管炎、肺炎、皮肤感染、败血症等。常见的易感病原体有葡萄球菌、肺炎链球菌、溶血性链球菌、流感嗜血杆菌等。患者细胞免疫功能正常,对水痘-带状疱疹病毒、麻疹病毒等病毒及胞内感染仍有较强的抵抗力。其免疫学主要特征为:血清中各类 Ig 含量明显降低(IgG<2 g/L,总 Ig<2.5 g/L),外周血成熟 B 细胞和浆细胞几乎为零,淋巴结无生发中心,患者接种抗原后不产生抗体应答,但 T 细胞数量和功能正常。

2.性联高 IgM 综合征

性联高 IgM 综合征(X-linked high IgM syndrome,XLHM)是一种罕见的原发性 B 细胞缺陷病,为 X 性联隐性遗传。其发病机制是 X-染色体上 CD40L 基因突变,使 T 细胞表达 CD40L 缺陷,与 B 细胞上 CD40 的相互作用受阻,导致 B 细胞活化增生和进行抗体类别转换障碍,只能分泌 IgM,不能产生其他类别的 Ig。

患儿多于 1～2 岁发病,临床表现为反复化脓性感染,尤其是呼吸道感染。血清 IgM 水平升高,IgG、IgA、IgE 水平低下,IgD 水平正常或增高。外周血成熟 B 细胞(表达 mIgM 和 mIgD)数量正常,但几乎没有表达 mIgG 和 mIgA 的 B 细胞。

3.选择性 IgA 缺陷

选择性 IgA 缺陷是最常见的体液免疫缺陷病,发病率约为 1‰,为常染色体显性或隐性遗传。患者表达 mIgA 的 B 细胞发育障碍,不能分化成为分泌 IgA 的浆细胞,但确切机制尚不清楚。

大多数患者无明显症状,或仅表现为易患呼吸道、消化道、泌尿道感染,少数患者可出现严重感染,超敏反应、自身免疫病发生率增加。免疫学主要特征为:血清 IgA<50 mg/L,分泌型 IgA 缺陷,其他 Ig 水平正常。

(二)原发性 T 细胞缺陷病

原发性 T 细胞缺陷是由于 T 细胞的发生、分化受阻而导致的 T 细胞功能障碍。T 细胞缺陷不仅使细胞免疫功能受损,而且由于 T 细胞对 B 细胞产生抗体有辅助调节作用,也会在一定程度上影响体液免疫功能。虽然某些患者血清 Ig 水平正常,但对抗原刺激却不产生特异性抗体。

1.先天性胸腺发育不全

本病亦称为 DiGeorge 综合征,是典型的 T 细胞缺陷性疾病。其发病是由于妊娠早期胚胎第三、四咽囊发育障碍,导致起源于该部位的器官,如胸腺、甲状旁腺、主动脉弓、唇、耳等发育不全。该病属非遗传性疾病,但 90% 以上的患者染色体 22q11.2 区域有缺失。据报道,母体酒精中毒与 DiGeorge 综合征有关。

患儿表现有特殊面容,眼距增宽,双耳下移,"鱼形"嘴(人中短),颌小畸形等,并常伴有心脏和大血管畸形。由于甲状旁腺发育不全,患儿出生后 24 小时内可发生低钙性手足抽搐。临床表现为易发生病毒、真菌、胞内寄生菌等反复感染,接种卡介苗、麻疹疫苗等可发生严重不良反应。免疫学特征表现为:外周血 T 细胞显著减少,细胞免疫功能严重受损,B 细胞数量正常,但对胸腺依赖性抗原(thymus dependent antigen,TD 抗原)刺激不产生特异性抗体。

2.T 细胞活化和功能缺陷

T 细胞膜表面分子或胞内信号转导分子表达异常可导致 T 细胞活化或功能受损。如 T 细胞抗原受体(T cell receptor,TCR)通过 CD 3 复合分子(γ-链、δ-链、ε-链、ξ-链)等向胞内转导活化信号。TCR 和 CD 3 复合分子基因变异可使 T 细胞识别抗原及将抗原信号传入胞内受阻,从而严重影响细胞免疫功能;ZAP-70 基因变异,导致 TCR 信号向胞内下游传导障碍,T 细胞不能增生分化为效应细胞。

(三)原发性联合免疫缺陷病

联合免疫缺陷病(combined immunodeficiency disease,CID)是指 T 细胞和 B 细胞均有分化发育障碍,导致细胞免疫和体液免疫联合缺陷所致的疾病。其发病机制涉及多种,共同特征:患者全身淋巴组织发育不良,淋巴细胞减少;易发生严重和持续性的细菌、病毒和真菌感染,且常为机会性感染;接种某些减毒活疫苗可引起严重的全身感染,甚至死亡。一般免疫治疗很难有效,骨髓移植治疗有一定效果,但可能发生移植物抗宿主反应。

1.重症联合免疫缺陷病

重症联合免疫缺陷病(severe combined immunodeficiency disease,SCID)较

为罕见,是性联或常染色体隐性遗传病,发病率约 1/10 万。患儿在出生后 6 个月即表现为严重的细胞和体液免疫功能缺陷,对各种病原体、机会菌易感,常因严重感染死亡。

(1)性联重症联合免疫缺陷病(X-linked SCID,XLSCID):XLSCID 约占 SCID 的 50%,属 X 连锁隐性遗传。其发病机制是 IL-2 受体 γ 链(IL-2Rγ)基因突变。IL-2Rγ 链是多种细胞因子受体(IL-2R、IL-4R、IL-7R、IL-9R、IL-15R)共有的亚单位,它参与多种细胞因子的信号转导并调控 T 细胞、B 细胞的分化发育和成熟,γ 链突变使 T 细胞发育停滞于祖 T 细胞阶段,从而发生 SCID。患者成熟 T 细胞和 NK 细胞缺乏或严重减少,B 细胞数量正常但功能受损,血清 Ig 水平降低,对特异性抗原应答能力下降。

(2)腺苷脱氨酶缺陷症:腺苷脱氨酶(adenosine deaminase,ADA)缺陷症是一种常染色体隐性遗传病,约占 SCID 的 20%。其发病机制是由于定位于第 20 对染色体的 ADA 基因突变导致 ADA 缺乏,使腺苷和脱氧腺苷分解障碍,造成核苷酸代谢产物 dATP 和 dGTP 在细胞内大量累积,对发育早期 T、B 细胞有毒性作用而影响其发育成熟,造成 T 细胞和 B 细胞缺陷。

2.毛细血管扩张性共济失调综合征

毛细血管扩张性共济失调综合征(ataxia telangiectasia syndrome,ATS)也是一种常染色体隐性遗传病,以进行性共济失调,皮肤和球结膜的毛细血管扩张为特征。免疫学改变可见胸腺发育不全或缺失,扁桃体、淋巴结和脾脏中淋巴组织减少,网状细胞增生。患者外周血中淋巴细胞减少,对皮肤致敏抗原的延迟性变态反应减弱。

(四)原发性吞噬细胞缺陷病

吞噬细胞缺陷主要涉及单核-巨噬细胞和中性粒细胞,表现为吞噬细胞数量减少和功能障碍,包括趋化作用、吞噬作用等。患者易患各种化脓性感染,重者可危及生命。

1.原发性中性粒细胞缺陷

按照中性粒细胞缺陷的程度,临床上分为粒细胞减少症和粒细胞缺乏症。前者外周血中性粒细胞数低于 1.5×10^9/L,而后者外周血几乎没有中性粒细胞。其发病机制是由于粒细胞集落刺激因子基因突变使粒细胞分化受阻所致。患者多在出生 1 个月内即开始发生各种细菌的反复感染。

2.白细胞黏附缺陷

白细胞黏附缺陷(leukocyte adhesion deficiency,LAD)为常染色体隐性遗

传,可分为 LAD-1 和 LAD-2 两型。LAD-1 型是由于整合素 β_2 亚单位(CD18)基因突变,使得中性粒细胞、巨噬细胞、T 细胞、NK 细胞表面整合素家族成员表达缺陷,导致中性粒细胞不能与内皮细胞黏附、移行并穿过血管壁到达感染部位。LAD-2 型为一种岩藻糖基因突变,使得白细胞和内皮细胞表面缺乏能与选择素家族成员结合的寡糖配体 Sialyl-Lewis,导致白细胞与内皮细胞间黏附障碍。患者主要表现为反复化脓性细菌感染。

3.慢性肉芽肿病

慢性肉芽肿病(chronic granulomatous disease,CGD)多属性联隐性遗传,少数为常染色体隐性遗传。其发病机制是由于编码还原型辅酶 Ⅱ 氧化酶系统的基因缺陷,使吞噬细胞呼吸爆发受阻,不能产生足量的有氧杀菌物质,如超氧离子、过氧化氢、单态氧离子等,使得吞入细胞内的微生物,尤其是能产生过氧化氢酶的微生物非但不能被杀死,反而得以继续存活、繁殖,并随吞噬细胞游走播散,造成反复的慢性感染。持续的感染可刺激 $CD4^+$ T 细胞增生形成肉芽肿。患者表现为反复的化脓性细菌感染,淋巴结、皮肤、肝、肺、骨髓等器官有慢性化脓性肉芽肿或伴有瘘管形成。

(五)原发性补体系统缺陷病

原发性补体系统缺陷属最少见的原发性免疫缺陷病,大多为常染色体隐性遗传,少数为常染色体显性遗传。缺陷可发生在补体系统中几乎所有的成分,包括补体固有成分、补体调控蛋白和补体受体。临床表现为反复化脓性细菌感染及自身免疫病。

1.补体固有成分缺陷

补体两条激活途径的固有成分均可发生遗传性缺陷。C_3 缺陷可导致严重的甚至是致命的化脓性细菌感染;C_4 和 C_2 缺陷使经典途径激活受阻,常引发、肾小球肾炎等免疫复合物病;$C_5 \sim C_9$ 缺陷可引起奈瑟菌属感染;P 因子、D 因子缺陷使旁路途径激活受阻,易致反复化脓性细菌感染。

2.补体调控蛋白缺陷

(1)遗传性血管神经性水肿:遗传性血管神经性水肿是最常见的补体缺陷病,为常染色体显性遗传。其发病是由于 C_1 抑制因子(C_1 inhibitor,C_1 INH)基因缺陷所致。由于 C_1 INH 缺乏,不能控制 C_1 酯酶活性,使 C_2 的裂解过多,产生过多的 C_{2a},使血管通透性增高,引起遗传性血管神经性水肿。临床表现为反复发作的皮肤、黏膜水肿,如发生在咽喉可致窒息死亡。

(2)阵发性夜间血红蛋白尿:阵发性夜间血红蛋白尿(paroxysmal nocturnal hemoglobinuria,PNH)是由于编码,N-乙酰葡糖胺转移酶的 *PIG-A* 基因突变,导致糖基磷脂酰肌醇合成障碍,红细胞不能与补体调节成分结合,从而使红细胞对补体介导的溶血敏感。

3.补体受体缺陷

补体受体主要存在于红细胞和吞噬细胞表面,其表达缺陷可致循环免疫复合物清除障碍,从而发生自身免疫病。

二、继发性免疫缺陷病

继发性免疫缺陷病(secondary immunodeficiency diease,SIDD)可涉及免疫系统的各个方面,临床表现和免疫特征与相应的原发性免疫缺陷病相似,发病率高于原发性免疫缺陷病。SIDD 种类多种多样,多数是暂时性的,消除病因后可恢复。少数 SIDD 难以恢复,如由人类免疫缺陷病毒引起的获得性免疫缺陷综合征,又称艾滋病。

(一)继发性免疫缺陷病的常见原因

1.感染

许多病毒、细菌、真菌、原虫感染常可引起机体免疫功能低下,其中以人类免疫缺陷病毒感染所致的艾滋病最为严重。

2.肿瘤

恶性肿瘤尤其是淋巴系统的恶性肿瘤,如白血病、淋巴肉瘤、骨髓瘤、胸腺瘤等常可进行性抑制患者的免疫功能,加上肿瘤患者放疗、化疗,以及营养不良、消耗等因素,致使恶性肿瘤患者常伴有免疫功能缺陷。

3.营养不良

营养不良是引起 SIDD 最常见的原因。蛋白质、脂肪、糖类、维生素和微量元素摄入不足,均可影响免疫细胞的发育和成熟,导致不同程度的免疫功能降低。

4.药物

长期使用免疫抑制剂、抗肿瘤药物、大剂量抗生素等均可降低免疫功能。

5.其他

脾切除、胸腺切除、阑尾切除、其他外科大手术、创伤、电离辐射、中毒、妊娠等均可降低机体免疫功能。

(二)获得性免疫缺陷综合征

获得性免疫缺陷综合征(acquired immunodeficiency syndrome,AIDS)又称艾滋病,是由人类免疫缺陷病毒(human immunodeficiency virus,HIV)感染引起的继发性免疫缺陷病。其特点是患者以 $CD4^+$ T 细胞减少、细胞免疫功能严重缺陷为主要特征,临床表现为反复机会性感染、伴发恶性肿瘤及中枢神经系统退行性病变。自 1981 年在美国首次报道该病以来,全球感染人数不断上升,蔓延范围越来越广。我国自 1985 年发现第一例患者至今,感染人数也在不断增加。目前尚无有效治疗方法,AIDS 已成为人类最棘手的疾病之一。

1.病原学

1983 年,法国病毒学家 Montagnier 等从 AIDS 患者体内首次分离出一种 RNA 反转录病毒,WHO 于 1987 年将该病毒正式命名为 HIV。HIV 属反转录病毒科慢病毒属,可分为 HIV-1 和 HIV-2 两型。目前,全球流行的 AIDS 主要由 HIV-1 所致,约占 95%;HIV-2 主要在西非流行。两者的基因结构相似,但核苷酸和氨基酸序列有区别,对抗体的反应也有不同。

成熟的病毒颗粒直径为 $100\sim120$ nm,由病毒核心和外膜组成。病毒内部为 20 面体对称的核衣壳,核心为圆柱状,含有病毒 RNA、反转录酶和核心蛋白。包膜上嵌有病毒编码的刺突状结构的糖蛋白,其中 gp120 和 gp41 与 HIV 入侵宿主细胞有关。HIV 在体内增生速度很快,每天可产生 $10^9\sim10^{10}$ 个病毒颗粒,且易发生变异(突变率约为 3×10^{-5}),因此容易逃避宿主免疫系统的作用。

2.致病机制

HIV 的传染源主要是 HIV 携带者和 AIDS 患者。HIV 存在于血液、精液、阴道分泌物、乳汁、唾液和脑脊液中。传播方式:①性传播;②血液传播,输入 HIV 感染者的血液或被 HIV 污染的血制品,以及静脉毒瘾者共用 HIV 污染的注射器和针头等,均可造成传播;③垂直传播,HIV 可经胎盘或分娩时母亲血液传播,产后可通过乳汁传播。

进入机体的 HIV 主要侵犯 $CD4^+$ T 细胞,此外,表达 CD4 分子的单核-巨噬细胞、树突状细胞、神经胶质细胞等也是其侵犯的重要细胞。HIV 通过其包膜上 gp120 与靶细胞表面 CD4 分子高亲和性结合,同时也与表达在靶细胞表面的趋化因子受体 CXCR4 和 CCR5 结合,再由 gp41 插入细胞膜,介导病毒包膜与靶细胞膜融合,使病毒的核衣壳进入靶细胞。HIV 感染靶细胞后,病毒 RNA 反转录产生的 DNA 可与宿主细胞 DNA 整合,形成潜伏感染,潜伏期可达数月甚至数年。当宿主受到微生物感染、细胞因子等刺激时,受感染的靶细胞转录因子

NF-KB 和 SP1 被激活,启动病毒复制,HIV 在细胞内大量复制,最终导致靶细胞死亡。此外,HIV 感染细胞表面表达的 gp120 分子可与未感染细胞表面的 CD4 分子结合,导致细胞融合形成多核巨细胞,加上抗 HIV 抗体和特异性细胞毒性 T 淋巴细胞(cytotoxic T lymphocyte,CTL)对靶细胞的攻击,使 $CD4^+$ T 细胞进行性减少,从而导致患者全身性、渐进性细胞免疫功能下降。

3.临床特点

多数 HIV 感染者初期无症状或仅表现为流感样症状,潜伏期一般为 6 个月至 4～5 年,随后可出现 AIDS 相关综合征,患者表现为持续发热、体重减轻、腹泻、全身淋巴结肿大等,进一步发展为典型的 AIDS,常出现三大典型症状:①机会性感染,常见病原体是卡氏肺囊虫和白色念珠菌,其他有巨细胞病毒、带状疱疹病毒、隐球菌和鼠弓形虫等,是 AIDS 死亡的主要原因;②恶性肿瘤,AIDS 患者易伴发 Kaposi 肉瘤和恶性淋巴瘤,也是 AIDS 死亡的常见原因;③神经系统损害,大约 60% 的 AIDS 患者会伴有 AIDS 痴呆症。

4.免疫学特征

AIDS 的主要免疫学特征:①$CD4^+$ T 细胞数量明显减少,CD4/CD8 细胞比例倒置,常低于 0.5。②T 细胞功能严重障碍,细胞激活和应答能力降低。Th_1 和 Th_2 细胞平衡失调,潜伏期患者 Th_1 细胞占优势,分泌 IL-2 刺激 $CD4^+$ T 细胞增生;至 AIDS 期患者 Th_2 细胞占优势,分泌 IL-4 和 IL-10 抑制 Th_1 功能,同时减弱 CTL 的细胞毒效应。③抗原提呈细胞功能降低。HIV 侵犯巨噬细胞和树突状细胞后,可损伤其趋化、杀菌和处理抗原能力,同时引起细胞表面主要组织相容性复合体(major histocompatibility complex,MHC)中的 MHC-Ⅱ 类分子表达降低,抗原呈递能力下降。此外,感染 HIV 的巨噬细胞和树突细胞不能有效杀死 HIV,反而成为其庇护所,成为晚期 AIDS 患者血中高水平病毒的主要来源。④B 细胞功能异常,表现为多克隆激活、高 Ig 血症并可产生多种自身抗体。这是由于 gp120 属超抗原,加上 HIV 感染者易合并感染,造成多克隆 B 细胞被激活所致。

三、免疫缺陷病的免疫学检验

免疫缺陷病的病因和临床表现多种多样,其缺陷涉及免疫系统的多种成分,因此检测也是多方面、综合性的。实验室检测的内容主要包括体液免疫、细胞免疫、补体和吞噬细胞等方面,如 T 细胞、B 细胞、吞噬细胞数量和功能的测定,免疫球蛋白、补体、细胞因子含量的测定等。检测方法主要采用免疫学方法和分子生物学方法。此外,一些常规和特殊的检测手段,如血液检查、胸腺、皮肤、淋巴结活检等对确诊和明确分型也十分重要。

(一)B 细胞缺陷病的检测

B 细胞缺陷病主要表现为 B 细胞数量减少或缺陷导致体内 Ig 水平降低,以及抗体产生功能障碍。因此,其检测主要包括 B 细胞数量和功能的检测,体内 Ig 水平的检测等。

1.B 细胞数量的检测

(1)B 细胞表面 SmIg 的检测:SmIg 是 B 细胞最具特征的表面标志。检测 SmIg 不仅可以测算 B 细胞的数量,还可以根据 SmIg 的类别判断 B 细胞的成熟情况。所有体液免疫缺陷患者都有不同程度的 B 细胞数量和成熟比例的异常。其检测方法常采用免疫荧光法和流式细胞分析法。

(2)B 细胞表面 CD 抗原的检测:B 细胞表面存在着 CD10、CD19、CD20、CD22 等抗原。CD10 只出现于前 B 细胞,CD19 和 CD20 在不同成熟度 B 细胞表面均存在,CD22 只在成熟 B 细胞表面表达。检测 B 细胞表面 CD 抗原可了解 B 细胞的数量、亚型、分化成熟情况。其检测方法主要采用流式细胞技术。

2.血清 Ig 的测定

(1)血清各类 Ig 的测定:Ig 测定的方法很多,IgG、IgM 和 IgA 多采用免疫浊度法,缺乏仪器设备的条件下也可采用单向免疫扩散法;IgD 和 IgE 由于含量低,多采用 ELISA 等技术测定;IgG 亚类可用 ELISA 和免疫电泳法测定。B 细胞缺陷患者均存在着不同程度的 Ig 水平降低。Ig 缺陷有两种,即所有 Ig 都缺陷和选择性 Ig 缺陷。前者血清中 IgG、IgM、IgA、IgE 均降低,而 IgD 可正常。后者最常见的是选择性 IgA 缺陷,其血清中 IgA<0.05 g/L,外分泌液中测不出 IgA,IgG 和 IgM 正常或偏高。

判断体液免疫缺陷病时应注意:①血清中 Ig 总量的生理范围较宽,不同测定方法检测的结果差异较大,对 Ig 水平低于正常值下限者,应在一段时间内反复测定,才能判断有无体液免疫缺陷;②患者多为婴幼儿,应注意其正常生理水平及变化规律。

(2)同种血型凝集素的测定:同种血型凝集素,即 ABO 血型抗体(抗 A 抗体和抗 B 抗体)。已知它不是先天产生的,而是出生后针对红细胞表面 A 物质和 B 物质应答产生的抗体,因此,检测其滴度是判定机体体液免疫功能简单而有效的方法。通常,除婴儿和 AB 型血外,其他体液免疫功能正常的人,均含有 1:8(抗 A)或 1:4(抗 B)或更高滴度的天然抗体。这种天然抗体属 IgM 类,可帮助诊断 Bruton 症、SCID、选择性 IgM 缺陷症等。

3.抗体产生能力的测定

(1)特异性抗体产生能力的测定:正常人接种某种疫苗或菌苗后 5～7 天可产生特异性抗体(IgM 类),若再次接种会产生更高效价的抗体(IgG 类)。因此,接种疫苗后检测特异性抗体产生情况可判断机体是否存在体液免疫缺陷。常用的抗原为伤寒疫苗和白喉类毒素,可在接种后 2～4 周测定相应抗体。接种伤寒疫苗常用直接凝集试验测定抗体效价,接种白喉类毒素常用锡克试验检测相应抗体。

(2)噬菌体试验:人体清除噬菌体的能力被认为是目前观察抗体应答能力最敏感的指标之一。正常人甚至新生儿,均可在注射噬菌体后 5 天内将其全部清除。抗体产生缺陷者,清除噬菌体的时间明显延长。

(二)T 细胞缺陷病的检测

T 细胞缺陷病主要表现为 T 细胞数量减少和功能缺陷,导致机体细胞免疫功能缺陷,并影响机体体液免疫功能。因此,其检测主要包括 T 细胞数量和功能的检测。

1.T 细胞数量的检测

(1)T 细胞总数的测定:T 细胞在外周血中占 $60\%～80\%$,当 T 细胞总数低于 $1.2\times10^9/L$ 时,提示可能存在细胞免疫缺陷。通常采用免疫荧光技术或流式细胞技术检测 T 细胞标志 CD3 以反映外周血中 T 细胞总数。

(2)T 细胞亚群的测定:T 细胞按其功能不同分为许多亚群,如 $CD4^+$ T 细胞、$CD8^+$ T 细胞等,可通过检测 CD3/CD4 和 CD3/CD8 对其亚群进行检测,并观察 $CD4^+$ T 细胞/$CD8^+$ T 细胞比例。正常情况下,外周血中 $CD4^+$ T 细胞约占 70%,$CD8^+$ T 细胞约占 30%。

2.T 细胞功能的检测

(1)皮肤试验:皮肤试验可检测体内 T 细胞的迟发性超敏反应能力,从而反应受试者的细胞免疫功能。常用于皮试的抗原是在自然界中易于接触而使机体致敏的物质,包括结核菌素、白色念珠菌素、毛发菌素、链激酶-链道酶、腮腺炎病毒等。为避免个体差异、接触某种抗原的有无或多少以及试剂的质量和操作误差等因素影响,试验常用几种抗原同时进行。凡 3 种以上抗原皮试阳性者为细胞免疫功能正常,两种或少于两种阳性或在 48 小时反应直径<10 nm,提示细胞免疫功能缺陷或低下。但 2 岁以下儿童可能因未曾致敏而出现阴性反应,只需对一种抗原反应阳性,即可判定细胞免疫功能正常。

（2）T细胞增生试验：T细胞增生试验是体外检测T细胞功能的常用技术，用非特异性刺激剂或特异性抗原［最常用的是植物凝集素（phytohemagglutinin，PHA）］刺激淋巴细胞，通过观察淋巴细胞增生和转化能力来反映机体的细胞免疫功能。T细胞缺陷患者会表现增生应答能力降低，且增生低下程度与免疫受损程度一致。新生儿出生后不久即可表现出对PHA的反应性，因而，出生1周以后的新生儿若出现对PHA的刺激反应，即可排除严重细胞免疫缺陷的可能。

（三）吞噬细胞缺陷病的检测

吞噬细胞包括单核细胞、巨噬细胞和中性粒细胞，其缺陷可表现为细胞数量减少和功能缺陷，包括细胞吞噬能力、胞内杀菌作用、趋化运动等减弱或消失。

1.白细胞计数

外周血中性粒细胞计数，当成人$<1.8\times10^9/L$，儿童$<1.5\times10^9/L$，婴儿$<1.0\times10^9/L$时，可认为是中性粒细胞减少。在排除其他外来因素的情况下，应考虑是遗传因素的作用。

2.趋化功能检测

趋化运动是吞噬细胞发挥功能的前提。常采用滤膜渗透法（Boyden小室法），用微孔滤膜将趋化因子和白细胞分开，观察白细胞穿越滤膜的能力，从而判断其趋化功能。对于懒白细胞病、家族性白细胞趋化缺陷症等有诊断价值。

3.吞噬和杀伤试验

吞噬和杀伤试验是检测吞噬细胞功能的经典试验。可将白细胞与一定量的细菌悬液混合孵育，取样涂片、染色、镜检，观察白细胞对细菌的吞噬和杀伤情况，用吞噬率和杀伤率表示。慢性肉芽肿患者由于吞噬细胞缺少过氧化物酶而无法杀菌，表现为吞噬率正常，但杀菌率显著降低。

4.硝基四氮唑蓝（nitroblue tetrazolium，NBT）还原试验

NBT还原试验是一种检测吞噬细胞还原杀伤能力的定性试验。吞噬细胞杀菌时，能量消耗剧增，耗氧量也随之增加，氢离子的传递使添加的淡黄色NBT被还原成蓝黑色甲䐶颗粒，沉积于胞质中，称NBT阳性细胞。正常值为$7\%\sim15\%$，低于5%表明杀菌能力降低，可用于检测慢性肉芽肿病和6-磷酸葡萄糖脱氢酶缺乏症。

（四）补体系统缺陷病的检测

补体系统的检测包括总补体活性和补体单个成分的测定。补体溶血试验可反应补体系统总的活性，单个补体成分常检测C_3、C_{1q}、C_4、B因子、C_1酯酶抑制

物等含量。由于补体缺陷涉及成分多，又有多条激活途径，对补体系统缺陷病的分析较为困难。原发性补体缺陷的发病率较低，注意与自身免疫病相鉴别。测定 C_1 酯酶抑制物可协助诊断遗传性血管神经性水肿。

(五)基因检测

采用分子生物学手段，对一些原性免疫缺陷病的染色体 DNA 进行序列分析，检测是否存在与缺陷相关的基因突变或缺损的部位。常见的原发性免疫缺陷病的基因突变位点见表 4-4。

表 4-4　常见的原发性免疫缺陷病基因突变位点

疾病	突变基因
X-SCID	$Xq13.1\sim13.3$
XLA	$Xq21.3$
XLHM	$Xq26.3\sim27.1$
ADA 缺乏	$20q13.2\sim13.11$
PNP 缺乏	$14\,q13.1$
X-CGD	$Xp21.1$

(六)AIDS 的检测

1.病原学检测

病原学检测是指直接从 HIV 感染者体内分离出病毒或检测出 HIV 组分。但病毒分离培养和鉴定需要时间较长，对实验技术和条件要求较高，目前多采用分子生物学技术从患者外周血单个核细胞、骨髓细胞或血浆中检测 HIV-cDNA、HIV-RNA 等。

2.免疫学检测

免疫学检测主要包括针对 HIV 感染后产生抗原、抗体的检测和 T 淋巴细胞的检测。

(1)抗原的检测：感染 HIV 后，血液中最先出现 HIV-p24 抗原，持续 4～6 周后消失。检测常采用 ELISA 抗原捕获法，以确定是否为 HIV 急性感染。

(2)抗体的检测：HIV 感染 2～3 个月后可出现抗体，并可持续终身，是 HIV 感染的重要标志。HIV 抗体检测分为初筛试验和确认试验。初筛试验常采用 ELISA 法，敏感性高，特异性不够强。其检测试剂必须是 HIV-1/2 混合型的，并经卫健委批准或注册，批批鉴定合格的产品，进口试剂还必须提供进口许可证和中国生物制品检定所检定合格证书。确认试验主要用免疫印迹法，敏感性和特异性均很高。HIV 抗体初筛试验通常需要在经过鉴定并取得资格的 HIV 抗体初筛实验室和/或确认实验室进行,HIV 抗体的确认和检测阳性报告必须由取得资格的确认实验室进行。我国的判定标准如下。①HIV 抗体阳性:至少出现 2 条包膜蛋白带(gp41/gp120/gp160)或出现 1 条包膜蛋白带和 1 条 p24 带;②HIV抗体阴性:无 HIV 特异性条带出现;③HIV 抗体可疑:出现 HIV 特异性条带,但带型不足以确认阳性者。

(3)淋巴细胞的检测:AIDS 患者淋巴细胞总数减少,常$<1.5\times10^9/L$;$CD4^+T$ 细胞数绝对值下降,$<0.5\times10^9/L$ 易发生机会感染,$<0.2\times10^9/L$ 则发生典型 AIDS;CD/CD8 比值下降,常<0.5,比值越低,细胞免疫功能受损越严重。

3.其他检测

其他检测主要是指不直接针对病原体 HIV,但与其感染及 AIDS 病情进展相关的非特异性检测项目,如其他相关微生物检查、Ig 检测、T 细胞增生反应、皮肤迟发型超敏反应、红细胞计数、血沉等。

第三节　自身免疫性疾病与免疫检验

一、自身免疫性疾病发生的相关因素

大部分自身免疫病的发病原因和发病机制尚不清楚。但无论何种原因使机体产生了针对自身抗原的自身抗体和/或自身反应性 T 细胞,都可以通过各种途径导致免疫炎症,使机体发生组织损伤或器官功能障碍,表现出相应的临床症状。

(一)自身抗原因素

1.隐蔽抗原的释放

隐蔽抗原是指在解剖位置上体内某些与免疫系统在解剖位置上隔绝的组织成分,如精子、眼内容物、脑等。正常情况下,其终身不与免疫系统接触,机体对这些组织、细胞的抗原成分无免疫耐受性。在手术、外伤、感染等情况下,隐蔽抗原得以释放,与免疫活性细胞接触进而诱导相应的自身免疫应答,导致自身免疫病的发生。例如,因眼外伤使眼晶状体蛋白和眼葡萄膜色素隔离抗原释放,刺激机体产生特异性的 CTL,CTL 可对健侧眼睛的细胞发动攻击,引发交感性眼炎。临床上常见的还有甲状腺球蛋白抗原释放后,可引起桥本甲状腺炎;精子抗原释放可引起男性不育;脑脊髓和神经髓鞘蛋白抗原释放可引起脱髓鞘脑脊髓炎和外周神经炎等。

2.自身抗原的改变

生物因素(如细菌、病毒、寄生虫等)、物理因素(如冷、热、电离辐射等)、化学因素(如药物等)均可影响自身细胞抗原的性质,诱导自身免疫应答,导致自身免疫病。如多种药物可改变血细胞的抗原性引起自身免疫性溶血性贫血和血小板减少性紫癜等;变性的自身 IgG 可刺激机体产生抗变性 IgG 的自身抗体,这类抗体又称为类风湿因子(rheumatoid factor,RF)。RF 与变性 IgG 结合形成的免疫复合物可导致类风湿关节炎。

3.共同抗原的存在

感染是诱发自身免疫的重要因素。某些病原微生物具有与宿主正常细胞或细胞外基质相似的抗原表位,宿主针对该病原微生物产生的免疫效应产物能与其共同抗原发生交叉反应,引起炎症和组织破坏,导致自身免疫病。如 A 群溶血性链球菌与人的。肾小球基底膜或心肌组织具有共同抗原表位,因此链球菌感染后容易发生肾小球肾炎或心肌炎;大肠埃希菌和结肠黏膜具有共同抗原表位,可以引发溃疡性结肠炎。

4.表位扩展

一个抗原分子可存在有优势表位和隐蔽表位。正常情况下,优势表位是众多表位中首先激发免疫应答的表位,隐蔽表位并不引起免疫应答。在异常情况时,免疫系统在针对一个优势表位发生免疫应答后,可能对隐蔽表位相继引发免疫应答,此种现象称为表位扩展。随着疾病的进程,机体的免疫系统不断扩大所识别自身抗原表位的范围,因而使自身抗原不断受到新的免疫攻击,使疾病迁延不愈并不断加重。表位扩展与类风湿关节炎、系统性红斑狼疮、多发性硬化症、胰岛素依赖性糖尿病的发病相关。

(二)免疫调节机制紊乱因素

1.多克隆刺激剂的旁路活化

在某些情况下,机体对自身抗原的免疫耐受是由于 T 淋巴细胞对这些自身抗原处于耐受状态所致,B 细胞仍然保持着对自身抗原的免疫应答性。多克隆刺激剂(如细菌内毒素等)和超抗原(金黄色葡萄球菌外毒素 TSST-1、肠毒素 SEA 等)可直接激活处于耐受状态的 T 细胞,辅助刺激自身反应性B细胞活化产生自身抗体,引发自身免疫病(图 4-1)。

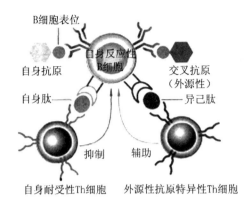

图 4-1　Th 细胞旁路激活 B 细胞

2.Th$_1$ 和 Th$_2$ 细胞的功能失衡

不同的病原微生物感染或组织损伤等因素所产生的炎症反应,能通过分泌细胞因子而影响 Th$_0$ 细胞向 Th$_1$ 或 Th$_2$ 细胞分化。Th$_1$ 和 Th$_2$ 细胞的比例失调和功能失衡与自身免疫病的发生相关。Th$_1$ 细胞功能亢进,可促进某些器官特异性自身免疫病的发生,如胰岛素依赖性糖尿病。Th$_2$ 细胞的功能亢进,可促进抗体介导的全身性自身免疫病的发生,如系统性红斑狼疮。

3.MHC-Ⅱ类抗原的表达异常

在正常情况下,大多数组织、细胞仅表达 MHC-Ⅰ类抗原,而不表达 MHC-Ⅱ类抗原。在某些因素(如 IFN-1)作用下,组织细胞表面可异常表达 MHC-Ⅱ类抗原,从而可能将自身抗原提呈给 Th 细胞,启动自身免疫应答,导致自身免疫病。已发现原发性胆汁性肝硬化的胆管上皮和糖尿病的胰岛 B 细胞表面均表达 MHC-Ⅱ类抗原。

4.自身反应性淋巴细胞逃避"克隆丢失"

自身反应性淋巴细胞在胸腺(或骨髓)内的分化成熟过程中,通过识别基质细胞所提呈的自身抗原肽-MHC 分子而发生凋亡,此即阴性选择。由于胸腺(或骨髓)功能障碍或微环境发生改变,某些自身反应性淋巴细胞可能逃避阴性选择,该克隆细胞进入外周血即可对相应自身抗原产生应答,引发自身免疫病。

5.淋巴细胞的突变

由于理化因素、生物因素或某些原发因素的影响,可能导致淋巴细胞突变,其抗原识别能力异常,对自身抗原产生免疫应答,从而引发自身免疫病。

6.Fas/FasL 表达的异常

Fas 属 TNFR/NGFR 家族成员,又称 CD95,普遍表达于多种细胞包括淋巴细胞表面。其配体 FasL 通常出现于活化的 T 细胞,如 CTL 和 NK 细胞膜上,又可以分泌脱落至细胞外。无论是膜结合型或游离型的 Fas L,与细胞膜上的 Fas 结合后均可诱导细胞凋亡。Fas(CD95)/FasL(CD95 配体)基因缺陷的患者,因为激活诱导的自身应答性淋巴细胞的凋亡机制受损,易发生多种自身免疫病。凋亡调节蛋白的过度表达,也与自身免疫病的发生相关。正常胰岛细胞不表达 Fas,在胰岛素依赖型糖尿病发病的过程中,局部 APC 和 CTL 相互作用所产生的 IL-1β 和 NO 可选择性地使 β 细胞表达 Fas,激活的 CTL 表达 FasL,进而通过细胞间的相互作用或释放可溶性 FasL 使表达 Fas 的 β 细胞遭到破坏。多发性硬化症、桥本甲状腺炎等多种自身免疫病的发生也与 Fas/FasL 表达异常有关。

(三)生理因素

1.自身免疫病发病率随年龄的增长而升高

临床上,老年人自身抗体的检出率较高,可能是老年人胸腺功能低下或衰老导致免疫系统功能紊乱的缘故所致。

2.某些自身免疫病与性别有关

某些自身免疫病好发于女性,如类风湿关节炎的患者中女性与男性之比为 4:1。女性发生系统性红斑狼疮和多发性硬化症的可能性比男性大 10~20 倍。有些自身免疫病好发于男性,如患强直性脊柱炎的男性约为女性的 3 倍。

3.某些自身免疫病与性激素变化有关

系统性红斑狼疮患者的雌激素水平普遍升高。实验显示,给系统性红斑狼疮小鼠应用雌激素可加重其病程。

(四)遗传因素

许多自身免疫病的发生与个体的 MHC 基因型有关。不同型的 MHC 分子结合提呈抗原的能力不同。有些个体的 MHC 分子适合呈递某些自身成分的抗原肽,因此易患某些自身免疫病。例如,携带 *HLA-DR*3 的个体易患系统性红斑狼疮、重症肌无力、胰岛素依赖性糖尿病;*HLA-DR*4 与类风湿关节炎有关;强直性脊柱炎患者中 90%以上为 *HLA-B*27 阳性。

二、自身免疫性疾病的免疫损伤机制

引起自身免疫病的原因和机制是多种多样的,自身免疫病实际上是由自身抗体、自身反应性 T 淋巴细胞,或二者共同引起的针对自身抗原的超敏反应性疾病。其自身组织损伤的机制类似于Ⅱ型、Ⅲ型、Ⅳ型超敏反应。针对自身抗原引起的免疫应答,可通过一种或几种方式共同作用导致免疫损伤,继而引发自身性免疫病。

(一)自身抗体引起的免疫损伤

在这种自身免疫病的发生过程中,由针对自身细胞表面或细胞外基质抗原物质的 IgG 类和 IgM 类自身抗体启动细胞和组织的损伤。

1.抗细胞表面抗原的自身抗体引起的免疫损伤

自身抗体直接与靶抗原结合,通过激活补体、吸引中性粒细胞和单核细胞、促进吞噬作用及局部释放炎症介质等,导致细胞和组织损伤。如某些药物可吸附在红细胞、血小板或中性粒细胞等血细胞的表面并改变细胞的抗原性,进而刺激机体产生抗红细胞、血小板或中性粒细胞等血细胞的自身抗体,自身抗体与血细胞结合并激活补体系统,可直接导致靶细胞的裂解。临床常见的有药物引起的溶血性贫血、自身免疫性血小板减少性紫癜、中性粒细胞减少症等疾病。

2.抗细胞表面受体的自身抗体引起的细胞和组织功能障碍

自身抗体与细胞表面特异性受体结合后,可通过以下机制导致该受体功能障碍。

(1)模拟配体作用:自身抗体与受体结合,模拟其配体的作用,刺激靶细胞功能亢进。如 Graves 病患者血清中存在针对促甲状腺激素受体(thyroid stimulating hormone rceptor, TSHR)的自身 IgG 类抗体,此抗体与 TSHR 结合,可模拟促甲状腺激素的作用,刺激甲状腺细胞分泌过量甲状腺激素,导致甲状腺功能亢进;某些低血糖症患者体内产生抗胰岛素受体(激动剂样)的自身抗体,此类抗体与胰岛素受体结合,可发挥类似于胰岛素样的效应,引起低血糖症。

(2)竞争性阻断效应:自身抗体与受体结合,可阻断天然配体与受体结合,或改变受体结构,从而抑制受体功能。如某些胰岛素耐受性糖尿病患者体内产生抗胰岛素受体(拮抗剂样)的自身抗体,此类抗体可竞争性抑制胰岛素与受体结合,引发糖尿病。

(3)介导受体内化与降解:自身抗体与受体结合后,介导受体内化并降解,或通过激活补体系统而引发细胞损伤。如重症肌无力患者体内存在抗神经-肌肉接头部位乙酰胆碱受体的自身抗体,该抗体可竞争性抑制乙酰胆碱与受体结合,并促使乙酰胆碱受体内化、降解,从而降低骨骼肌细胞对运动神经元所释放乙酰胆碱的反应性,出现以骨骼肌无力为特征的临床表现。

(二)免疫复合物引起的免疫损伤

可溶性自身抗原与相应抗体结合可形成循环免疫复合物,随血流抵达某些组织部位并沉积下来,激活补体,促进炎性细胞浸润,造成组织损伤,干扰相应器官的正常生理功能,此类疾病属于Ⅲ型超敏反应引起的自身免疫病。系统性红斑狼疮乃为此类疾病的代表,患者体内持续产生针对自身细胞核抗原的自身IgG类抗体,形成大量循环免疫复合物,沉积在肾小球、关节、皮肤及其他器官的毛细血管,进而引起肾小球肾炎、关节炎、皮肤红斑及多部位脉管炎等多器官、多系统病变,最终导致广泛而严重的小血管炎性损伤。其他的免疫损伤机制也可参与系统性红斑狼疮的发病。

(三)自身反应性 T 细胞引起的免疫损伤

自身反应性 T 细胞在多种自身免疫病(尤其是器官特异性自身免疫病)的免疫损伤中起重要作用。$CD8^+$ CTL 和 $CD4^+$ Th_1 细胞均可介导自身组织、细胞损伤,其机制为Ⅳ型超敏反应,主要引起淋巴细胞和单核细胞浸润为主的炎性病变。在胰岛素依赖性糖尿病发病中,$CD8^+$ 和 $C1M^+$ T 细胞浸润胰岛组织,CTL特异性杀伤胰岛 B 细胞,Th_1 细胞产生细胞因子引起炎症反应损伤胰岛细胞,致使胰岛素的分泌严重不足。在实验性自身免疫性脑脊髓炎(experimental auto-immune encephalomyelitis,EAE)发病中,髓鞘碱性蛋白(myelin basic protein,MBP)特异性 Th_1 细胞介导中枢神经系统损害,过继转移 MBP 特异性 Th_1 细胞克隆给正常动物,可成功诱发 EAE。此外,自身反应性T细胞在慢性淋巴细胞性甲状腺炎、恶性贫血及自身免疫性心肌炎等自身免疫病的发病中也起重要作用。

三、常见的自身免疫性疾病

自身免疫病种类繁杂,各种不同的自身免疫病所累及的器官、组织和部位也不尽相同。

(一)系统性红斑狼疮

系统性红斑狼疮(systemic lupus erythematosus,SLE)是最常殃及年轻妇女的多系统疾病。多发生在 20～30 岁的女性,男女的发病比例约为 1∶10。疾病的严重性往往随病程呈复发与缓解交替起伏,该病高死亡率主要由肾病引起,治疗原则主要是延长存活期。

SLE病因不清,发病机制复杂,但是患者体内存在有多种抗核抗体,如抗核抗体、抗 DNA 抗体、抗 Sm 抗体等,也可产生抗红细胞、血小板、白细胞和凝血因子等自体抗体。这些自身抗体和抗原形成的大量免病复合物,可沉积在皮肤、肾小球、关节、脑或其他部位的血管基底膜,激活补体及抗体依赖性细胞介导性细胞毒性,造成组织、细胞免疫损伤,引起肾小球肾炎、关节炎、皮肤红斑等多种脏器损害。被损伤的细胞释放的核抗原又刺激 B 细胞产生更多的自身抗体,进一步加重病理损伤。不同的自身抗体致病机制各异,但多数尚待阐明。

SLE 依据美国风湿病学会 1997 年制定的分类标准进行诊断,诊断标准有 11 项:①抗核抗体阳性。②面颊红斑。③盘状红斑。④光过敏。⑤口鼻溃疡。⑥非侵蚀性关节炎。⑦胸膜炎或心包炎。⑧肾小球肾炎。⑨神经、精神病变。⑩血细胞减少。⑪其他 SLE 血清学特征性自身抗体(抗 Sm、抗 dsDNA、抗心磷脂、狼疮抗凝物、RPR 假阳性)。满足 4 项可诊断为 SLE,其中两项标准是血清学指标:抗核抗体阳性和检测到 SLE 特征性自身抗体。

(二)类风湿关节炎

类风湿关节炎(rheumatic arthritis,RA)是一种以关节组织慢性炎症病变为主要表现的全身性疾病,呈世界性分布,男女患者比例为 1:3,任何年龄均可发病,但高发期在 40 多岁。其发病机制是患者体内 IgG 分子发生了变性,从而刺激机体产生抗变性 IgG 的自身抗体。这种自身抗体以 IgM 为主,也可以是 IgG 或 IgA 类抗体,临床称之为类风湿因子(rheumatoid factor,RF)。RF 与自身变性 IgG 结合形成的免疫复合物,沉积于关节滑膜,引起类风湿关节炎。RA 病程与 SLE 相似,可时缓时重甚至痊愈,但是炎症常持续加重。RA 的病变主要发生在手与足的对称性小关节,晚期常导致进行性关节破坏、变形。患者除关节疼痛和活动障碍,还常产生系统性病症,如皮下结节、贫血、胸膜炎、心包炎、间质性肺炎、血管炎等。

美国风湿病学会 1987 年的 RA 分类诊断标准有 7 项:①关节晨僵。②至少 3 个关节部位有关节炎。③手关节性关节炎。④对称性关节炎。⑤类风湿结节。⑥血清类风湿因子含量增高。⑦关节放射性改变。标准①~④至少持续 6 周,至少符合 4 个标准可诊断为 RA。类风湿因子虽然作为 RA 诊断标准之一,在 RA 患者中检出阳性率和滴度高,但是它不是特异性指标。

(三)Graves 病

Graves 病是一种病因未明的自身免疫病,患者血清中出现针对促甲状腺激素受体(thyroid stimulating hormone receptor,TSHR)的抗体,它与 TSHR 结合能持续刺激甲状腺细胞分泌过量的甲状腺素,从而引发患者出现甲状腺功能亢进。由于它的效应与促甲状腺激素(thyroid stimulating hormone,TSH)相似,但作用时间较长,故又称为长效甲状腺刺激抗体(long-activating thyroid-stimu-lating antibody,LATSA),属于 IgG 类抗体。LATSA 还可通过胎盘转移导致新生儿甲状腺功能亢进,但此症状可随来自母亲的 IgG 抗体水平下降而逐渐消失。此类抗体结合 TSHR 的部位及其作用机制均与 TSH 相同,即激活 TSHR 的腺苷酸环化酶,使胞内 cAMP 水平上升,从而导致甲状腺素合成和分泌增加。LATSA 与多种组织细胞(如脂肪细胞)存在明显交叉反应,可使眼眶内脂肪细胞增生而致突眼症状。此外,也有人从甲状腺组织中检出 IgM 和 IgE 类自身抗体,提示本病可能还涉及其他体液免疫应答机制。

Graves 病多发生于 30～40 岁人群,男女比例为 7∶1。LATSA 几乎只存在于 Graves 病患者中,检出阳性率及滴度最高,在其他甲状腺疾病中常为阴性。

(四)血管炎

系统性血管炎是指发生于血管壁及其血管周围的炎症性疾病,可发生于大动脉、小动脉、静脉等血管床,病谱可从急性坏死性血管炎到慢性血管炎,患者多伴有倦怠、发热、体重减轻等症状。累及小血管,多表现为明显紫癜、多神经炎、巩膜外层炎、溶血或镜下血尿;累及中等大小血管,则可导致心脏、肾脏、肠道、肢端甚至脑组织的梗死;累及大血管,可表现为主动脉弓综合征或者是血栓性静脉闭塞。检测抗中性粒细胞胞浆抗体对某些小血管炎有一定诊断价值。

四、RF 检验

RF 是抗变性 IgG 的自身抗体,无种属特异性。它能与人或动物的变性 IgG 结合,而不与正常 IgG 发生凝集反应。RF 主要出现在 RA 患者,70%～90%的血清中和约 60%的滑膜液中可检出 IgG 类 RF,这很可能是自身 IgG 变性所引起的一种自身免疫应答的表现。

RF 有 IgG、IgA、IgM 等多种 Ig 类型,以 IgM 类型多见。检测 RF 的方法很多,目前,最常用的是致敏乳胶凝集试验和免疫比浊法。

(一)胶乳凝集试验

1.原理

该法检验的原理是纯化的人 IgG 加热聚合后与羧化的聚苯乙烯胶乳共价交联制成抗原胶乳,此致敏胶乳颗粒在与待测血清中的 RF 相遇时,于一定时间内发生肉眼可见的凝集。

2.试剂

(1)10 g/L 聚苯乙烯 RF 检验胶乳,可购买成套的商品试剂。

(2)阳性对照血清:可用 WHO RF 参考品,也可收集 RF 阳性血清混合,与参考品溯源后用作对照。

3.操作

(1)定性试验:按试剂盒说明书操作。试剂自冰箱取出后恢复至室温(18～25 ℃);轻轻混匀胶乳试剂,并核对阴性和阳性对照;在反应板孔中依次加 1 滴待测血清和 1 滴胶乳试剂;轻轻摇动混匀,2 分钟后于直射光下观察结果。阴性和阳性对照同上法操作。

(2)半定量实验:定性试验阳性时,将待测血清 100 μL 在反应板孔中用 100 μL 8.5 g/L NaCl 连续进行倍比稀释(1∶16～1∶2),各稀释度血清 20 μL 加胶乳试剂 20 μL,混匀,2 分钟后观察结果。

4.结果判定

2 分钟出现肉眼可见凝集者为阳性(≥20 U/mL),无凝集者为阴性(<20 U/mL)。半定量试验1∶2 稀释血清出现凝集者为 40 U/mL;1∶4 稀释血清出现凝集者为 80 U/mL;1∶8 稀释血清出现凝集者为 160 U/mL;1∶16 稀释血清出现凝集者为 320 U/mL。

(二)免疫比浊法

1.原理

反应试剂中有一定浓度的变性 IgG(人、兔或羊 IgG)加入含 RF 的待测血清后,RF 与试剂中变性 IgG 结合,形成变性 IgG 抗变性 IgG 自身抗体(RF)免疫复合物,引起溶液中浊度变化。用透射比浊或散射比浊法即可检验出检样中 RF 的浓度。

2.试剂

购买与仪器配套的商品试剂。

3.操作

按仪器与试剂盒说明书操作。

4.计算

用 RF 标准品制备校正曲线,待测血清中 RF 浓度可根据校正曲线得出。通常由仪器自动打印报告。

5.参考值

正常人血清 RF<20 U/mL。

RF 在 RA 患者中的检出率很高,RF 阳性支持早期 RA 的倾向性诊断,如对年轻女性应进行 RA 和风湿热间的鉴别;而对非活动期 RA 的诊断,需参考病史。但 RF 也像 ANA 一样,并不是 RA 独有的特异性抗体。在 SLE 患者均有 50%RF 阳性,在其他结缔组织病如干燥综合征、硬皮病、慢性活动性肝炎及老年人中均可有不同程度的阳性率。

五、抗 ENA 抗体检验

抗 ENA 抗体是指对核内可提取性核抗原(extractable nuclear antigen, ENA)的自身抗体。ENA 是用等渗盐溶液或磷酸盐缓冲液从细胞核碎片提取的可溶性核蛋白。ENA 抗原中主要包括 nRNP、Sm、SS-A(天然 SS-A 和 Ro-52)、SS-B、Scl-70、PM-Scl、Jo-1、CENP B、PCNA、dsDNA、核小体、组蛋白、核糖体P 蛋白和 AMA M2 等抗原,这些抗原除有各自的抗原特异性外,尚可因与蛋白质组成后的分子量大小各不相同而在电泳后被分成不同分子量的条带。不同的自身免疫性疾病可产生不同的抗 ENA 抗体,不同特性的抗 ENA 抗体在各种自身免疫性疾病中的阳性率有明显差异,有些有很高的特异性。对其进一步检测,在协助诊断和鉴别诊断自身免疫性疾病方面具有重要的临床意义。

(一)检验原理

用于体外定性检测血清或血浆中的人抗 nRNP、Sm、SS-A(天然 SS-A 和 Ro-52)、SS-B、Scl-70、PM-Scl、Jo-1、CENP B、PCNA、dsDNA、核小体、组蛋白、核糖体 P 蛋白和 AMA M2 14 种不同抗原 IgG 类抗体。实验膜条上平行包被了这些高度纯化的抗原。在第一次温育时,已稀释的血清与实验膜条反应。如果标本阳性,特异性的 IgG(也包括 IgA 和 IgM)与相应抗原结合。为检测已结合的抗体,加入酶标抗人 IgG(酶结合物)进行第二次温育,然后加入酶底物,以产生可观察的颜色反应。

(二)操作

1.预处理

从包装中取出所需数目的实验膜条放入空温育槽中,膜条上有编号的一面朝上。每槽中加 1.5 mL 标本缓冲液,于室温(18～25 ℃)在摇摆摇床上温育5 分钟。之后吸去槽内液体。

2.血清温育

在温育槽中分别加入 1.5 mL(1∶101)已稀释血清。于室温(18～25 ℃)在摇摆摇床上温育30分钟。

3.清洗

吸去槽内液体,在摇摆摇床上用 1.5 mL 清洗缓冲液清洗膜条 3 次,每次5分钟。

4.酶结合物温育

在温育槽中加入 1.5 mL 已稀释的酶结合物(碱性磷酸酶标记的羊抗人 IgG),于室温(18～25 ℃)在摇摆摇床上温育 30 分钟。

5.清洗

吸去槽内液体,在摇摆摇床上用 1.5 mL 清洗缓冲液清洗膜条 3 次,每次5分钟。

6.底物温育

在温育槽中分别加入 1.5 mL 底物液,于摇摆摇床上室温(18～25 ℃)温育 10 分钟。

7.终止反应

吸去槽内液体,用蒸馏水清洗膜条 3 次,每次 1 分钟。

8.结果判断

将检测膜条放置在结果判定模板中,风干后判断结果。

(三)实验结果的解释

(1)将已温育的湿的实验膜条置于结果判定模板中的塑料膜上,并与标志对齐。用吸水纸小心吸去水分(完全干后,膜条将黏附于塑料膜上)。将干的实验膜条上出现的与参照膜条上的标志相对应的清晰可见的条带记录在结果判定模板上,在相应抗原的位置出现白色条带为阴性。

(2)如果用软件自动判断结果,需将实验膜条放置在一张特殊的工作单上。实验膜条如需长期保存,可用黏性塑料膜密封。

(3)检测膜条上有一条质控带,如果质控带出现强的颜色反应说明实验操作正确。如果质控带没有出现颜色反应,则表明实验操作不当,应重新检测。

(4)实验膜条上包被的抗原及其排列,印迹法实验膜条上包被有以下抗原。

1)nRNP/Sm:小牛和兔胸腺提取物,经亲和层析纯化的天然 U1-nRNP。

2)Sm:牛脾脏和胸腺提取物,经亲和层析纯化的天然 Sm。

3)SS-A:牛脾脏和胸腺提取物,经亲和层析纯化的天然 SS-A。

4)Ro-52:重组的 Ro-52(分子量为52),相应的人 cDNA 用杆状病毒系统在昆虫细胞中表达。

5)SS-B:小牛和兔胸腺提取物,经亲和层析纯化的天然 SS-B。

6)Scl-70：牛和兔胸腺提取物，经亲和层析纯化的天然 Scl-70(DNA 拓扑异构酶1)。

7)PM-Scl：重组抗原，相应的人 cDNA 用杆状病毒系统在昆虫细胞中表达。

8)Jo-1：小牛和兔胸腺提取物，经亲和层析纯化的天然 Jo-1(组氨酰-tRNA 合成酶)。

9)CENP B：重组的着丝点蛋白 B，相应的人 cDNA 用杆状病毒系统在昆虫细胞中表达。

10)PCNA：重组的 PCNA(分子量为 36)，相应的人 cDNA 用杆状病毒系统在昆虫细胞中表达。

11)dsDNA：从鲑鱼睾丸提取物中高度纯化的天然双链 DNA。

12)核小体：从牛胸腺提取物中纯化的天然核小体。

13)组蛋白：从牛胸腺提取物中纯化的各种类型组蛋白的混合物。

14)核糖体 P 蛋白：小牛和兔胸腺提取物，用亲和层析纯化的天然核糖体P 蛋白。

15)AMA M2：从猪心脏提取物中纯化的天然 M2 抗原(丙酮酸脱氢酶复合物)。

(5)根据抗原带着色的深浅，可将结果分为阴性、临界阳性和阳性(表 4-5)。

表 4-5 实验结果

抗原带着色的深浅	结果
无色	阴性
着色非常弱	临界阳性
着色中到较强	阳性
着色与质控带强度相同	强阳性

(6)用印迹法检测抗核抗体时，应同时进行间接免疫荧光法实验。这样一方面可确保结果的可靠性，排除假阳性反应；另一方面，基于 HEp-2 细胞(特别是与灵长类肝冷冻组织切片的联合生物薄片)的间接免疫荧光法可检测的抗核抗体的范围非常广，而印迹法实验膜条上的抗原种类非常有限，只能检测有限的抗体。

(四)抗原组成

(1)nRNP 和 Sm 抗原属于一组由富含尿嘧啶核苷酸的低分子量 RNA(U-RNA)与不同蛋白质(分子量为 9～70)组成的小核糖核酸蛋白(snRNP)。根据色谱分析的结果将 RNA 组分命名为 U1~U6。除 RNA 外,U-nRNP 还含有 6 种不同的核心蛋白(B,B',D,E,F,G)。另外,U1-nRNP 还含有颗粒特异性蛋白(70K,A,C),抗 U1-nRNP 抗体的靶抗原是 1 种或多种颗粒特异性蛋白(70K,A 或 C)。而抗 Sm 抗体的靶抗原为 1 种或多种核心蛋白。U-nRNP 分子参与 pre-mRNA(信使 RNA 前体)的剪切:切掉 mRNA 的非编码序列(内含子),插入 mRNA 的编码序列(外显子),以形成 mRNA。

(2)天然的 SS-A 抗原是一种 snRNP,由一个 RNA 分子(Y1、Y2、Y3、Y4 或 Y5 RNA,80~112 个碱基)和一个分子量为 60 蛋白分子组成。欧蒙印迹法实验膜条上的 SS-A 抗原带为天然的 SS-A。另外一种分子量为 52 蛋白(Ro-52)也与 SS-A/Ro 复合物有关,但该蛋白是否是 SS-A/Ro 复合物的成分还存在争议。

(3)由于抗 Ro-52 抗体可在各种自身免疫性疾病中出现,因而单独的抗 Ro-52 抗体阳性不应判断为抗 SS-A 抗体阳性或作为 SLE 及干燥综合征的特异性指标。

(4)SS-B 抗原是一种分子量为 48 的磷蛋白,在细胞核中作为 RNA 多聚酶 III 的辅助蛋白。

(5)Scl-70 抗原为 DNA 拓扑异构酶 I,天然抗原的分子量为 100,但最初在免疫印迹中仅发现了分子量为 70 的代谢产物。DNA 拓扑异构酶 I 位于核浆内并且在核仁中浓度极高,参与 DNA 双螺旋的复制和转录。

(6)PM-Scl 抗原是分子量为 20~110 的 11~16 个多肽分子的复合物。主要的靶抗原是分子量分别为 75 和 100 的两种多肽分子,也就是 PM-Scl-75 和 PM-Scl-100。90%~98% 的抗 PM-Scl 抗体具有与 PM-Scl-100 的反应性,而 50%~63% 的抗 PM-Scl 抗体具有与 PM-Scl-75 的反应性。这两种抗原相互独立,彼此之间没有交叉反应。PM-Scl 主要位于核仁,但也可出现在核浆中。该多肽复合物的功能还不完全清楚,怀疑 PM-Scl 参与 5.85 rRNA 和一些 U-snRNAs 的剪切。

(7)Jo-1 是一种分子量为 50 的细胞质磷蛋白,与组氨酰-tRNA 合成酶为同一种物质,它能将胞质中的组氨酸连接到相应的 tRNA 上。

(8)已发现有 4 种不同的蛋白为着丝点抗原:着丝点蛋白 A(分子量为 17)、着丝点蛋白 B(分子量为 80)、着丝点蛋白 C(分子量为 140)和着丝点蛋白 D(分子量为 50)。所有间接免疫荧光法抗着丝点抗体阳性的血清至少具有与着丝点蛋白 B 的反应性。

(9)PCNA 是一种分子量为 36 的增殖细胞核抗原,其表达与细胞周期有关。

有活性的、三聚体形式的 PCNA 为 DNA 多聚酶的辅助因子,参与 DNA 的修复作用。用以 Hep-2 细胞为基质的间接免疫荧光法检测时,抗 PCNA 抗体产生的荧光模型称为细胞周期蛋白 I 型。约半数的间期细胞核呈现明亮的、清晰的细颗粒型荧光,而核仁为阴性,在另一半细胞中可见到相同的荧光模型,但其强度较弱(弱 10 倍左右)。

(10)抗 DNA 抗体可分为 2 种不同类型:抗天然双链 DNA(dsDNA)抗体和抗变性的单链 DNA(ssDNA)抗体。抗双链 DNA 抗体可识别双螺旋的脱氧核糖核酸骨架中的主要表位,因而与双链和单链 DNA 都具有反应性。而抗 ssDNA 抗体只识别双链内部的嘌呤和嘧啶碱基多聚体。

(11)核小体是由组蛋白(H1、H2A、H2B、H3 和 H4)和 dsDNA 组成的染色体的功能亚单位。H3-H3-H4-H4 四聚体加上其两侧的 H2A-H2B 二聚体形成核小体的中心。组蛋白核心颗粒周围被两圈 DNA 双螺旋(总共 146 对碱基对)环绕。核小体呈串珠状排列,连接 DNA 与连接体中的组蛋白 H1 有关。

(12)组蛋白是 DNA 相关蛋白(11.2~21.5),它们的功能是稳定 DNA 双螺旋结构,还可能参与基因调节机制。有 5 种不同类型的组蛋白:H1、H2A、H2B、H3 和 H4。组蛋白与 DNA 形成高度有序的核小体有关。

(13)核糖体 P 蛋白由核糖体 60S 亚单位的 3 种蛋白组成,这些蛋白分别叫作 P0(分子量为 38)、P1(分子量为 19)和 P2(分子量为 17)。主要的抗原性表位位于羧基端,所有 3 种蛋白均含有相同的 17 个氨基酸序列。

(14)M_2 抗原系统是位于线粒体内膜的 3 种相关的多酶复合物,这些酶催化丙酮酸、2-酮戊二酸和2-含氧酸支链的氧化脱羧,目前已知的抗 M_2 抗体的靶抗原有 6 种蛋白:丙酮酸脱氢酶复合物的E2(分子量为 74)、蛋白 X(分子量为 55)、E1α 亚单位(分子量为 51)和 E1β 亚单位(分子量为 36)以及 2-含氧酸脱氢酶复合物支链的 E2(分子量为 51)和 2-酮戊二酸脱氢酶复合物的 E2(分子量为 51)。酶 E2 负责将乙酰基团转移给辅酶 A,蛋白 X 是丙酮酸脱氢酶复合物的亚单位,功能还不清楚。

(五)适应证

夏普综合征,SLE,干燥综合征,进行性系统性硬化症,多肌炎/皮肌炎,重叠综合征,局限型进行性系统性硬化症(CREST 综合征),原发性胆汁性肝硬化。

(六)临床意义

(1)高滴度的抗 U1-nRNP 抗体是混合性结缔组织病(夏普综合征)的标志,阳性率为95%～100%,抗体滴度与疾病活动性相关。在 30%～40% 的 SLE 患者中也可检出抗U1-nRNP抗体,但几乎总伴有抗 Sm 抗体。

(2)抗 Sm 抗体是 SLE 的特异性标志,与抗 dsDNA 抗体一起,是 SLE 的诊断指标,但阳性率仅为 5%～10%。

(3)抗 SS-A 抗体与各类自身免疫性疾病相关,最常见于干燥综合征(40%～80%)、也见于 SLE(30%～40%)和原发性胆汁性肝硬化(20%)中,偶见于慢性活动性肝炎。此外,在 100% 的新生儿红斑狼疮中可出现抗 SS-A 抗体。该抗体可经胎盘传给胎儿引起炎症反应和新生儿先天性心脏传导阻滞。

(4)抗 SS-B 抗体几乎仅见于干燥综合征(40%～80%)和 SLE(10%～20%)的女性患者中,男女比例为 29:1。在干燥综合征中抗 SS-A 抗体和抗 SS-B 抗体常同时出现。

(5)抗 Scl-70 抗体见于 25%～75% 的进行性系统性硬化症(弥散型)患者中,因实验方法和疾病活动性而异(Scl 为硬化症)。在局限型硬化症中不出现。

(6)1977 年,Wolfe 及其同事首先在多肌炎患者中描述了抗 PM-Scl 抗体,并把该抗体叫做抗 PM 抗体。在 1984 年,Reichlin 与其同事经过研究,发现了抗 PM-1 抗体的更准确的特征和命名(抗 PM-Scl 抗体)。在 50%～70%的所谓的重叠综合征患者中可检出这些抗体,在这些患者中可合并出现多肌炎(PM)、皮肌炎(DM)和进行性系统性硬化症。抗 PM-Scl 抗体在进行性系统性硬化症(弥散型)中的阳性率为 3%,在多肌炎和皮肌炎中的阳性率为 8%。

(7)抗 Jo-1 抗体见于多肌炎,阳性率为 25%～35%。常与合并肺间质纤维化相关。

(8)抗着丝点抗体与局限型进行性系统性硬化症(CREST 综合征:钙质沉着、Raynaud 病、食管功能障碍、指硬皮病、远端血管扩张)有关,阳性率为70%～90%。

(9)抗 PCNA 抗体对 SLE 具有很高的特异性,但其阳性率仅为 3%。

(10)抗 dsDNA 抗体对 SLE 具有很高的特异性。除抗 Sm 抗体外,抗 dsDNA 抗体也可作为该病的一个血清学指标,阳性率为 40%～90%。

(11)在 SLE 患者血清中可检出抗核小体抗体,但是,由于用传统的核小体制品进行检测时,高达70%的硬皮病患者血清也呈现阳性,使得抗核小体抗体作为SLE的特异性诊断指标这一应用价值受到了很大限制。欧蒙印迹法中用一种由欧蒙实验室拥有的专利技术制备的新的核小体制品作为抗原基质,这种改良的核小体制品纯度高,经电泳证实只含有核小体单体,不含H1、Scl-70、其他非组蛋白和残留的染色质DNA成分。用该试剂进行检测时,抗核小体抗体对SLE的特异性几乎为100%,与健康献血员或硬化症、干燥综合征和多肌炎患者血清不反应。

(12)抗一种或几种组蛋白抗体或抗H2A-H2B复合物抗体在药物(普鲁卡因胺、肼酞嗪以及其他药物)诱导的红斑狼疮中比较常见(阳性率为95%)。另外,在30%~70%的SLE和15%~50%的RA患者中也可检出抗组蛋白抗体。

(13)抗核糖体P蛋白抗体是SLE的特异性标志。在欧蒙的一个多中心研究中检测了360份SLE、79份其他胶原病(进行性系统性硬化症、干燥综合征、皮肌炎/多肌炎、夏普综合征)和206份健康献血员血清中的抗核糖体P蛋白抗体(ARPA)。360份SLE患者血清中,有34份ARPA阳性(9.4%),24份夏普综合征患者血清中,有3份ARPA阳性(12.5%),其中两份同时还有抗dsDNA抗体阳性(SLE的血清学标志)。在进行性系统性硬化症、干燥综合征或皮肌炎/多肌炎和健康献血员血清中均未检出ARPA。SLE的活动性与ARPA的滴度不具有相关性,对于有中枢神经系统症状、肾炎或肝炎的SLE患者,ARPA的阳性率与整个SLE人群基本相同。在其他有SLE症状的患者中也可检出ARPA,可是,在精神病患者中,ARPA的阳性率稍高一些,但这种差异还没有统计学意义。

(14)高滴度的抗M_2抗体是原发性胆汁性肝硬化的标志,丙酮酸脱氢酶复合物的酶E_2和蛋白X为主要的靶抗原。另外,在其他慢性肝脏疾病(30%)和进行性系统性硬化症(7%~25%)中也可检出抗M_2抗体,但主要为低滴度。抗M_2抗体阳性的进行性系统性硬化症患者,很可能临床重叠有原发性胆汁性肝硬化。

六、抗双链DNA抗体检验

抗DNA抗体包括抗单链DNA抗体和抗双链DNA抗体。前者的靶抗原为变性的单链DNA结构,而后者则是针对天然双链DNA结构(nDNA)的抗体。抗DNA抗体检测主要是对抗双链DNA抗体的检测。它是诊断SLE的特异性指标。强阳性抗 DNA 抗体几乎仅见于 SLE 患者,且与 SLE 患者病情变化密切相关。活动期的阳性率一般在 90% 以上,而在非活动期的阳性率一般在 10% 以下。此外,在狼疮肾炎恶化时抗 DNA 抗体上升,病情缓解时抗 DNA 抗体也随之下降,因此,抗 DNA 抗体检测对 SLE 等疾病的诊断治疗及病情观察都有重要意义。

(一)检测方法

间接免疫荧光法。原理:用稀释后的血清样本加入包被有以绿蝇短膜虫为基质的反应孔时,血清样本中的抗天然 DNA(nDNA)抗体可与虫体中动基体内的天然 DNA 抗原结构相结合。经过清洗后,在反应孔中加入荧光素标记的抗人球蛋白抗体(二抗)。洗去未结合的二抗后,将反应玻片置于荧光显微镜下观察,并根据虫体中动基体的荧光表现判断阴阳性结果。

(二)结果判断

结果判读时,应在 400× 放大倍数下仔细观察多个视野。动基体结构往往位于细胞核与尾部鞭毛基体之间,而且通常偏向于细胞膜一侧,甚至突出于虫体。

1.阳性结果

当观察到虫体结构中的动基体出现均匀的圆点荧光时,结果可判为阳性。某些血清样本可同时引起细胞核与动基体的同时阳性,此时结果仍可判为阳性。

2.阴性结果

当观察到虫体结构中的动基体无荧光表现时,结果可判断为阴性。此时即使细胞核以及鞭毛基体阳性,结果也仍判为阴性。

(三)临床意义

抗 nDNA 抗体对于 SLE 具有高度的疾病特异性。间接免疫荧光法 ANA 检测方法中所采用的 Hep-2 细胞并非抗 nDNA 抗体的最佳检测基质,此时除抗 nDNA 抗体之外,抗单链 DNA 抗体、抗组蛋白抗体和抗核小体抗体等均可能在 Hep-2 细胞中表现出相同的均质样荧光表现。此时,需采用基于绿蝇短膜虫为基质的检测方法进行抗 nDNA 抗体的检测实验。

由于绿蝇短膜虫的虫体结构中包含一个由天然 DNA 组成的特殊结构——动基体,因此基于绿蝇短膜虫为基质的间接免疫荧光法是检测抗 nDNA 抗体的有效方法。

第五章 病毒学检验

第一节 流行性感冒病毒检验

流行性感冒病毒简称流感病毒,属正黏病毒科,是引起人和动物流行性感冒的病原体,1933 年由 Smith 等首先从雪貂中分离出并确定为流感的病原体。由于抗原极易发生变异从而逃避人群中已存在的免疫力,故流感病毒曾多次引起世界性的大流行,如 1918—1919 年的流行导致全球至少 2 000 万人死亡。近年来发现某些动物的甲型流感病毒亚型可传染人类。1997 年中国香港地区 1 名儿童因禽流感病毒 H_5N_1 感染而致死,这是全世界首例禽流感病毒感染人类的报道,2003—2009 年,世界多个国家都有不同规模的禽流感流行。2009 年 3 月底,墨西哥、美国几乎同时报道了由一种变异后的 A(H1N1)猪流感病毒新基因型导致人发热性呼吸系统疾病的病例,该毒株包含有猪流感、禽流感和人流感 3 种流感病毒的基因片段,可以在人间传播。WHO 当时将此次流感疫情称为"人感染猪流感",但随着对疫情和病毒性质的深入了解,现命名为"甲型 H1N1 流感"。该病毒传染性强,至 2009 年 7 月,仅 3 个月已涉及全球 100 个国家或地区,累计感染人数超过 13 万人;2009 年 4 月 30 日,我国将其纳入《中华人民共和国传染病防治法》规定的乙类传染病,依照甲类传染病采取预防、控制措施。

一、生物学特性

(一)形态结构

流感病毒以球形最多见,直径 80～120 nm,新分离出的病毒可呈丝状或杆状;病毒核酸与衣壳组成核衣壳,有包膜,包膜表面有刺突。

(二)基因组

流感病毒核酸为分节段的单股负链 RNA,基因组全长约 13 kb。甲型、乙型由 8 个节段、丙型由 7 个节段组成,各节段长度在 890～2 341 个核苷酸不等,节段 1～6 各能编码 1 种蛋白,依次是 RNA 多聚酶(PB2、PB1、PA)、HA、NP、NA;片段 7 编码 M1、M2 这 2 种基质蛋白(matrix protein,MP),片段 8 编码 NS1、NS2 二种非结构蛋白。病毒核酸复制后,不同节段核酸重新装配子代病毒体时容易发生基因重组,导致新病毒株的出现,是流感病毒容易发生变异的重要原因之一。核蛋白(nucleoprotein,NP)为可溶性蛋白,抗原性稳定,具有型的特异性。每个 RNA 节段与 NP 结合构成核糖核蛋白(ribonucleoprotein,RNP),即病毒的核衣壳,呈螺旋对称;RNP 与 RNA 多聚酶一同构成病毒的核心。

流感病毒的包膜由 2 层组成。内层为基质蛋白 M1,它增加了包膜的硬度和厚度,使包膜具有韧性,并可促进病毒装配;M1 抗原性较稳定,也具有型特异性。外层为脂质双层,来源于宿主细胞膜,基质蛋白 M2 嵌于其中形成膜离子通道,利于病毒脱壳和 HA 的产生。包膜上还镶嵌有许多突出于病毒表面呈辐射状的糖蛋白刺突,根据结构和功能的不同分为血凝素(hemagglutinin,HA)和神经氨酸酶(neuraminidase,NA),其数量之比为(4～5)∶1。HA 和 NA 抗原结构极易发生变异,是甲型流感病毒分亚型的主要依据。

1.HA

为由 3 条蛋白单体以非共价键连接而成的三聚体,呈三棱柱状插在包膜上,由病毒基因组片段 4 编码,约占病毒蛋白的 25%。HA 主要有 3 个功能:①凝集红细胞:HA 因能与人和多种脊椎动物(鸡、豚鼠等)红细胞膜上的糖蛋白受体(唾液酸)结合引起红细胞凝集而得名。②吸附宿主细胞:每个 HA 单体的前体(HAO)必须经细胞蛋白酶裂解形成以二硫键连接的 HA1 和 HA2 亚单位后病毒才具有感染性。其中 HA1 是与宿主细胞膜上的唾液酸受体结合的部位,与感染性有关;HA2 具有膜融合活性,能促进病毒包膜与宿主细胞膜融合并释放核衣壳。可见 HA 与病毒吸附和穿入宿主细胞有关。③免疫原性:HA 为保护性抗原,可刺激机体产生相应的抗体,能中和病毒。该抗体能抑制血凝现象,也称为血凝素抑制抗体。

2.NA

由病毒基因组片段 6 编码的糖蛋白四聚体,约占病毒蛋白的 5%。NA 呈蘑菇状:一端呈扁球形,含有酶的活性中心和抗原位点;另一端呈细杆状,镶嵌于包膜的脂质双层中。NA 能水解病毒感染细胞表面受体糖蛋白末端的 N-乙酰神经氨酸,使病毒从细胞膜上解离,有利于成熟病毒的释放和扩散。NA 也具有抗原性,其相应抗体能抑制酶的水解作用,但不能中和病毒。

(三)分型与变异

流感病毒按照核蛋白(NP)和基质蛋白(MP)不同分为甲(A)、乙(B)、丙(C) 3型。甲型流感病毒除了感染人外还可引起禽、猪、马等动物的感染;乙型流感病毒仅感染人且致病性较低;丙型流感病毒只引起人不明显或轻微的上呼吸道感染,很少造成流行。甲型流感病毒 HA 和 NA 抗原性又分为许多亚型。

抗原性持续不断的发生变异是甲型流感病毒的最突出的特点,变异通常发生在 HA 和 NA,二者可同时或单独出现。甲型流感病毒抗原变异幅度的大小直接影响到流感流行的规模。抗原性变异有两种形式,即抗原漂移和抗原转换。

1.抗原漂移

抗原变异幅度小,为量变,NA、HA 氨基酸改变率低于 1%。其原因是病毒基因组发生一系列点突变,使其编码的氨基酸序列发生改变,导致亚型内的变异。抗原漂移使该突变株能逃避人群中已存在的免疫抗体的作用而被选择出来在人群中传播,造成中小规模的流行。

2.抗原转换

抗原变异幅度较大,系质变,NA、HA 氨基酸改变率为 20%~50%,形成一个新的亚型,由于人群对其完全缺乏免疫力,常可导致大规模流行,甚至世界范围内的大流行。目前认为造成抗原转换的主要原因可能有:①突变选择或自然选择,即旧亚型经过一系列突变后经过机体自然筛选形成新的亚型。②动物来源,动物流感病毒发生突变获得对人的致病性,如近年来的人禽流感(H_5N_1)感染就可能属于该类型。③基因重组,由于流感病毒核酸是分节段的,当 2 种不同流感病毒感染同一宿主细胞后,二者的核酸节段发生基因重组形成新的亚型。

(四)培养特性

流感病毒可在鸡胚和培养细胞中增殖,其中最适于在鸡胚中生长。初次分离时接种鸡胚羊膜腔最佳,传代后可接种于尿囊腔。组织培养时一般选用猴肾细胞、狗肾传代细胞。流感病毒在鸡胚和细胞中增殖后不引起明显的细胞病变,可用红细胞凝集试验来判断病毒的感染与增殖。

(五)抵抗力

流感病毒抵抗力较弱,不耐热,56 ℃ 30分钟即被灭活,在室温下很快丧失传染性,0~4 ℃则可存活数周;对干燥、日光、紫外线以及甲醛、乙醇等敏感。

二、致病性

流感多发生于冬季,病毒感染性较强,主要通过飞沫或气溶胶经呼吸道传播,短时间内在人群中突然发生并迅速蔓延,造成不同规模的流行,例如在1918－1968 年的 50 年中共暴发了 4 次甲型流感的世界性大流行,尤其是近几年,流感病毒变异频繁,不断出现大规模的流行。1997 年,中国香港地区及多个国家或地区发生高致病性禽流感病毒感染人类的较大规模的流行,至 2009 年累计达 400 多例;2009 年 4 月开始的新型 A(H1N1)流感病毒的大规模流行在短短几个月内就迅速波及全球多数国家和地区。

流感病毒进入人呼吸道后,HA 与柱状黏膜上皮细胞相应受体结合,病毒包膜与宿主细胞膜融和,脱壳后在细胞内复制增殖,引起广泛的细胞空泡变性;子代病毒以出芽方式释放,使上皮细胞变性、脱落,并迅速扩散至邻近细胞,导致黏膜充血水肿。流感病毒感染后一般经 1~3 天潜伏期,患者突然发病,出现畏寒、发热、头痛、肌痛、咽痛、乏力、鼻塞、咳嗽、流涕等症状,一般持续 1~5 天,高热可达 38~40 ℃。该病毒一般仅在局部繁殖,极少入血,全身症状与病毒刺激机体产生的细胞因子有关。发病初期 2~3 天鼻咽部分泌物中病毒含量最高,传染性最强,以后则迅速减少。流感属于自限性疾病,无并发症者通常 5~7 天即可恢复。婴幼儿、老年人以及抵抗力低下的人群可出现并发症,且多为细菌引起的继发性感染,常见的细菌包括肺炎链球菌、金黄色葡萄球菌、流感嗜血杆菌及肺炎克雷白菌等,严重者可危及生命。

三、微生物学检验

一般在流感流行期根据典型的症状即可作出初步诊断,但确诊及鉴别诊断、分型、监测新突变株的出现,以及流行病学调查等必须结合或依靠实验室的病毒学检验。

(一)标本采集

进行病毒的分离培养时应在发病早期采集标本,以前 3 天阳性率最高,随时间的延长分离率降低。可用于分离的标本包括鼻腔洗液、鼻拭子和咽漱液等,必要时可采集支气管分泌物。标本采集过程中尽量减少污染,并置于冰壶中尽快运送到实验室,如不能在 48 小时内接种,应置于－70 ℃保存。上述标本也可用于病毒抗原或 RNA 的检测。此外,采集患者的血清可用于病毒的血清学检验。

(二)形态学检查

免疫电镜观察是快速和直接的检测方法。一般用相应特异性抗体与标本或细胞培养物相互作用后,电镜下直接观察。对于拭子标本可涂片固定后与甲型、乙型流感病毒的抗体共同孵育,然后与荧光素标记的二抗染色后,在荧光显微镜下观察。

(三)病毒分离培养

取处理好的标本接种 9～11 天龄鸡胚羊膜腔或尿囊腔,孵育 3～4 天后收集羊水或尿囊液进行血凝试验,如阳性再用血凝抑制试验(hemagglutination inhibition,HI)鉴定型别。如血凝试验阴性,应盲传 3 次,仍为阴性,则证实无病毒生长。标本也可接种猴肾细胞、狗肾传代细胞等培养细胞,但病毒增殖后并不出现明显的细胞病变效应(cytopathic effect,CPE),常用红细胞吸附法或免疫荧光法来检测。

(四)免疫学检测

采集患者急性期(早期 1～5 天)发病和恢复期(发病后 2～4 周)的双份血清进行 HI 检测,如抗体效价升高 4 倍或以上即有诊断意义;此外,可利用补体结合试验进行分型鉴定,利用中和试验进行分亚型鉴定。也可用 ELISA、酶免疫测定等方法直接检测呼吸道分泌物、脱落细胞中的病毒抗原。

(五)分子生物学检测

RT-PCR 检测病毒 RNA 可用于诊断和分型鉴定。

第二节　肠道病毒检验

肠道病毒是一群通过粪-口途径传播,经过消化道感染的病毒;虽然其感染始于肠道,但却很少引起这些部位的疾病。

一、概述

(一)分类

肠道病毒属于小 RNA 病毒科,该科中与人类疾病有关的还有鼻病毒和甲型肝炎病毒(hepatitis A virus,HAV)。肠道病毒属包括人类肠道病毒 A～D、脊髓灰质炎病毒、牛肠道病毒、猪肠道病毒 A～B 和未分类肠道病毒等 8 种。

人类肠道病毒根据交叉中和试验分为 67 个血清型,包括:①脊髓灰质炎病毒 1～33 型;②柯萨奇病毒,分为 A、B 2 组,A 组包括 A1～22,A24 共 23 型;B 组包括 B1～6 共 6 型;③埃可病毒,1～9,11～27,29～33,共 31 型;④新型肠道病毒.为 1969 年以后分离到的肠道病毒,目前已发现 68～71 共 4 型。

(二)共同特征

肠道病毒主要有以下共同特征:

1.形态结构

肠道病毒呈球形,直径 22～30 nm;衣壳呈二十面体立体对称,无包膜;核酸为单股正链 RNA,具有感染性。

2.培养特点

除柯萨奇 A 组某些血清型外,均可在易感细胞中增殖,迅速产生 CPE。

3.抵抗力

肠道病毒抵抗力强,耐酸、乙醚和去污剂,对高锰酸钾、过氧化氢等氧化剂敏感。

4.感染特点

肠道病毒经过消化道侵入机体,在肠道细胞内增殖,但所致疾病多在肠道外,临床表现多样化,包括中枢神经、心肌损害及皮疹等;感染过程中多形成病毒血症。

(三)微生物学检验原则

人肠道病毒在自然界广泛存在且种类繁多,"一病多原、一原多症"是肠道病毒感染的重要特征,因而应对血清诊断及病原诊断的实验室结果作严格评价,必须结合临床症状及环境因素流行病学分析,以确立病毒与疾病的病原学关系。一般采取的原则:①病毒分离阳性率远高于对照人群;②病程中有特异性抗体变化并排除其他病毒感染;③从病变组织中、标本中分离出病毒或检测到病毒核酸。

根据 2006 年卫生部制定的《人间传染的病原微生物名录》,柯萨奇病毒、埃克病毒、EV71 型和目前分类未定的其他肠道病毒均属于危害程度第三类的病原微生物。因此,对临床和现场的未知样本检测操作须在生物安全 Ⅱ 级或以上防护级别的实验室进行;操作粪便、脑脊液和血液等临床样本时要在 Ⅱ 级生物安全柜中进行标本的处理、病毒分离和病毒的鉴定、核酸的提取等,灭活后的血清抗体检测与 PCR 检测可在生物安全 1 级实验室进行。

二、脊髓灰质炎病毒

脊髓灰质炎病毒是脊髓灰质炎的病原体,是对人类危害最大的病毒之一。脊髓灰质炎俗称小儿麻痹症,曾在世界范围内广泛流行,是 WHO 推行计划免疫进行控制的重点传染病,目前通过疫苗接种已得到有效控制。

(一)生物学特性

1.形态结构

脊髓灰质炎病毒具有典型肠道病毒的特征。病毒呈球形,直径 27～30 nm。核酸为单股正链 RNA,无包膜,衣壳呈二十面体立体对称,壳粒由 4 种多肽(VP1～4)组成:VP1、VP2 和 VP3 暴露于衣壳表面,带有中和抗原位点,VP1 与病毒吸附宿主细胞有关;VP4 位于衣壳内,在 VP1 与细胞表面受体结合后释放,与病毒基因组脱壳穿入有关。

2.培养特性

仅能在灵长类动物来源的细胞内增殖,常用的细胞有人胚肾、人胚肺、人羊膜及猴肾细胞、HeLa、Vero 等,在易感细胞中增殖后引起 CPE。

3.抗原分型利用中和试验

可将脊髓灰质炎病毒分为Ⅰ、Ⅱ、Ⅲ 3 个血清型,之间无抗原交叉;目前国内外发病与流行以Ⅰ型居多。

4.抵抗力

该病毒抵抗力强,在粪便和污水中可存活数月;酸性环境中稳定,不被胃酸和胆汁灭活;耐乙醚,对高锰酸钾、过氧化氢、漂白粉等氧化剂及紫外线、干燥等敏感。

(二)致病性

人是脊髓灰质炎病毒的唯一天然宿主。该病经粪-口途径传播,病毒经肠道或咽部黏膜侵入局部淋巴组织生长繁殖,7～14 天潜伏期(此时患者多数呈隐性感染)后侵入血流形成第一次病毒血症,病毒随血扩散到肠液、唾液、全身淋巴组织及易感的神经外组织,增殖后再度入血形成第二次病毒血症,少数情况病毒可直接侵入脊髓前角灰质区,并增殖破坏运动神经元,发生神经系统感染,引起严重的症状和后果。

病毒感染后的结局取决于感染病毒株的毒力、数量、机体免疫功能状态等多种因素。90%以上感染为隐性感染;显性感染患者有 3 种临床表现类型。

1.轻型

轻型为顿挫感染,约占 5%,病毒不侵入中枢神经系统,病症似流感,患者只有发热、乏力、头痛、肌痛、咽炎、扁桃腺炎及胃肠炎症状,并可迅速恢复。

2.非麻痹型

1%～2%的感染者病毒侵入中枢神经系统及脑膜,患者具有典型的无菌性脑膜炎症状,有轻度颈项强直及脑膜刺激征。

3.麻痹型

只有 0.1%～2.0% 的感染者病毒侵入并破坏中枢神经系统,造成肌群松弛、萎缩,最终发展为松弛性麻痹,极少数患者可因呼吸、循环衰竭而死亡。

(三)微生物学检验

1.标本采集

根据疾病不同时期采集不同的标本可提高病毒的分离率。发病 1 周内采集咽拭子或咽漱液,1 周后可采集粪便,血和脑脊液中病毒的分离率很低。

2.病毒分离培养

将标本处理后接种至人胚肾等易感细胞中,病毒增殖后观察 CPE,并用标准血清和分型血清做中和试验,或采用免疫荧光、ELISA 等技术进行鉴定。

3.免疫学检测

病毒感染机体后,最早在感染后 10～15 天即可检测到 IgM 抗体,持续约 30 天,因此在疑似脊髓灰质炎患者血液或脑脊液中查到 IgM 抗体有助于本病的诊断;常用捕捉 ELISA,该法简便,可用于早期诊断和分型。此外,如发病早期和恢复期双份血清 IgG 抗体滴度有 4 倍以上增长也可诊断。

4.分子生物学检测

用核酸杂交、RT-PCR 等技术检测病毒核酸可进行快速诊断。

三、柯萨奇病毒和埃可病毒

柯萨奇病毒和埃可病毒的形态结构、生物学性状、致病性及免疫过程等都与脊髓灰质炎病毒类似。埃可病毒由于分离早期与人类致病关系不明确,且对猴等实验动物不致病,故当时命名为"孤儿"病毒,后因其可导致培养细胞发生病变,最终命名为"肠道致细胞病变孤儿病毒",简称 ECHO 病毒。

(一)生物学特性

病毒体呈球形,直径 17～20 nm,核酸为单股正链 RNA,无包膜,衣壳呈二十面体立体对称。柯萨奇病毒根据对乳鼠的致病作用分为 A、B 两组,A 组能引起乳鼠骨骼肌的广泛性肌炎、松弛性麻痹,但很少侵犯中枢神经系统和内脏器官;B 组能引起灶性肌炎,可侵犯中枢神经系统和内脏器官,导致肝炎、脑炎及坏死性脂肪炎等。根据中和试验和交叉保护试验,A 组可现分为 23 个抗原型,B 组分为 6 个抗原型。埃可病毒对乳鼠无致病作用。柯萨奇病毒可在非洲绿猴肾及各种人细胞系细胞中增殖,埃可病毒最适于在猴肾细胞中生长,部分病毒也能在人羊膜细胞及 HeLa 细胞中生长。两病毒均能导致培养细胞产生 CPE。

（二）致病性

柯萨奇病毒、埃可病毒均通过粪-口途径传播，但也可经呼吸道或眼部黏膜感染。两病毒识别的受体在组织和细胞中分布广泛，包括中枢神经系统、心、肺、胰、黏膜、皮肤及其他系统，因而引起的疾病种类复杂，轻重不一，不同病毒可引起相同的临床综合征，同一病毒也可引起多种不同的疾病，即"一病多原、一原多症"。

（三）微生物学检验

1.病毒分离

培养将标本接种到原代或传代猴肾细胞或人源细胞系，病毒增殖后观察 CPE 情况，收集病毒培养液利用中和试验、补体结合试验、血凝抑制试验等鉴定并分型。

2.免疫学检测

可利用 ELISA 等可检测患者血清中的 IgG 和 IgM 抗体。免疫印迹试验是诊断病毒感染的确证试验。

四、新型肠道病毒

1969 年之后世界各地陆续分离出一些抗原不同于已有病毒的肠道病毒新型，原有的以组织培养和乳鼠中增殖的分类方法难以继续应用，1976 年国际病毒分类委员会决定，从肠道病毒 68 型开始新发现的肠道病毒都以数字序号表示，统称为"（新型）肠道病毒型"当时新型肠道病毒有 68～72 型 5 个型别，最近已经命名至 102 型，其中 72 型经鉴定为甲型肝炎病毒，68 型与小儿支气管炎和肺炎有关，70 型和 71 型临床比较常见。

（一）肠道病毒 70 型

肠道病毒 70 型（human enterovirus 70，EV70）的多数生物学性状与其他肠道病毒相似，不同之处在于其感染增殖的原发部位在眼结膜，不具有嗜肠道性，不易在粪便中分离到；此外，病毒增殖所需的最适温度较低，为 33 ℃，对乳鼠不致病。

肠道病毒 70 型可引起急性出血性结膜炎，主要通过污染的毛巾、手及游泳池水等传播，传染性强，常发生暴发流行，人群普遍易感，以成人多见。病毒感染后潜伏期短（24 小时左右），发病急，主要表现为急性眼结膜炎，眼睑红肿，结膜充血、流泪,并可有脓性分泌物及结膜下出血,多数在 10 天内自愈,预后良好,一般无后遗症,少数发生急性腰骶部脊髓神经根炎,可使下肢瘫痪。

在急性出血性结膜炎早期 1～3 天取患者眼分泌物,接种人源培养细胞或猴肾细胞病毒分离率可达 90％ 以上。利用 ELISA 检测血清中的抗体,或 RT-PCR、核酸分子杂交等检测病毒核酸可进行快速检测。

(二)肠道病毒 71 型

近年来,肠道病毒 71 型(human enterovirus 71,EV71)在世界各地包括中国大陆及周边地区的暴发流行越来越多,因此已日益受到研究人员的重视。

1.生物学性状

EV71 是一种小 RNA 病毒,可在原代细胞中增殖,但敏感性差,能引起乳鼠病变。耐热、耐酸,可抵抗 70％ 的乙醇,高温和紫外线照射很快可将其灭活。

2.致病性

肠道病毒 71 型的感染多发生于夏、秋季,10 岁以下儿童多见;主要通过粪-口途径或密切接触传播,人是其目前已知的唯一宿主。病毒在咽和肠道淋巴结增殖后进入血液扩散,进一步在单核-吞噬细胞中增殖,最终侵犯脑膜、脊髓和皮肤等靶器官。感染后多数情况下不引起明显的临床症状,但有时也可导致被感染者出现比较严重的疾病,主要包括手足口病、无菌性脑膜炎和脑炎、疱疹性咽峡炎以及类脊髓灰质炎等疾病,患者大部分预后良好,但也有部分严重者死于并发症。

手足口病(hand-foot-mouth disease,HFMD)是由多种人肠道病毒引起的一种儿童常见传染病,也是我国法定报告管理的丙类传染病,其病原体主要有 EV71、柯萨奇病毒 A 组(A5,10,16,A19),以及部分埃可病毒和柯萨奇 B 组病毒,以柯萨奇病毒 A16 和 EV71 最为常见。手足口病为全球性传染病,无明显的地域分布,全年均可发生,一般 5～7 月为发病高峰,幼儿园、学校等易感人群集中单位可发生暴发。近年来,EV71 在东南亚一带流行,引起较多的重症和死亡病例,例如 2007 年山东发生了该病暴发流行,累计报告病例近 4 万例,病原体检测发现 EV71 占 84％;随后 2008 年、2009 年全国继续出现 HFMD 的暴发流行,仍以 EV 71 为优势病毒,部分为柯萨奇病毒 A16 和 EV71 共同引起。

人对人肠道病毒普遍易感,不同年龄组均可感染发病,以 5 岁及以下儿童为主,尤以 3 岁及以下儿童发病率最高。HFMD 传染性极高,患者和隐性感染者均为本病的传染源,隐性感染者难以鉴别和发现。发病前数天,感染者咽部与粪便就可检出病毒,通常以发病后 1 周内传染性最强。大多数患者症状轻微,可自愈。临床以发热和手、足、口腔等部位的皮疹或疱疹为主要症状；少数患者可出现无菌性脑膜炎、脑炎、急性弛缓性麻痹、神经源性肺水肿和心肌炎等，个别重症患儿病情进展快，可导致死亡，病程约 1 周。感染 EV71 后，患者发病 1～2 周内可自咽部排出病毒，从粪便中排毒可持续至发病后 3～5 周。疱疹液中含大量病毒，疱疹破溃后病毒排出。

3.微生物学检验

可采集患者的粪便、脑脊液、疱疹液、咽拭子、血清进行病毒分离鉴定或抗原、抗体及核酸的检测。微量板法测定血清中 EV71 中和抗体的滴度，如急性期与恢复期血清抗体滴度 4 倍或 4 倍以上增高证明病毒感染。核酸检测可利用人肠道病毒通用引物、EV71 特异性引物进行 RT-PCR。

第三节　轮状病毒检验

人类轮状病毒（human rotavirus，HRV）属呼肠病毒科的轮状病毒属，由澳大利亚 Bishop 等人于1973 年在急性胃肠炎儿童的十二指肠超薄切片中首先发现，因病毒颗粒形似轮状而得名。轮状病毒是婴幼儿急性胃肠炎的主要病原体，也是哺乳动物和鸟类腹泻的重要病原体。人类轮状病毒的感染是一种发病率很高的疾病，世界各地均有发生，发展中国家和地区尤为严重。

一、生物学特性

（一）形态结构

病毒颗粒呈球形，直径 60～80 nm，无包膜，双层衣壳，二十面体对称。内衣壳的壳微粒沿着病毒体边缘呈放射状排列，形同车轮辐条，故称为轮状病毒。轮状病毒有双壳颗粒与单壳颗粒 2 种形态，前者为成熟病毒颗粒，具有完整的外层多肽衣壳，又称 L 毒粒，具有传染性；后者因在自然条件下失去外壳，形成粗糙单壳颗粒，又称 D 毒粒，无传染性。

（二）基因组

病毒体核心为双股链状 RNA，全长约 18.6 kb，由 11 个不连续的节段组成，由于这些片段在聚丙烯酰胺凝胶电泳中的迁移率不同而形成特征性的电泳图谱

(电泳型),据此可进行病毒的快速鉴定。每个 RNA 节段各含一个开放读码框架,分别编码 6 个结构蛋白(VP1~4,VP6,VP7)和 5 个非结构蛋白。VP6 位于内衣壳,具有组和亚组的特异性。VP4、VP7 是中和抗原,位于外衣壳,决定病毒的血清型;此外,VP4 为病毒的血凝素,与病毒吸附宿主易感细胞有关。VP1~3 位于病毒核心,分别为 RNA 聚合酶、转录酶成分和与帽形成有关的蛋白。非结构蛋白为病毒酶或调节蛋白,在病毒复制中起重要作用。

(三)分型

根据病毒蛋白 VP 6 抗原性不同目前将轮状病毒分为 A~G 7 个组,人类轮状病毒属 A、B、C 3 组,这 3 组病毒既可感染人,也可感染动物;D~G 组目前仅在动物体内发现。每组轮状病毒又可分为若干血清型,其中 A 组病毒根据 VP7 可分 15 个 G 型,根据 VP4 可分 23 个 P 型,根据 VP6 可分为 4 个亚组。

(四)培养特性

需选恒河猴胚肾细胞、非洲绿猴肾传代细胞等特殊的细胞株培养。病毒多肽 VP3 能限制病毒在细胞中的增殖,故培养前应先用胰酶处理病毒,以降解该多肽。

(五)抵抗力

轮状病毒对理化因素有较强的抵抗力。耐酸、碱,在 pH 3.5~10.0 环境中都具有感染性;室温传染性可保持 7 个月,经乙醚、氯仿、反复冻融、超声、37 ℃ 1 小时等处理仍具有感染性。95％的乙醇或 56 ℃加热30分钟可灭活病毒。

二、致病性

轮状病毒的感染呈全球性分布,A~C 组可引起人和动物腹泻;D~G 只能引起动物腹泻。其中,人类轮状病毒感染以 A 组最为常见,是引起 6 个月至 2 岁的婴幼儿严重胃肠炎的主要病原体;B 组主要发现在中国引起成人轮状病毒腹泻,也称成人腹泻轮状病毒(adult diarrhea rotavirus,ADRV);C 组引起散发腹泻,偶有小规模暴发流行。轮状病毒主要通过粪-口途径传播,偶可通过呼吸道传播,传染源是患者和无症状带毒者;其感染的高峰季节随地理区域不同而有所变动,在我国多发于秋季和初冬,又称"秋季腹泻"。

轮状病毒有非常特异的细胞趋向性,在体内仅感染小肠绒毛顶端的肠上皮细胞。病毒侵入人体后,进入小肠黏膜绒毛细胞内大量增殖,造成微绒毛萎缩、脱落和细胞溶解死亡,导致吸收功能障碍,乳糖等不能被吸收而滞留在肠内,使肠黏膜与肠腔渗透压改变,导致渗透性腹泻。受损细胞脱落至肠腔而释放大量病毒并随粪便排出。病毒非结构蛋白 P4 具有肠毒素样活性,能刺激腺窝细胞增生、分泌功能亢进,水和电解质分泌增加,妨碍钠和葡萄糖的吸收,导致严重腹泻。

轮状病毒胃肠炎病情差别较大,6～24 月龄小儿症状重,而较大儿童或成年人多为轻型或亚临床感染。病毒感染后潜伏期为 24～48 小时,然后突然发病,临床表现为水样泻、呕吐,伴有轻、中度发热,严重时可导致脱水和电解质平衡紊乱,如不及时治疗可能危及生命,是导致婴幼儿死亡的主要原因之一。部分病例在出现消化道症状前常有上呼吸道感染症状;多数病例病程 3～7 天,一般为自限性,可完全恢复。

三、微生物学检验

由于轮状病毒较难培养,临床标本中病毒分离率极低,故细胞培养一般不作为常规检测手段。

(一)形态学检查

形态学检查是检测轮状病毒感染的最准确、可靠和快速的方法。采集患者水样便经磷酸钨负染在电镜下观察病毒颗粒,或用免疫电镜检查病毒-抗体复合物。

(二)免疫学检测

采用 ELISA、反向间接血凝、乳胶凝集等方法检测病毒抗原,可以定量,并可进行 P、G 分型。

(三)分子生物学检测

提取标本中的病毒 RNA,用 10％的不连续聚丙烯酰胺凝胶电泳后硝酸银染色,根据 11 个节段的 dsRNA 的电泳图谱,可判断病毒的感染,但与血清型不一致。此外,也可用核酸杂交或 RT-PCR 等技术进行检测和分型鉴定。

第四节　疱疹病毒检验

疱疹病毒科是一组中等大小、有包膜的 DNA 病毒,广泛分布于哺乳动物和鸟类等中,现有 114 个成员,根据其生物学特点可分为 α、β、γ 3 个亚科。

疱疹病毒的共同特点包括以下 3 点。①形态特点:病毒体呈球形,核衣壳是由 162 个壳粒组成的二十面体立体对称结构,基因组为线性双链 DNA,存在末端重复序列和内部重复序列。核衣壳周围有一层厚薄不等的非对称性披膜。最外层是包膜,有糖蛋白刺突。有包膜的成熟病毒直径 120～300 nm。②培养特点:人疱疹病毒(EB 病毒除外)均能在二倍体细胞核内复制,产生明显的 CPE,核内出现嗜酸性包涵体。病毒可通过细胞间桥直接扩散。感染细胞同邻近未感染的细胞融合成多核巨细胞。③感染特点:病毒可表现为增殖性感染和潜伏性感染。后者病毒不增殖,其基因的表达受到抑制,稳定地存在于细胞核内,刺激因素作用后可转为增殖性感染。有部分病毒还具有整合感染作用,与细胞转化和肿瘤的发生相关。

一、单纯疱疹病毒

(一)生物学特性

单纯疱疹病毒(herpes simplex virus,HSV)呈球形,直径为 120～150 nm,由核心、衣壳、被膜及包膜组成,核心含双股 DNA,包括两个互相连接的长片段(L)和短片段(S),L 和 S 的两端有反向重复序列。衣壳呈二十面体对称,衣壳外一层被膜覆盖,厚薄不匀,最外层为典型的脂质双层包膜,上有突起。包膜表面含 gB、gC、gD、gE、gG、gH 糖蛋白,参与病毒对细胞吸附/穿入(gB、gC、gD、gE)、控制病毒从细胞核膜出芽释放(gH)及诱导细胞融合(gB、gC、gD、gH),并有诱生中和抗体(gD 最强)和细胞毒作用(HSV 糖蛋白均可)。

HSV 有 HSV-1 和 HSV-2 两个血清型,可用型特异性单克隆抗体作 ELISA、DNA 限制性酶切图谱分析及 DNA 杂交试验等方法区分型别。HSV 的抵抗力较弱,易被脂溶剂灭活。

(二)致病性

HSV 感染在人群中非常普遍,人类是其唯一的宿主。患者和健康携带者是传染源,主要通过直接密切接触和性接触传播。病毒可经口腔、呼吸道、生殖道黏膜和破损皮肤等多种途径侵入机体。常见的临床表现是黏膜或皮肤局部集聚的疱疹,也可累及机体其他器官出现严重感染,如疱疹性角膜炎、疱疹性脑炎。

1.原发感染

HSV-1 原发感染多发生在婴幼儿或儿童,常为隐性感染。感染部位主要在口咽部,还可引起唇疱疹、湿疹样疱疹、疱疹性角膜炎、疱疹性脑炎等疾病。青少年原发性 HSV-1 感染常表现为咽炎或扁桃体炎。原发感染后,HSV-1 常在三叉神经节内终身潜伏,并随时可被激活而引起复发性唇疱疹。

HSV-2 原发感染为生殖器疱疹,大多发生在青少年以后,伴有发热、全身不适及淋巴结炎。原发感染后,HSV-2 在骶神经节或脊髓中潜伏,随时可被激活而引起复发性生殖器疱疹。

2.潜伏感染和复发

HSV 原发感染后,少部分病毒可沿神经髓鞘到达三叉神经节(HSV-1)和骶神经节(HSV-2)细胞或周围星形神经胶质细胞内,以潜伏状态持续存在。当机体抵抗力下降后,潜伏的病毒即被激活而增殖,沿神经纤维索下行至感觉神经末梢,到达附近表皮细胞内继续增殖,引起复发性局部疱疹。

3.先天性感染

HSV-2 通过胎盘感染,易发生流产、胎儿畸形、智力低下等先天性疾病。新生儿疱疹是在母体分娩时接触 HSV-2 感染的产道所致(大约占 75%),或者出生后获得 HSV 感染,患儿病死亡率高达 50%。

4.HSV-2 感染与肿瘤

HSV-2 与子宫颈癌发生关系密切,在子宫颈癌患者组织细胞内可以检查出 HSV-2 抗原和核酸,并且患者体内存在高效价的 HSV-2 抗体。

HSV 原发感染后 1 周左右血中可出现中和抗体,3~4 周达高峰,可持续多年。这些抗体可中和游离病毒,阻止病毒在体内扩散,但不能消灭潜伏感染的病毒和阻止复发。机体抗 HSV 感染免疫以细胞免疫为主,NK 细胞可杀死 HSV 感染的靶细胞;CTL 和各种细胞因子(如干扰素等),在抗 HSV 感染中也有重要作用。

(三)微生物学检验

1.标本采集和处理

采取皮肤、角膜、生殖器等病变处标本;如疑为疱疹性脑膜炎患者可取脑脊液;播散性 HSV 感染者的淋巴细胞能直接分离病毒。肝素能干扰病毒的分离培养,故不能用作抗凝剂。以上标本经常规抗菌处理后,应尽快用特殊的病毒运输液送达实验室检查。

2.形态学检查

将宫颈黏膜、皮肤、口腔、角膜等组织细胞涂片后,Wright-Giemsa 染色镜检,如发现核内包涵体及多核巨细胞,可考虑 HSV 感染;将疱疹液进行电镜负染后观察结果。

3.病毒分离培养

病毒分离培养是确诊 HSV 感染的"金"标准。标本接种人胚肾、人羊膜或兔肾等易感细胞,也可接种于鸡胚绒毛尿囊膜、乳鼠或小白鼠脑内,均可获得较高的分离率。HSV 引起的 CPE 常在 2～3 天后出现,细胞出现肿胀、变圆、折光性增强和形成融合细胞等病变特征。HSV-1 和 HSV-2 的单克隆抗体、HSV 型特异性核酸探针等可用于鉴定和分型。

4.免疫学检测

对临床诊断意义不大。主要原因:①HSV 特异性抗体出现较迟。②HSV 感染很普遍,大多数正常入血清中都有 HSV 抗体。③HSV 复发性感染不能导致特异性抗体效价上升。因此,血清学检查仅作为流行病学调查,常用检测方法为 ELISA。可将宫颈黏膜、皮肤、口腔、角膜等组织细胞涂片后,用特异性抗体作间接免疫荧光法或免疫组化染色检测病毒抗原作为快速诊断之一。

5.分子生物学检测

应用 PCR 或原位杂交技术检测标本中的 HSV-DNA,方法快速、敏感而特异,尤其是脑脊液 PCR 扩增被认为是诊断疱疹性脑炎的最佳手段。

二、水痘-带状疱疹病毒

(一)生物学特性

水痘-带状疱疹病毒(varicella-zoster virus,VZV)的生物学特性类似于 HSV,其基因组为 125 kb 的双链 DNA,具有 30 多种结构与非结构蛋白,部分与 HSV 有交叉,其中病毒糖蛋白在病毒吸附、穿入过程中发挥重要作用。VZV 能够在人胚组织细胞中缓慢增殖,出现 CPE 较 HSV 局限,可形成细胞核内嗜酸性包涵体。该病毒只有一个血清型。

(二)致病性

水痘-带状疱疹病毒可由同一种病毒引起两种不同的病症。在儿童,初次感染引起水痘,而潜伏体内的病毒受到某些刺激后复发引起带状疱疹,多见于成年人和老年人。

水痘是 VZV 的一种原发性感染,也是儿童的一种常见传染病,传染性强,2～6 岁为好发年龄,患者是主要传染源。病毒经呼吸道、口咽黏膜、结膜、皮肤等处侵入机体后,在局部黏膜组织短暂复制,经血液和淋巴液播散至单核-吞噬细胞系统,经增殖后再次进入血液(第二次病毒血症)而播散至全身各器官,特别是皮肤、黏膜组织,导致水痘。水痘的潜伏期 14～15 天,水痘的出疹突发,红色皮疹或斑疹首先表现在躯干,然后离心性播散到头部和肢体,随后发展为成串水疱、脓疱,最后结痂。病情一般较轻,但偶可并发间质性肺炎和感染后脑炎。在免疫功能不足或无免疫力的新生儿,细胞免疫缺陷、白血病、肾脏疾病及使用皮质激素、抗代谢药物的儿童,水痘是一种严重的、涉及多器官的严重感染。儿童时期患过水痘,病毒可潜伏在脊髓后根神经节或颅神经的感觉神经节等部位,当机体受到某些刺激,如外伤、传染病、发热、受冷、机械压迫、使用免疫抑制剂、X光照射、白血病及肿瘤等细胞免疫功能损害或低下等,均可诱发带状疱疹。复发感染时,活化的病毒经感觉神经纤维轴索下行至皮肤,在其支配皮区繁殖而引起带状疱疹。一般在躯干,呈单侧性,疱疹水疱集中在单一感觉神经支配区,串联成带,疱液含大量病毒颗粒。患水痘后机体产生特异性体液免疫和细胞免疫,但不能清除潜伏于神经节中的病毒,故不能阻止病毒激活而发生的带状疱疹。

(三)微生物学检验

根据临床症状和皮疹特点即可对水痘和带状疱疹做出诊断,但症状不典型或者特殊病例则需辅以实验诊断。临床标本主要有疱疹病损部位的涂片、皮肤刮取物、水疱液、活检组织和血清。可通过病毒分离、免疫荧光、原位杂交或 PCR 方法,检测患者组织或体液中 VZV 或其成分。

三、巨细胞病毒

(一)生物学特性

巨细胞病毒(cytomegalovirus,CMV)具有典型的疱疹病毒形态,完整的病毒颗粒直径在120～200 nm。本病毒对宿主或培养细胞有高度的种属特异性,人巨细胞病毒(HCMV)只能感染人,在人纤维细胞中增殖。病毒在细胞培养中增殖缓慢,初次分离培养需 30～40 天才出现 CPE,其特点是细胞肿大变圆,核变大,核内出现周围绕有一轮"空晕"的大型包涵体,形似"猫头鹰眼"状。

(二)致病性

人类 CMV 感染非常普遍,可感染任何年龄的人群,且人是 HCMV 的唯一宿主。多数人感染 CMV 后为潜伏感染,潜伏部位主要在唾液腺、乳腺、肾脏、白细胞和其他腺体,可长期或间隙地排出病毒。通过口腔、生殖道、胎盘、输血或器官移植等多途径传播。随着艾滋病、放射损伤、器官移植和恶性肿瘤等的增多,CMV 感染及其引发的严重疾病日益增加,其临床表现差异很大,可从无症状感染到致命性感染。

1.先天性感染

在先天性病毒感染中最常见,感染母体可通过胎盘传染胎儿,患儿可发生黄疸,肝、脾大,血小板减少性紫癜及溶血性贫血,脉络膜视网膜炎和肝炎等,少数严重者造成早产、流产、死产或生后死亡。存活儿童常智力低下,神经肌肉运动障碍,耳聋和脉络视网膜炎等。

2.产期感染

在分娩时胎儿经产道感染,多数症状轻微或无临床症状,偶有轻微呼吸障碍或肝功能损伤。

3.儿童及成人感染

通过吸乳、接吻、性接触、输血等感染,常为亚临床型,有的也能导致嗜异性抗体阴性单核细胞增多症。由于妊娠、接受免疫抑制治疗、器官移植、肿瘤等因素激活潜伏在单核细胞、淋巴细胞中的 CMV,引起单核细胞增多症、肝炎、间质性肺炎、视网膜炎、脑炎等。

4.细胞转化以及与肿瘤的关系

CMV 和其他疱疹病毒一样,能使细胞转化,具有潜在的致癌作用。CMV 的隐性感染率较高,CMV DNA 很可能整合于宿主细胞 DNA,因而被认为在某种程度上与恶性肿瘤的发生有关。在某些肿瘤如宫颈癌、结肠癌、前列腺癌、Kaposis 肉瘤中 CMV DNA 检出率高,CMV 抗体滴度亦高于正常人。

机体的细胞免疫功能对 CMV 感染的发生和发展起重要作用,细胞免疫缺陷者,可导致严重、长期的 CMV 感染,并使机体的细胞免疫进一步受到抑制。

(三)微生物学检验

1.标本采集

收集鼻咽拭子、咽喉洗液、中段尿、外周血、脑脊液、羊膜腔液、急性期和恢复期双份血清等。

2.形态学检查

标本经离心后取沉渣涂片,Giemsa 染色镜检,观察巨大细胞及包涵体,可用于辅助诊断,但阳性率不高。

3.病毒分离培养

病毒分离培养是诊断 CMV 感染的有效方法,人胚肺成纤维细胞最常用于 CMV 培养,在培养细胞中病毒生长很慢,需 1～2 周出现 CPE,一般需观察 4 周,如有病变即可诊断。也可采用离心培养法。

4.免疫学检测

(1)抗原检测:采用特异性免疫荧光抗体,直接检测白细胞、活检组织、组织切片、支气管肺泡洗液等临床标本中的 CMV 抗原。在外周血白细胞中测出 CMV 抗原表明有病毒血症,该法敏感、快速、特异。

(2)抗体检测:采用酶免疫测定、免疫荧光法等方法检测 CMV 抗体,以确定急性或活动性 CMV 感染、了解机体的免疫状况及筛选献血员和器官移植供体。IgM 抗体只需检测单份血清,用于活动性 CMV 感染的诊断。特异性 IgG 抗体需测双份血清以作临床诊断,同时了解人群感染状况。

5.分子生物学检测

(1)核酸杂交原位杂交能检测甲醛固定和石蜡包埋组织切片中的 CMV 核酸,可直接在感染组织中发现包涵体,并可作为 CMV 感染活动性诊断。

(2)PCR:在一些特殊的 CMV 感染中有着重要的价值,如 CMV 脑炎的 CFS 标本。先天性 CMV 感染患儿的尿液、羊水、脐血标本等。但 PCR 阳性很难区分感染状态,其检出也不一定与病毒血症和临床症状一致。为了减少由潜伏感染而导致的 PCR 假阳性结果,可用定量 PCR 弥补其不足,在分子水平监测 CMV 感染、区分活动性与潜伏感染。

四、EB 病毒

(一)生物学特性

EB 病毒(Epstein-Barr virus,EBV)系疱疹病毒科嗜淋巴病毒属。EBV 抗原分为 2 类:①病毒潜伏感染时表达的抗原,包括 EBV 核抗原(EB nuclear antigen,EBNA)和潜伏感染膜蛋白(latent membrane protein,LMP),这类抗原的存在表明有 EBV 基因组。②病毒增殖性感染相关的抗原,包括 EBV 早期抗原(early antigen,EA)和晚期抗原,如 EBV 衣壳抗原(viral capsid antigen,VCA)和 EBV 膜抗原(membrane antigen,MA)。EA 是病毒增殖早期诱导的非结构蛋白,EA 标志着病毒增殖活跃和感染细胞进入溶解性周期;VCA 是病毒增殖后期合成的结构蛋白,与病毒 DNA 组成核衣壳,最后出芽获得宿主的质膜装配成完整病毒体;MA 是病毒的中和性抗原,能诱导产生中和抗体。EB 病毒具有感染人和某些灵长类动物 B 细胞的专一性,并能使受感染细胞转化,无限传代达到"永生"。

(二)致病性

EB 病毒在人群中广泛感染,95% 以上的成人存在该病毒的抗体。幼儿感染后多数无明显症状,或引起轻症咽炎和上呼吸道感染。青春期发生原发感染,约有 50％出现传染性单核细胞增多症。主要通过唾液传播,也可经输血传染。EB病毒在口咽部上皮细胞内增殖,然后感染 B 淋巴细胞,这些细胞大量进入血液循环而造成全身性感染,并可长期潜伏在人体淋巴组织中,当机体免疫功能低下时,潜伏的病毒活化形成复发感染。由 EBV 感染引起或与 EBV 感染有关疾病主要有三种。

1.传染性单核细胞增多症

传染性单核细胞增多症是一种急性淋巴组织增生性疾病。多系青春期初次感染 EBV 后发病。典型症状为发热、咽炎和颈淋巴结肿大。随着疾病的发展,病毒可播散至其他淋巴结。肝、脾大,肝功能异常,外周血单核细胞增多,并出现异型淋巴细胞。偶尔累及中枢神经系统(如脑炎)。某些先天性免疫缺陷的患儿可呈现致死性传染性单核白细胞增多症。

2.Burkitt 淋巴瘤

多见于 5～12 岁儿童,在中非新几内亚和美洲温热带地区呈地方性流行。好发部位为颜面、腭部。所有患者血清含 EBV 抗体,其中 80％以上滴度高于正常人。在肿瘤组织中发现 EBV 基因组,故认为 EBV 与此病关系密切。

3.鼻咽癌

我国南方及东南亚是鼻咽癌高发区,多发生于 40 岁以上中老年人。HBV与鼻咽癌关系密切,表现在:①所有病例的癌组织中有 EBV 基因组存在和表达。②患者血清中有高效价 EBV 抗原(主要 HCV 和 EA)的 IgG 和 IgA 抗体。③病例中仅有单一病毒株,提示病毒在肿瘤起始阶段已进入癌细胞。

人体感染 EBV 后能诱生 EBNA 抗体、EA 抗体、VCA 抗体及 MA 抗体。已证明 MA 抗体能中和 EBV。体液免疫能阻止外源性病毒感染,却不能消灭病毒的潜伏感染。一般认为细胞免疫对病毒活化的"监视"和清除转化的 B 淋巴细胞起关键作用。

(三)微生物学检验

1.标本采集

采集唾液、咽漱液、外周血细胞和肿瘤组织等标本。

2.病毒分离培养

上述标本接种人脐带血淋巴细胞,根据转化淋巴细胞的效率确定病毒的量。

3.免疫学检测

(1)抗原检测:采用免疫荧光法检测病毒特异性蛋白质抗原(如病毒核蛋白

EBNA 等)。

（2）抗体检测：用免疫荧光法或免疫酶法，检测病毒 VCA-IgA 抗体或 EA-IgA抗体，滴度≥1：10或滴度持续上升者，对鼻咽癌有辅助诊断意义。传染性单核细胞增多症患者血清中 VCA IgM 抗体阳性率较高，抗体效价＞1：224 有诊断意义。

4.分子生物学检测

利用核酸杂交和 PCR 或 RT-PCR，可在病变组织内检测病毒核酸和病毒基因转录产物。但核酸杂交法的敏感性低于 PCR 法。

五、其他疱疹病毒

（一）人类疱疹病毒 6 型

人类疱疹病毒 6 型（human herpes virus-6，HHV-6）在人群中的感染十分普遍，60％～90％的儿童及成人血清中可查到 HHV-6 抗体，健康带毒者是主要的传染源，经唾液传播。HHV-6 的原发感染多见于6 个月至 2 岁的婴儿，感染后多无症状，少数可引起幼儿丘疹或婴儿玫瑰疹。常急性发病，先有高热和上呼吸道感染症状，退热后颈部和躯干出现淡红色斑丘疹。

在脊髓移植等免疫功能低下的患者，体内潜伏的 HHV-6 常可被激活而发展为持续的急性感染，并证实与淋巴增殖性疾病、自身免疫病和免疫缺陷患者感染等有关。随着器官移植的发展和艾滋病患者的增多，HHV-6 感染变得日益重要。

病原体检查可采集早期原发感染病儿的唾液和外周血淋巴细胞标本，接种经 PHA 激活的人脐血或外周血淋巴细胞作 HHV-6 病毒分离；也可用原位杂交和 PCR 技术检测受感染细胞中的病毒 DNA。间接免疫荧光法常用于测定病毒 IgM 和 IgG 类抗体，以确定是近期感染还是既往感染。

（二）人疱疹病毒 7 型

人类疱疹病毒 7 型（human herpes virus-7，HHV-7）与 HHV-6 的同源性很小。是一种普遍存在的人类疱疹病毒，75％健康人唾液可检出此病毒。从婴儿急性、慢性疲劳综合征和肾移植患者的外周血单核细胞中均分离出 HHV-7。绝大多数人都曾隐性感染过 HHV-7，2 岁以上的婴儿 HHV-7 抗体阳性率达92％。HHV-7 主要潜伏在外周血单个核细胞和唾液腺中，唾液传播是其主要的传播途径。

该病毒的分离培养条件与 HHV-6 相似，特异性 PCR、DNA 分析等试验可用于病毒鉴定。因 CD4 分子是 HHV-7 的受体,抗 CIM 单克隆抗体可抑制 HHV-7 在 CD4$^+$ T 细胞中增殖。由于 HHV-7 与 HIV 的受体皆为 CD4 分子,两者之间的互相拮抗作用,将为 HIV 的研究开辟新的途径。

(三)人类疱疹病毒 8 型

人类疱疹病毒 8 型(human herpes virus-8,HHV-8),1993 年从 AIDS 患者伴发的卡波济肉瘤(Kaposi sarcoma,KS)组织中发现。该病毒为双链 DNA(165 kb),主要存在于 AIDS 卡波济肉瘤组织和 AIDS 患者淋巴瘤组织。HHV-8 与卡波济肉瘤的发生、血管淋巴细胞增生性疾病及一些增生性皮肤疾病的发病有关。

参 考 文 献

[1] 袁成良.新编现代检验医学与临床[M].长春:吉林科学技术出版社,2019.

[2] 蒋小丽.临床医学检验技术与实践操作[M].开封:河南大学出版社,2020.

[3] 高原叶.实用临床检验医学[M].长春:吉林科学技术出版社,2019.

[4] 唐恒锋.实用检验医学与疾病诊断[M].开封:河南大学出版社,2021.

[5] 李金文.现代检验医学技术[M].长春:吉林科学技术出版社,2019.

[6] 卢明毅.实用检验医学与临床[M].天津:天津科学技术出版社,2020.

[7] 王前,王建中.临床检验医学第2版[M].北京:人民卫生出版社,2021.

[8] 胡旭.新编临床检验医学[M].长春:吉林科学技术出版社,2019.

[9] 王庆.现代检验医学与临床[M].哈尔滨:黑龙江科学技术出版社,2020.

[10] 张丽娜.现代临床检验医学[M].长春:吉林科学技术出版社,2019.

[11] 王永瑞.检验医学与临床应用[M].天津:天津科学技术出版社,2020.

[12] 付玉荣,张玉妥.临床微生物学检验技术实验指导[M].武汉:华中科技大学出版社,2021.

[13] 韩冬青.临床检验医学[M].长春:吉林大学出版社,2019.

[14] 胡志坚,余蓉,龚道元.医学检验仪器学实验指导[M].武汉:华中科技大学出版社,2021.

[15] 杨婧.检验医学临床应用[M].长春:吉林科学技术出版社,2020.

[16] 李晓哲.新编医学检验技术与临床应用[M].福州:福建科学技术出版社,2019.

[17] 向焰.当代检验医学与检验技术[M].哈尔滨:黑龙江科学技术出版社,2020.

[18] 高洪元.免疫学检验理论与临床研究[M].西安:陕西科学技术出版社,2021.

[19] 彭剑桥.临床检验医学与诊断[M].天津:天津科学技术出版社,2019.

[20] 张佩花.新编检验医学与临床应用[M].长春:吉林科学技术出版社,2020.

[21] 吴正吉.微生物学检验[M].北京:中国医药科技出版社,2019.

[22] 翁文浩.实用医学检验技术与质量管理[M].北京:科学技术文献出版社,2021.

[23] 张叶萌.现代检验医学与病理分析[M].长春:吉林科学技术出版社,2020.

[24] 李玲玲.现代临床检验医学[M].昆明:云南科技出版社,2019.

[25] 刘景梅.临床检验医学基础与进展[M].天津:天津科学技术出版社,2020.

[26] 刘海峰.现代检验医学[M].哈尔滨:黑龙江科学技术出版社,2019.

[27] 李俊华.新编临床医学检验[M].天津:天津科学技术出版社,2020.

[28] 贾天军,李永军,徐霞.临床免疫学检验技术[M].武汉:华中科技大学出版社,2021.

[29] 刘玲.当代临床检验医学与检验技术[M].长春:吉林科学技术出版社,2020.

[30] 李再来,张秀英,唐权.临床检验医学[M].天津:天津科学技术出版社,2019.

[31] 秦静静.现代医学检验技术[M].哈尔滨:黑龙江科学技术出版社,2020.

[32] 张延芳.实用临床医学检验技术下第 2 版[M].长春:吉林科学技术出版社,2019.

[33] 张良忠.新编检验医学与临床应用[M].哈尔滨:黑龙江科学技术出版社,2020.

[34] 朱光泽.实用检验新技术[M].北京:中国纺织出版社,2021.

[35] 王化凤.检验医学与鉴别诊断[M].长春:吉林科学技术出版社,2019.

[36] 关明.重视脑脊液检验在中枢神经系统疾病诊治中的应用[J].中华检验医学杂志,2022,45(1):5-7.

[37] 何庭艳,赵晓东,杨军.原发性免疫缺陷病分类更新(2019 版)解读[J].中华儿科杂志,2020,58(8):624-627.

[38] 曾俊祥,潘秀军,沈立松.自身免疫性疾病实验室诊断现状及趋势[J].中华检验医学杂志,2019,42(9):717-722.

[39] 滑雅娜,鲁芙爱,王永福.HIF－1 相关信号通路及其在自身免疫性疾病中作用[J].中国免疫学杂志,2019,35(8):1013-1017.

[40] 李晓光,陈静,王伟,等.新型快速流行性感冒病毒抗原检测方法免疫荧光法在流行性感冒筛查中的应用价值研究[J].中国全科医学,2020,23(36):4651-4655.